AF640468

# SCHLEMM'S
# Operations-Uebungen
## am Cadaver.

Dargestellt und als Leitfaden für dieselben bearbeitet

von

Dr. Fr. Ravoth,
praktischem Arzte, Operateur etc.

---

Dritte verbesserte und vermehrte Auflage.

Nebst einem Anhange der wichtigsten Augen-Operationen.

---

BERLIN.
Verlag von Veit & Comp.

1854.

Le succès des opérations dépend de l'habileté du chirurgien.

Les revers accusent des erreurs ou des fautes, et la perfection est le but de l'art.

Sédillot.
(Traité de médecine opératoire etc.)

## Vorrede zur dritten Auflage.

Die zweite Auflage des vorliegenden Werkes ist bedeutend schneller vergriffen, als die erste. Ich darf annehmen, dass die getroffenen Veränderungen und Ergänzungen daran einigen Antheil haben. Deshalb habe ich auch in dieser dritten Auflage an Text und Figuren (die in der zweiten Auflage enthaltenen Figuren, welche durch eine Art galvanischen Processes hergestellt waren, sind durch bessere Holzschnitte ersetzt) wieder ergänzt, wo es mir nöthig erschienen ist, und hinzugefügt, was ich hauptsächlich für den Anfänger für zweckmässig erachtete. Mir hat dabei stets Zweck und Nutzen des Buches vorgeschwebt, und so habe ich es auch diesmal unterlassen, meine selbsständigen Ergänzungen speciell hervorzuheben oder abzugrenzen, weil ich davon Inconvenienzen für den Leser besorgte. Wohl aber bin ich gern bereit, für das nicht Gute, was im Buche steht, die volle Verantwortlichkeit allein zu tragen. Zu diesen Bemerkungen veranlasst mich hauptsächlich die als Anhang beigegebene Skizze der wichtigsten Augenoperationen, die mir allein angehört und die ich auf mehr-

sind die vielfachen Verbesserungen und Bereicherungen aufgenommen, welche nach dieser Seite hin der Ophthalmologie durch unseren berühmten v. Gräfe gewonnen sind. Dieselben sind zum Theil durch die „Deutsche Klinik" bereits bekannt geworden; ich verdanke sie der eignen Anschauung und habe zugleich für ihre Mittheilung v. Gräfe's specielle Zustimmung erhalten. Sie hauptsächlich werden diese Skizze zu einer schönen Bereicherung des Buches machen.

Ausserdem ist Tendenz und Ausführung im Allgemeinen dieselbe geblieben. Kurze und übersichtliche Darstellung der Hauptcapitel aus vorliegender Disciplin, hauptsächlich in ihrer technischen Ausführung, mit denen der Anfänger beginnen und die der praktische Chirurg stets gegenwärtig haben soll, so wie das Bestreben, überall zu einem eingehenden ernsten Studium anzuregen, dürften auch diese Auflage zu einem *Vademecum* machen, zu dem Bedürfniss, Praxis und Erfahrung leicht die nöthigen Randbemerkungen machen wird.

Schliesslich muss ich noch anerkennend hervorheben, dass die geehrte Verlagshandlung auch diesmal überall auf meine Vorschläge bereitwilligst eingegangen, und ihrerseits durch Ausstattung etc. hinter meinen Bestrebungen nicht zurückgeblieben ist.

Berlin, im März 1854.

**Ravoth.**

# Inhalts-Verzeichniss.



## I. Capitel.

### *Operationen, welche an verschiedenen Theilen des Körpers vorkommen.*

## II. Capitel.

*Operationen, welche am Kopfe verrichtet werden.*



## III. Capitel.

*Operationen am Halse.*



## IV. Capitel.

*Operationen, welche an der Brust vorkommen.*



## V. Capitel.

*Operationen am Unterleibe.*

## VI. Capitel.

*Operationen an den Extremitäten.*

## Anhang.

*Skizze der wichtigsten Augen-Operationen.*

# Einleitung in das Studium und die Bearbeitung der operativen Chirurgie.

Jede chirurgische Operation ist ein Heilmittel gegen bestimmte Abnormitäten des Organismus.

Diese Auffassung soll mit Recht der neueren Bearbeitung der operativen Chirurgie zum Grunde liegen. Sie gewährt dem Studium der einzelnen Operationen eine Reihe leitender Gesichtspunkte, von denen aus die Fülle des Materials leichter überblickt und bequem in einzelne Abschnitte gebracht werden kann. Wir wollen versuchen, diese Abschnitte, deren logische Reihenfolge durch den genannten allgemeinen Gedanken bestimmt wird, hier darzustellen. Obenan steht:

1. Der Namen einer jeden Operation. Er ist zumeist der operativen Technik entnommen und giebt deshalb im Allgemeinen das Handeln zu einem bestimmten Zweck an *(Amputatio mammae, Exstirpatio bulbi etc.)*. Einige Autoren begnügen sich nun nicht damit, diese in der Regel lateinischen Bezeichnungen noch in's gute Deutsch zu übertragen, sondern sie geben auch noch unter der folgenden Rubrik „Begriff der Operation" eine nähere Definition, deren Länge und Breite man es oft ansieht, wie schwer sie ihnen geworden, und die

als blosse Umschreibung oder Uebersetzung überflüssig ist. Diese Manier datirt offenbar aus einer Zeit, wo es ein Verstoss gegen alle Logik und Gelehrsamkeit gewesen wäre, wenn man einer Abhandlung über einen beliebigen Gegenstand nicht eine gehörige Definition vorausgeschickt hätte. Jetzt nimmt man wohl mit Recht an, dass entweder die Abhandlung die Definition überflüssig macht oder umgekehrt, die Definition ist so erschöpfend, dass es einer weiteren Abhandlung nicht bedarf.

Nach dem Namen der Operation, der also das Handeln zu einem bestimmten Zweck angiebt, fragen wir sofort nach dem näheren Inhalt dieses Zweckes, nach dem Weshalb? Diesen Inhalt bilden:

2. Die Indicationen und Contraindicationen, d. h. die Angabe der Abnormitäten, die den operativen Eingriff entweder nothwendig machen oder verbieten. Die strengen Grammatiker wollen, wenn es sich um einfache Aufzählung solcher Abnormitäten handelt, *Indicans* und *Contraindicans* sagen und lassen die Indication und Contraindication als concretere Bestimmungen aus der Würdigung der individuellen Verhältnisse des Organismus sowie der Operation als verletzenden Potenz hervorgehen. Danach ist z. B. ein entarteter Hode an und für sich stets *Indicans* zu seiner Ectomie; allein es kommt im concreten Fall die Ausdehnung des Uebels, die Constitution des Kranken, die Grösse der Verletzung etc. in Betracht, und aus der Würdigung dieser Verhälnisse ergiebt sich die Indication oder die Contraindication zur Operation. Wollte man indess diesen Unterschied in der Bezeichnung streng durchführen, so würde man fast bei eder Operation sowohl Indicantien als Indicationen haben und bei der Aufzählung dennoch oft mit der Wahl des Namens in Verlegenheit sein.

Die Kenntniss dieser Abnormitäten nun lehrt ihrer Form' und Beschaffenheit nach die pathologische Anatomie; in ihrem Ablauf als spezielle Krankheitsprozesse, sowie in ihrer Bedeutsamkeit für den afficirten Organismus die spezielle Pathologie oder näher Chirurgie. Diese Kenntniss setzt die Akiurgie streng genommen ebenso voraus, als die Heilmittellehre sich nicht mit der Erörterung spezieller Krankheitsprozesse befasst. — Diesem Abschnitt folgt:

3. Die Betrachtung der verschiedenen Operations-Methoden, d. h. der verschiedenen Weisen, wie der operative Zweck realisirt werden kann. Dieser Zweck bleibt zwar immer derselbe, die Methode indess, die Weise ihn zu realisiren, kann immer verändert werden, und da diese Veränderung zumeist von der näheren Bestimmung desselben, den Indicationen, abhängt, so lässt man die Methoden beim Studium und der Bearbeitung erst hier ihren Platz finden, während sie sonst auch den Indicationen voranstehen könnten.

4. Soll der wissenschaftliche Praktiker sich eine historische Uebersicht verschaffen a) über den Entwickelungsgang des Hauptzweckes der Operation und dessen der Zeit nach verschiedene Auffassung; b) über die Methoden, welche die Autoren zur Realisirung desselben im Laufe der Zeit erfunden und geübt haben; c) über den Instrumentenapparat, wie nämlich derselbe bis zur gegenwärtigen Vollendung seinen wesentlichen Momenten nach entwickelt worden ist. Denn dieses historische Wissen befähigt nicht blos zur klaren Uebersicht des Geleisteten überhaupt, sondern auch zur besseren Verwerthung und Anwendung resp. Erweiterung und Verbesserung desselben im speziellen Fall. Allerdings ist es schwierig, die Geschichte einer Spezial-Wissenschaft, und nun hier gar einer speziellen Opera-

tion, so kurz und doch wieder so ausführlich als nöthig darzustellen oder aufzufassen, so dass die einzelnen Entwickelungsfäden sich durch die Gesammtwissenschaft hindurch in die Universalgeschichte verlieren. Immerhin aber bleibt dies die gedankenmässige Aufgabe eines fruchtbringenden Geschichtsstudiums, welches überall den historischen Entwickelungsgang im Ganzen und Einzelnen zu begreifen und dabei zugleich diejenigen hervorragenden Persönlichkeiten, denen die Mission geworden, die Träger derselben zu sein, in dieser ihrer Aufgabe richtig aufzufassen sich bemüht. Damit meinen wir denn auch freilich nicht dasjenige geschichtliche Wissen, welches angeben kann, „dass Celsus die Operation kannte, Abulcasem sie näher beschrieb und Heister sie wieder verwarf"; oder welches etwa die Erfinder aller Trepan-Kronen der Reihe nach aufzählen und angeben kann, dass Schmucker, Ohle, Bell, Rust, gleich der Naht der vier Meister, eine Ligatur-Pincette construirt haben — mit solchem historischen Ballast hat man mit Recht längst Witz und Spott getrieben. Ebenso ist jene Zeit zum Glück antiquirt, wo man sich hinter den Tisch setzte, um ein Instrument auszudenken, was zwar Niemand je anwendete, aber doch den Erfinder, wenn er es nur recht anfing, in die Unsterblichkeit hineinschmuggelte. Deshalb ist denn auch die Zahl der praktisch brauchbaren Instrumente sehr beschränkt worden. Wir haben uns gegen derartigen überflüssigen Ballast durch das Recht zu schützen, dass wir jetzt Jeden auf's Gewissen fragen, welche berechtigte Idee seinen Angaben zu Grunde liege; ob er wirklich etwas Wesentliches zur Entwickelung und Vervollkommnung eines wichtigen Instruments beigetragen, oder ob er bei seinen Angaben etwa nur im Interesse oder Dienste seiner Eitelkeit oder, was ebenso häufig, seiner Ungeschicklichkeit construirte. Denn gerade die ungeschickten Operateure geben die meisten Instrumente an, weil sie in der Regel so eitel sind, dass sie stets die Schuld einer ungeschickt ausgeführten oder misslungenen Operation auf die Instrumente schieben; oder es ist ein passender Assistent vorhanden, der die Schuld auf sich nehmen muss. Sie sollten wissen, dass es nur die kunstgeübte Hand des Operateurs ist, die die Operation machen soll, nicht das Instrument. Dies ist besonders auch an vielen neuen Instrumenten tadelnd hervorzuheben, welche den längst überwundenen Irrthum, dass jedes einzelne Thun unserer Hand möglichst auch in irgend einem Moment am Instrumente vertreten sei, vielfach wieder erkennen lassen. Ebenso beschäftigt die jetzigen Instrumentenmacher viel zu sehr der durchaus unrichtige Gedanke, die Geschicklichkeit der Hand durch irgend ein Instrument oder durch eine Vorrichtung am Instrumente zu ersetzen — Bestrebungen, die niemals reelle und dauernde Resultate liefern können. — Nach dieser historischen Uebersicht lassen wir

5. Die therapeutische Würdigung der Operation folgen. Dieser Abschnitt hat die ganze Bedeutung und den Werth der Operation als Heilpotenz darzulegen. Wie deshalb bei jedem anderen Heilmittel die physikalisch-chemischen Eigenschaften, seine Wirkung im Allgemeinen und auf gesunde Individuen zunächst in Betracht kommen, und dann erst seine Wirkung als Heilpotenz gegen Krankheiten, so haben wir auch hier erst zu erwägen (a) den operativen Eingriff an sich, d. h. den Grad und die Bedeutsamkeit der durch ihn gesetzten Verletzung. Bei Beurtheilung derselben steht obenan die anatomisch-physiologische Wichtigkeit der verletzten Gebilde, dann folgt die Grösse der Verwundung, ferner die Möglichkeit zu wichtigen Nebenverletzungen (soge-

nannte üble Ereignisse) und endlich im individuellen Fall die Beschaffenheit des Gesammt-Organismus. Operirte sterben plötzlich, oft während der Operation entweder an bedeutendem Blutverlust (dieser soll deshalb in allen Fällen möglichst gering sein), oder an Lufteintritt in die Venen, besonders bei Operationen am Halse (wo der Tod nach Einigen vom Herzen, nach Anderen vom Hirn ausgehen soll), oder in Folge der Chloroform-Wirkung; oder es fehlt der objectiven Anschauung oft gänzlich eine bestimmte *Causa mortis*, und man spricht dann vom heftigen Eindruck der Operation auf's Nervensystem. — Dagegen sind als Folgezustände zu berücksichtigen: Nachblutung, bedeutende Entzündung, erschöpfende Eiterung, Phlebitis, Brand, Verjauchung, Erschöpfung. — Hierauf folgt b) die Würdigung der Operation als Heilpotenz gegen die indicirenden Krankheitszustände, und zwar sowohl im Allgemeinen als im speziellen Fall. Was nützt sie gegen Krebs, Fibroid, Polyp, Hydrops ascites etc.? was dagegen in diesem speziellen Fall? Wir stehen, wie mit diesem ganzen Abschnitt, so besonders bei Beurtheilung dieser speziellen Prozesse im individuellen Falle im Centrum der praktischen Medicin, von wo aus die Radien sich bis zu den fernsten Peripheriepunkten der Wissenschaft und der Erfahrung erstrecken und der Operateur sich zugleich als tüchtiger Arzt bewähren soll. — Dabei darf dann auch nicht ausser Acht bleiben c) das Verhältniss der Operation zu den übrigen Heilpotenzen, die ebenfalls gegen die jedesmaligen Indicationen in Anwendung kommen, so dass diese nicht immer blos als *ultimum refugium* angesehen wird, wenn jene alle vergeblich angewendet sind. Im Gegentheil, es muss der richtige Zeitpunkt der Operation den übrigen Heilmitteln gegenüber festgesetzt werden. Man muss stets genau wissen, wann operirt werden muss. Dann folgt d) die Kritik der Methoden und die richtige Auswahl der einen oder andern für den speziellen Fall. (Man kann eine Geschwulst abschneiden, abbinden etc., eine Höhle mittelst Messer, Trokart eröffnen.) Ferner lässt jede Weise verschiedene Variationen in sich zu (Varianten der einzelnen Acte). Was so eben über die Beurtheilung der Bedeutsamkeit der Operation im Allgemeinen gesagt ist, gilt auch hier; ausserdem kommt bei der Wahl der Methode noch die Erfahrung und vielfach auch die Individualität des Operateurs in Betracht, während von der früheren dreifachen Anforderung: *tuto, cito et jucunde*, nur noch die erste eigentlich übrig geblieben ist. Mit der Methode hängt eng zusammen e) die Kritik und Auswahl des Instrumenten-Apparats.

Wie der Finger des Chirurgen immer seine beste Sonde ist, so ist die Hand sein kunstvollstes Werkzeug, welches eine vollendete Mechanik enthält. Von den sie unterstützenden Werkzeugen sagt mit Recht der unsterbliche Meister: „diejenigen sind die besten, welche die einfachsten sind" (conf. sub 4.). — Jetzt folgt:

6. Die Ausführung der Operation. Dazu gehört: a) Rücksicht auf die Aussenverhältnisse (Localität, Beleuchtung, Temperatur); b) geordneter Operationsbedarf; c) Assistenten (cf. S. 11); d) die Lagerung des Kranken; e) Stellung des Operateurs, und endlich folgt die zur besseren Uebersicht in der Regel in einzelne Acte abgetheilte Ausführung nebst der Berücksichtigung der übeln Ereignisse bis zum Verbande und der dann beginnenden Nachbehandlung. Für die Ausführung aber ist ein sorgsames Studium und Aneignung der Technik als des Haupttheils dieser Disciplin nöthig; ja diese macht hauptsächlich mit die Akiurgie zur speziellen chirurgischen Disciplin. Die Bedeutung der Technik ist aber überall die, dass der Geist frei schaltet und waltet mit

dem Material, in dem und durch das er sich verwirklichen soll und will. Und deshalb ist die freie Beherrschung der Technik auch hier *Conditio sine qua non*. Die Hand des Operateurs soll gleichsam unbewusst und unbestimmt den Intentionen seines Geistes folgen; wie er gebeut, so steht's da, und siehe da, es ist sehr gut. Immerhin gehört dazu, wie zu jeder künstlerischen Production, eine gewisse natürliche Befähigung. Wie sehr man deshalb auch von der Wahrheit überzeugt sein mag, dass der energische Geist überall die seine Verwirklichung hemmenden natürlichen Schranken durchbricht, so muss man doch zugeben, dass es allerdings Persönlichkeiten giebt, die so aller manuellen Geschicklichkeit baar sind, dass sie sich, wie Dieffenbach mir einmal sagte, nicht ein Stück Fleisch vom Knochen abschneiden, geschweige denn eine Operation mit Kunst und Geschick ausführen können. Die Zahl derselben ist aber in der That gering. Nach meinen Erfahrungen beträgt sie 2%. Ueber solche Naturen vermag selbst die Lehrer-Ruhe und unermüdliche Ausdauer eines Schlemm nichts, und sie sollten zweckmässiger Weise überhaupt von der Medicin fern bleiben. Damit soll aber auch andererseits nicht gesagt sein, dass die Zahl der sogenannten geborenen Operateure so gross ist, sondern wir haben nur auf die zwischen diesen beiden Extremen liegende grosse Mitte hinweisen wollen, aus denen sich bei entsprechendem Fleiss, Unterricht und gehöriger Anleitung die Zahl der ganz tüchtig operirenden Chirurgen immer noch vergrössern lassen dürfte. Ueber den auch hier in Betracht kommenden Unterricht habe ich mich ausführlich in meinen „Prolegomena zur rationellen Diagnostik und Semiotik für Kliniker und Klinicisten" ausgesprochen, in Bezug auf dessen Mängel ich auf das dort darüber Gesagte verweise. Ebenso will ich hier auch nicht auf die ganze Reihe der körperlichen und geistigen Qualitäten eingehen, welche die Handbücher als nothwendige Bedingungen für einen Operateur aufzählen, sondern nur diejenigen Forderungen hervorheben, die jeder operirende Chirurg erfüllen kann, aber auch erfüllen muss. Obenan stehen: 1) genaue topographisch-anatomische und physiologische Kenntnisse; denn die Chirurgie ist zum grössten Theil „Anatomie am lebenden Körper", und die dazu nöthigen Secirübungen gewähren schon eine ganz vorzügliche Gelegenheit zur geschickten, feinen Messerführung; 2) möglichst genaue Diagnose und Kenntniss des Verlaufes der in Betracht kommenden Krankheitsprozesse; 3) endlich genaues Verständniss der einzelnen Methoden, die bis zur möglichst grössten Vollendung wieder und wieder am Cadaver eingeübt werden müssen. Indess diese Uebungen genügen nicht, zumal da sie gewöhnlich nicht häufig genug angestellt werden können. Der junge Chirurg muss sich ausserdem für sich in der ruhigen, leichten und gewandten Haltung und Führung des Messers üben, ja seine Hand, wenn es sein muss, durch verschiedene technische Beschäftigungen (Papparbeit, Sägen, Drechseln, Meisseln etc.) geschickt machen und sich, wenn es irgend angeht, eine möglichst grosse Fertigkeit im freien Handzeichnen aneignen. Denn in all' seinem Thun und Handeln muss sich eine gewisse Grazie bekunden, deren Bedeutung wir in dem Grundsatz aussprechen können, dass das schön erscheinende Handeln auch einen schönen Erfolg hat. Dies gilt nicht vom Operiren allein, sondern auch von der Application der meisten chirurgischen Heilmittel. Denn bei der *Materia chirurgica* kommt hauptsächlich die Hand des Chirurgen als das Applicirende in Betracht. Von ihrer Geschicklichkeit hängt mit der Erfolg der Mittel ab. Es versteht sich freilich, dass diese Geschicklichkeit nicht in Coquetterie, diese Bewegungen nicht in Tanzmeistersprünge ausarten dürfen, wie man derartige Kunststücke wohl mitunter von eitlen Naturen ausführen sieht, die nicht wenig stolz auf ihre vermeinte feine Gewandtheit sind. — Andererseits aber ist nicht zu vergessen, dass, wie der tüchtige Soldat nur in der Schlacht zum Feldherrn wird, auch der Operateur nur in der blutigen Arbeit und durch sie seine letzte Ausbildung erhält. Allein jeder charaktervolle und gewissenhafte Arzt wird, wie überall, so besonders auch an diese Arbeit nur dann gehen, wenn er sicher ist, dass die leidende Menschheit kein hohes, ihm schwer wiegendes Lehrgeld für ihn bezahlen braucht.

## Die Assistenz bei den Operationen.

---

Als gewissenhafter Assistent muss jeder Chirurg sich stets verantwortlich für den Erfolg der Operation halten. Er soll deshalb vorher mitrathen und nachher mitthaten. Ausserdem aber muss jeder Operateur immer genau wissen, wie und wo seine Assistenten thätig sein sollen; ja er muss sie darin zu unterrichten und sie überhaupt richtig „anzustellen" wissen, weil namentlich der junge Operateur nicht selten hier des kundigen Fachgenossen entbehren und häufig mit Heildienern und Wärtern sich zurechthelfen muss. Andererseits kann einem jungen Chirurgen ein häufiges und aufmerksames Assistiren nicht dringend genug empfohlen werden. Schon bei den Uebungen an der Leiche erwachsen daraus wesentliche Vortheile, weil der Assistent dem Handeln in seinen zahlreichen Einzelheiten fortgehend controlirend folgen muss. Deshalb erkennt man auch oft schon früh an dem unermüdlichen Eifer, mit dem der Eine oder Andere die Assistenz übernimmt, den sorgfältigen Chirurgen, den eigentlichen Operateur. Wer nachlässig und unaufmerksam dem operativen Handeln in seinen mannigfachen Einzelheiten und Kleinigkeiten zusieht, oder letztere als überflüssig, sich von selbst verstehend betrachtet, der wird es hier zu nichts Erheblichem bringen. „Es ist gar schwer, sich zu bilden!" sagte einmal Dieffenbach. Er musste das tief empfunden haben, obgleich er vom Genius die Weihe zu echt künstlerischer Production erhalten hatte. — Ausführlich hat Zeis über die Assistenz bei chirurgischen Operationen geschrieben. Wir geben hier das Wichtigste über diesen Gegenstand in folgenden Abschnitten.

1. Der Assistent muss jedesmal den Operationsplan vom Operateur erfahren. Als College muss er von dem vorliegenden Fall Kenntniss nehmen und mit der Operation einverstanden sein. Er muss die einzelnen Hülfsleistungen wissen, die ihm und Anderen, wenn solche nöthig sind, zuertheilt werden sollen, und vom Instrumenten-Apparat, sowie von der Reihenfolge des Gebrauchs der einzelnen Werkzeuge unterrichtet sein.

2. Oft muss der Operateur dem Assistenten das äussere Arrangement übertragen. Derselbe hat dann für gute Waschschwämme zu sorgen, und findet er sie in der Wohnung des Kranken unsauber oder hart und zu anderen Zwecken benutzt, so sind neue zu besorgen, welche gut ausgeklopft und durch längeres Liegen in warmem Wasser passend gemacht werden. Ausserdem darf es an hinlänglicher Charpie aus alter aber rein gewaschener Leinwand, an der nicht Krankheitsstoffe haften, an Handtüchern, gut klebendem Heftpflaster, Schalen und Gefässen mit warmem und kaltem Wasser, einem Zober zur Aufnahme des schmutzigen Wassers nicht fehlen.

3. Nicht selten muss der Assistent vorher die Wohnung und Umgebung des Kranken inspiciren, ob nicht ein zu enges, düsteres Zimmer die Ausführung der Operation überhaupt unmöglich macht. Freilich findet man in der Wohnung des Mittelstandes kein geräumiges

Operationszimmer angewiesen, und noch weniger in der Hütte des Landmannes; allein es muss doch so viel Raum sein, um sich so zu sagen kehren und wenden zu können. Es muss dann das Zusammenstellen oder Fortschaffen dieser oder jener Möbel angeordnet werden; auch die Temperaturbestimmung, besonders im Winter (12—15°), darf nicht unterbleiben.

4. Dann ist auf die Lagerung des Kranken Bedacht zu nehmen. Er soll entweder sitzen (am besten in einem Lehnstuhl, den man nur mitunter zu niedrig oder zu hochlehnig, nach der Person des Operateurs oder der Operation abgeschätzt, vorfindet, dann aber durch Unterlegen fester Kissen passend einrichten kann), oder er soll liegen. In letzterem Falle muss häufig das Bett des Kranken benutzt werden, und dann ist es gut, z. B. bei Bruchoperationen, es mitten in's Zimmer und mit Kopf- und Fussende auf kräftige Stühle zu stellen, und ausserdem sich nach einer Matratze, einem Polster oder Strohsack als Unterlage für den Kranken umzusehen und in Verbindung mit einem Betttuch in Bereitschaft zu setzen. Oder es findet sich ein starker, nicht zu breiter Tisch, auf welchem der Kranke auf einer passenden Unterlage und mit hinlänglicher Unterstützung des Kopfes durch Kissen etc., nachdem über das Ganze ein Betttuch gedeckt ist, gelagert werden kann. Ausserdem muss ein längerer grösserer Tisch oder mehrere kleine für Wasserbecken, Handtücher, Instrumente zurecht gestellt werden. Dergleichen Vorbereitungen sind dann etwas schwer zu treffen, wenn dem Kranken Tag und Zeit der Operation noch verborgen bleiben soll.

5. Damit der Fussboden nicht zu sehr mit Blut beschmutzt werde, lasse man dick Sand oder Sägespäne streuen, um gleich nachher das Scheuern zur Entfernung des widerlichen Anblicks zu verhindern, zumal wenn der

Operirte in demselben Zimmer bleibt. Ueberhaupt lassen Blutflecke sich etwas schwer entfernen. Die damit verunreinigte Wäsche lässt man sofort einweichen; aus wollenen Stoffen reibt man sie nach dem vollständigen Getrocknetsein am besten aus.

6. Muss eine Operation Abends ausgeführt werden, so ist für eine hinlängliche Zahl Kerzen zu sorgen, welche in Form von Wachsstöcken zu brauchen oder noch besser als Wachslichte auf niedrigen Leuchtern festgesteckt werden müssen. Das Licht darf weder zu nah noch zu fern, auch nicht schief gehalten werden (wegen des Abtröpfelns), und immer so, dass man das zu Beleuchtende auch übersehen kann.

7. Die Erquickungsmittel: frisches Wasser in Glas und Flasche, guter Weinessig, Wein oder Branntwein, etwas Zucker, ein Theelöffel, Salmiakgeist, müssen zurecht gestellt werden.

8. Das Bett, welches den Operirten aufnehmen soll, muss mit Rücksicht auf seine Gewohnheit und Bequemlichkeit, sowie mit Rücksicht auf die Lagerung des operirten Theils, der etwas hoch oder niedrig liegen soll (was durch Spreukissen, die mit Wachstuch überdeckt werden, zu reguliren ist), vorher angeordnet werden. Diese Wachstuch-Unterlagen sind besonders dann nöthig, wenn durch nachfolgende kalte Umschläge oder später durch Abfluss von Se- oder Excreten eine Durchnässung stattfinden würde. Für die Extremitäten darf eine Reifbahre nicht fehlen.

9. Hauptsächlich muss der Assistent pünktlich zur festgesetzten Zeit erscheinen. Nichts ist so beunruhigend und verwirrend, nichts so peinlich aufregend, als wegen eines sich verspätenden Assistenten die Operation aufschieben zu müssen, abgesehen von der unverantwortlichen Folter, welcher der Kranke ausgesetzt wird. —

Der Assistent muss sogar etwas vorher erscheinen, wenn er etwa bereits getroffene Anordnungen in ihrer Ausführung zu prüfen, oder die kurz vor der Operation erst nöthigen noch auszuführen hat. Dahin gehört die Ausbreitung der Instrumente auf einem und der Verbandstücke auf einem anderen Tische, von denen natürlich neugierige Hände fern zu halten sind, und die den Blicken des Kranken und der Umgebung durch Bedeckung entzogen werden müssen, nur dass später beim Abnehmen derselben keine Verwirrung entstehen darf. Ebenso hat er kurz vorher oft erst die Ligaturfäden zu bereiten (aus drellirter rother oder ungebleichter Seide — einfach oder doppelt, selbst drei- bis vierfach — ½ bis 1 Elle lang — mit Wachs bestrichen — zum Theil vorher schon in Heftnadeln gefädelt), die Baumwollenfäden zur umschlungenen Naht, das Chloroform (℥j—ij) in einer starken, mit einem guten Glasstöpsel verschlossenen Flasche, nebst dazu gehöriger zwei Hände breiter und vier- bis sechsfacher Leinwand-Compresse.

10. Kurz vor der Operation müssen stets alle beengenden Kleidungsstücke (Halstuch, Strumpfbänder, Schnürleiber etc.) abgelegt, die in Betracht kommenden Theile entsprechend entblösst und durch Unterschieben von Tüchern gegen herabfliessendes Blut geschützt werden. Auch des Abrasirens der Haare, des Reinigens eines Theils besonders von Salben und Pflastern hat sich kein Assistent zu schämen. Denn es muss bemerkt werden, dass fortan die zu solchen Geschäften gebrauchten Chirurgen zweiter Klasse nicht mehr ausgebildet werden, und ausserdem darf dem Arzt und Operateur das ganze Geschäft der an Stelle der genannten Chirurgen tretenden Heildiener und Krankenwärter nicht nur nicht unbekannt sein, sondern es wäre mehr denn wünschenswerth, dass er dasselbe mehr praktisch erlernte, als es

bis jetzt noch immer geschieht. Denn die richtige Anleitung und Beurtheilung eines Krankenwärters und dessen Befähigung und Geschicklichkeit bringt dem Kranken oft unermesslichen Gewinn. Was helfen alle Verordnungen, wenn sie schlecht ausgeführt werden, was nützt alles Können und Wissen, wenn Nachlässigkeit und Ungeschicklichkeit in der Pflege des Kranken unsere erfolgreichsten Bestrebungen immer wieder vereiteln! — Ausserdem kann nur der Arzt sich das volle und ganze Vertrauen seines Kranken verschaffen, der Alles, was mit demselben geschehen soll, genau und vollständig anzugeben und zu controliren weiss, in keiner Weise der Willkür oder dem Eigenwillen und Gutdünken der Umgebung Raum lässt, dessen Verordnungen also nicht im Recept erschöpft sind.

11. Während der Operation muss sich der Assistent ruhigen Gleichmuth bewahren und sein Mitgefühl in Schranken halten; andererseits aber auch weder durch Leichtsinn, noch Trivialität oder wohl gar Rohheit den Ernst der Handlung entweihen. Wohl sollen Kühnheit und Unerschrockenheit im Handeln die Attribute des Chirurgen sein; aber es spiegele sich an beiden ein durch ernste Arbeit gewonnenes grosses Wissen und das volle Selbstbewusstsein eines vollendeten Könnens. Auf seiner ganzen Persönlichkeit ruhe Besonnenheit und stiller Ernst, jede Aengstlichkeit und Zaghaftigkeit sei niedergekämpft und die echte Humanität habe für die durch Leid und Missgeschick gebeugte Menschheit ihren aufrichtenden, herzerfrischenden Zauber ausgebreitet. Auf diese Weise sind die von Alters her verlangten Qualitäten des Chirurgen zu verstehen: Luchsaugen (grosses Wissen), Jungfernhände (feines Können) und ein Löwenherz, wenn er operirt — und doch ist keines liebevoller und voll zarteren Mitgefühls vorher und nachher.

12. Der mit dem Chloroformiren betraute Assistent vollführt dasselbe in folgender Weise: Er giesst zuerst 1/2—1 Theelöffel voll Chloroform auf die genannte Compresse und hält sie dem Kranken so über die Nase und gardinenartig über den Mund herab, dass die Augen frei bleiben und der Kranke noch zeitweis etwas Luft daneben athmen kann; denn das langsame Herbeiführen der Narkose ist als besonders zweckmässig erkannt. Er steht dabei hinter dem Kopf des Kranken, um denselben bei eintretender Unruhe gegen seine Brust zu fixiren, und hat den Kranken besonders im Anfang durch liebevollen Zuspruch zum ruhigen Einathmen anzuleiten. Bei Kindern und Ungebärigen muss freilich von vorn herein mit einem gewissen Zwang verfahren werden. Der Kranke soll durch das Chloroform in einen ruhigen, tiefen Schlaf versetzt werden, der sich durch eine schnarchende Respiration, durch einen ruhigen, anfanglich beschleunigten, später etwas verlangsamten Puls und durch den vollständig paralytischen Zustand der Glieder (der aufgehobene Arm fällt wie todt nieder) andeutet. Wird die Respiration ängstlich, aussetzend, färbt sich des Kranken Gesicht bläulich, wird der Puls klein, sehr langsam, aussetzend oder klein und sehr beschleunigt, bekommt das abfliessende Blut eine dunklere venöse Färbung, so ist Gefahr für den Kranken vorhanden. Hierauf hat der Assistent stets zu achten, zumal da im Verlauf der Operation die Aufmerksamkeit des Operateurs so abgelenkt sein kann, dass er es vergisst, dem Chloroformiren Maass und Ziel zu setzen. Gewöhnlich überwacht der Operateur anfänglich die eintretende Narkose und beginnt die Operation, sobald der Kranke auf Anrufen oder milde Reize nicht mehr reagirt, oder der von Zeit zu Zeit aufgehobene Arm in der genannten Weise herabfällt. Der Assistent steht dann vom ferneren Chloro-

formiren ab, schützt und unterstützt den Kopf des Kranken und wiederholt dasselbe, wozu er sich die Flasche zur Hand hält, wieder entweder nach ergangener Aufforderung von Seiten des Operateurs oder wenn der Kranke durch unruhige Bewegungen etc. seine wiedererhaltene Epfindung bekundet. Bei eintretender Gefahr müssen sofort Riechmittel in Form des Salmiakgeistes, Besprengen des Gesichts mit kaltem Wasser und Wiederabtrocknen desselben unter Luftanblasen, Begiessungen des Kopfes, selbst künstliche Respiration, d. h. Lufteinblasen und Wiederentleerung derselben durch Herabdrücken der Rippen und Hinaufdrücken des Zwerchfells von der Herzgrube aus, Reiben, Bürsten der Fusssohlen, des Körpers, auch Galvanismus angewendet werden, und sobald das Schlucken möglich, giebt man einen Esslöffel Wein oder Brantwein. Bemerken wir noch, dass bei allen Hirn-, Herz- und entzündlichen Lungenleiden das Chloroformiren contraindicirt ist.

13. Das Darreichen der Instrumente muss stets mit Ruhe, und wenn auch schnell, so doch nie mit Hast oder überstürzender Eile geschehen. Letztere veranlasst oft, dass statt einer Scheere ein Messer etc. gereicht wird. Der Operateur verlangt sie in einem kurzen, kommandirenden Ton und darf nicht lange darauf warten brauchen; ja er wird es gern sehen, wenn der Assistent seinem Willen schon zuvorgekommen und bereits in der Hand hält, was er wünscht. Dann muss jedes Instrument immer so zugereicht werden, dass der Operateur, ohne hinsehen zu brauchen und **ohne sich zu verletzen,** es sofort richtig fasst; also das Messer, die Säge, die Pincette mit dem Griff dem Operateur zu, die Scheere mit den Ringen, die Nadel mit dem Knopf- oder Oehrende. Der Assistent braucht darum nicht das Instrument so zuzu-

reichen, dass es beim Abnehmen ihn selbst verletzt. Er fasst das Messer deshalb immer am Griff nahe der Klinge so zwischen Daumen und den drei ersten Fingern, dass die Scheide dabei seiner Hohlhand abgekehrt ist, und in gleicher Weise nimmt die andere Hand, die stets frei sein muss, ein gebrauchtes Instrument wieder ab, ohne sich und Andere nachträglich damit zu verletzen.

14. Das Reinhalten der Operationswunde von Blut, damit der Operateur die vorliegenden Theile richtig beurtheilen könne, geschieht theils dadurch, dass der Assistent ein kleines blutendes Gefäss sofort mit einem Finger zudrückt, theils durch Betupfen mit einem stark ausgedrückten, reinen Schwamm. Ein mildes Aufdrücken und dann schnelles Entfernen desselben ist besonders dann nothwendig, wenn der Operateur ein blutendes Gefäss aufsucht. Seine Aufforderung besteht in dem einfachen „Abtupfen" oder „Schwamm". Tiefere Wunden müssen oft zu diesem Zwecke ausgespritzt werden. — Bemerken wir noch, dass zum Abwaschen des Blutes die Schwämme etwas feuchter gehalten werden müssen, wenn auch nicht so voll Wasser, dass beim Andrücken es dem Kranken am Leibe herabläuft. Das hierzu benutzte Wasser darf weder zu warm noch zu kalt sein und wird in einer Schale bereit gehalten, welche nur zur Hälfte gefüllt sein muss, damit kein Verschütten stattfindet.

15. Das Fassen und Halten geschieht vom Assistenten bald mit den Fingern und Händen (das Halten einer Hautfalte beim Einschneiden, das sanfte Aneinanderdrängen von Wundrändern bei deren Vereinigung), bald mit stumpfen oder scharfen Haken (die Wundhaken zum Auseinanderhalten einer Wunde, das Fixiren einer Geschwulst mit einem scharfen Haken), oder es wird ihm

eine Zange, eine Sonde zum ruhigen Halten übergeben. Eine ruhige, sichere Hand, die weder grob zupackt noch zu zart hält, so dass das Gefasste entschlüpft, ist erforderlich. Dies ist besonders nothwendig, wenn ihm bei einer Gefässligatur die Pincette oder das Tenaculum mit dem Gefäss übergeben wird, oder wenn er die Ligatur selbst ausführen muss. Man ergreift dann das Gefäss möglichst isolirt mit der Pincette oder hakt es mit dem Tenaculum an. Mitunter blutet ein Convolut kleiner Gefässe, die man dann mit einer gemeinschaftlichen Ligatur umgiebt. Oder es quillt aus einem etwas zurückgetretenen Gefäss das Blut hervor, man kann das Lumen desselben nicht gleich erblicken: man tupft mit einem trocken ausgedrückten Schwamm darauf und merkt dann auf einen gelblichen Punkt — das Gefässlumen — aus welchem das Blut sofort wieder hervordringt. Das Herumlegen der Ligatur geschieht so, dass man entfernt von der Wunde unter die Hand des Operateurs den Grund der Ligatur legt und durch Anziehen beider Enden zum Gefäss führt. Darauf schürzt man einen einfachen oder besser chirurgischen Knoten (man schlingt ein Fadenende statt ein- — zweimal um das andere herum), zieht ihn etwas an und schliesst ihn dann vollständig, indem man je ein Fadenende so in die volle Hand nimmt, dass es zwischen Daumen und Zeigefinger nach oben und über den Rücken der Hand hängt. Beim Schliessen sieht man darauf, dass die Ligatur rund um das Gefäss fällt, und fixirt das Gefäss und die Ligatur auf demselben durch die beiden ausgestreckten Zeigefinger. Man darf weder zu fest zuziehen, weil dann die Ligatur durchschneidet, noch den Knoten zu locker schliessen, weil sonst die Ligatur abgleiten würde.

Ferner kann dann ein gewandter Assistent beim Anlegen des Verbandes seine Geschicklichkeit bekunden.

Bald soll er einen Theil mit der vollen Hand umfassen und hier den einen, dort den andern Finger aufheben, um einen Heftpflasterstreifen anlegen zu lassen und durch Wiederauflegen des Fingers zu fixiren; bald muss er einer Bindentour Platz machen, eine Compresse, einen Bausch Charpie mit dem Finger andrücken etc.

16. Die Uebertragung des Kranken in sein Bett findet statt, nachdem derselbe sorgfältig gereinigt und, wenn eine Durchnässung oder Verunreinigung stattgefunden hat, umgekleidet worden ist. Die Reinigung, das Umkleiden, welches bei kranken Gliedern immer so geschieht, dass man sie zuerst an-, aber zuletzt entkleidet, die Lagerung ist wieder Sache des Assistenten, wenngleich letztere gewöhnlich vom Operateur mit besorgt wird, zumal wenn eine bedeutende Operation, z. B. an den Extremitäten, ausgeführt ist, wo der Operateur beim Uebertragen in's Bett das operirte Glied zu halten und zu tragen pflegt. Durch derartige zarte Sorgfalt und Rücksicht übt der Operateur zugleich einen beruhigenden, wohlthuenden Einfluss auf das Gemüth des Kranken, und derartige geistige Erfrischungen verfehlen selten ihre günstige Wirkung.

17. Die Reinigung der Instrumente überlässt der Operateur immer nur einem zuverlässigen Assistenten, weil von sorglosen Händen nur zu leicht Nässe, Blut übergangen wird und hinterher Rostflecke entstehen, oder sonst durch Herum- oder Niederwerfen daran ruinirt wird. Denn an seinen Instrumenten muss der Operateur hängen mit jener Liebe und Verehrung, die als letzten Grund das Bewusstsein haben, dass dieselben nur im Dienst der leidenden Menschheit gehandhabt werden dürfen und durch denselben eine gewisse Weihe erhalten. Mit keinem anderen Bewusstsein soll und darf er sie je ergreifen, mit keiner anderen Ueber-

zeugung sie je aus der Hand legen. — Man muss jedes Instrument einzeln reinigen, indem man es in verschlagenes Wasser taucht, mit einem leinenen Tuch abreibt und mit einem feinen Waschleder nachputzt. Alle Instrumente werden darauf in ihre Kästchen verpackt, diese sofort verschlossen, zumal wenn sie erst später transportirt werden sollen. Endlich hat der Assistent auch für die passende Verpackung der etwa näher zu untersuchenden pathol. Befunde zu sorgen.

18. Bei schweren Fällen übernimmt der Assistent endlich wohl mit die Ueberwachung des Kranken innerhalb der ersten 12 bis 24 Stunden. Hier sind es hauptsächlich die Nachblutungen, Nervenzufälle etc., welche sorgfältig beachtet werden müssen. Ausserdem sieht sich der Operateur auch selbst von Zeit zu Zeit nach dem Kranken um, und hinterlässt gewöhnlich noch, wo er bei eintretender Gefahr sicher anzutreffen ist.

# I. Capitel.

## Operationen, welche an verschiedenen Theilen des Körpers vorkommen.

---

### A. Von der blutigen Naht.

*Sutura vulnerum cruenta.*

Bei der Wunden-Vereinigung müssen die gleichartigen anatomischen Gebilde in unmittelbare Berührung gebracht und dauernd darin erhalten werden. Dies erreichen wir ausser durch Heftpflaster, Binden, Collodium, Serres fines (kleine, von Vidal angegebene Klammern, welche die Wundränder statt der Hefte zusammenhalten sollen, und die sich besonders zur sofortigen Vereinigung frischer Dammrisse empfehlen), durch Anwendung der Hefte — blutige Naht, weil beim Nähen oft Blut fliesst? — Dieselbe wird überall angewendet, wo *prima intentio* beabsichtigt wird, eine feine Narbe erzielt werden soll und die übrigen Mittel nicht ausreichend oder der Oertlichkeit wegen nicht anwendbar sind. Hierher gehören alle Wunden, wo Vereinigung einzige Indication ist und die besonders vorkommen:

1) in der Haut mit unterliegendem Hautmuskel, z. B. am Halse, an den Lippen etc.;
2) im Gesicht;
3) an Theilen, die durch natürliche Functionen bedeutenden Bewegungen ausgesetzt sind, wodurch eine

Zerrung und Dehnung der Wunde herbeigeführt wird, z. B. am Bauche etc.;

4) an Theilen, wo Unebenheiten das Anlegen von Heftpflasterstreifen erschweren oder hindern, z. B. an der Nase, Ohren, Genitalien etc.;

5) an Theilen, wo durch Abfluss natürlicher Se- und Excreta oder durch Haarwuchs die Heftpflaster losgestossen würden. Die Praxis, bei Wunden der Kopfschwarte die Hefte zu vermeiden, weil durch sie die mitunter folgende erysipalatöse Entzündung bedingt sein soll, ist als irrthümlich verlassen. Man wendet auch hier die Knopfnaht mit dem besten Erfolg an, und nach Exstirpation von Telangiectasien muss die umschlungene Naht zur Blutstillung so schnell als möglich angelegt werden;

6) bei Querwunden der Muskel, deren Contraction die Heftpflaster nicht genug Widerstand entgegensetzen können;

7) bei allen plastischen Operationen.

Hauptsächlich gebräuchlich sind jetzt:

### a. Die Knopf- oder unterbrochene Naht.

*Sutura nodosa s. interscissa.*

Ihre Ausführung geschieht auf folgende Weise:

Der Operateur fasst mit Daumen und den beiden ersten Fingern der rechten Hand die Nadel so, dass der Daumen auf der concaven, die beiden Finger auf der convexen Seite ruhen, und führt sie einige Linien vom Wundrande, möglichst senkrecht durch denselben, von aussen in die Wunde und von dieser in gleicher Entfernung vom andern Wundrande wieder heraus. Die assistirende linke Hand drückt dabei die Wundränder an einander, um ein Zerren der Wunde zu verhindern. Letzteres vermeidet man auch dadurch und erleichtert sich zugleich, besonders an laxen Theilen (Augenlidern), das Einstechen ausserordentlich, wenn man sich, wie B. Langenbeck, den Wundrand jedesmal mittelst einer guten anatomischen, oder noch sicherer, Hakenpincette fixirt, Fig. 1, und ist das Durchstechen erschwert durch die Dicke des Wundrandes, so fasst man die Nadel mittelst eines Nadelhalters, der ähnlich einer Zahnzange construirt ist, am besten der Mitte zu, um das Abbrechen zu verhindern, oder wenn dies nicht zu besorgen, am Oehrende.

Fig. 1.

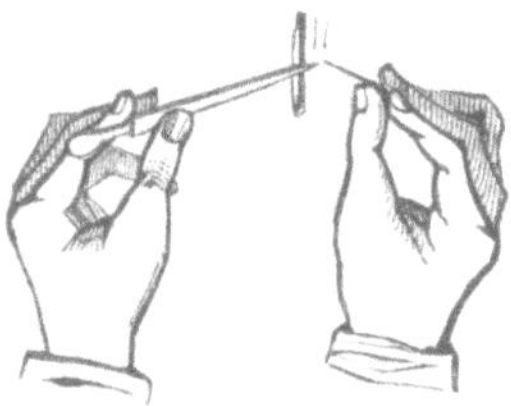

Bell hat an einem Faden zwei Nadeln befestigt und beide von der Wunde aus nach aussen geführt, wobei die entsprechende Wundlefze jedesmal von der assistirenden Hand der Nadel entgegen geführt wird. Er verhütet dadurch nicht blos eine Verletzung der etwa im Grunde der Wunde gelegenen edlen Theile, sondern will auch eine genauere Vereinigung hervorbringen.

Hat man so die beabsichtigte Anzahl Hefte eingeführt, deren Entfernung von einander im Allgemeinen so gross sein muss, dass die zwischen liegenden Wundtheile nicht klaffen, so knüpft man, von den Wundwinkeln beginnend, je zwei Fäden nicht zu fest und so zusammen, dass der einfache oder besser chirurgische*) Knoten auf

*) Der chirurg. Knoten zieht sich weniger leicht wieder auf.

einen Wundrand zu liegen kommt; oder man knüpft jedes Heft gleich, nachdem es angelegt. Heftpflasterstreifen. Charpie, Compresse und Binde sind oft noch erforderlich, besonders wenn man im weiten Umfang vom Grunde gelöste Wundränder hat (*Exstirp. mammae* u. A.).

Die Entfernung der Hefte geschieht zwischen dem dritten und höchstens achten Tage. Man schneidet auf der einen Seite entweder unterhalb des Knotens oder hart am Stichpunkt das Heft durch (damit nur der im Stichkanal liegende Theil des Heftes durch- und ausgezogen wird) und zieht es von der andern Seite vorsichtig aus, wobei die assistirende Hand die Wunde sanft zusammendrückt, um Zerrung oder wohl gar das Wiederaufreissen derselben zu verhüten, und ersetzt die Hefte darauf durch Heftpflasterstreifen, oder bestreicht sie mit Collodium, welches besonders bei der umschlungenen Naht schon am andern Tage die Entfernung der Nadel gestattet.

### b. Die umschlungene, umwundene Naht.
*Sutura circumvoluta.*

Hierzu bedient man sich jetzt allgemein der Carlsbader Insektennadel, welcher B. Langenbeck zum bessern Einstechen eine Lancett-Spitze anschleifen lässt, die man möglichst senkrecht von aussen nach innen, zuerst durch den linken Wundrand hindurch in die Wunde, und von dieser wieder in derselben Richtung durch den rechten nach aussen führt, so dass Ein- und Ausstichspunkt genau correspondiren; darauf schiebt man sie mit ihrer Mitte bis in die Mitte der Wundspalte und umschlingt sie, jedoch nicht zu fest, in Form einer ∞ mit einem baumwollenen Faden. (Das Weitere hierüber s. Operation der Hasenscharte.)

### c. Die Zapfennaht.
*Sutura clavata.*

Hat wohl keine Anhänger mehr. Sie wurde früher bei tiefen und besonders bei penetrirenden Bauchwunden angewendet.

### d. Die Darmnaht.
*Enterorraphia.*

Ist ein Darm bei einer penetrirenden Bauchwunde verletzt, oder will ihn eine Exulceration von der *Mucosa* aus perforiren, so verhütet die Natur den Erguss seines Inhalts dadurch, dass sie die defecte Stelle durch Anlöthen an die Nachbarschaft (Bauchwand, Darm etc.) ersetzt, natürlich wenn das Darmstück nicht aus der Bauchwunde prolabirt ist. (Bei Lungencavernen, Leberabscessen etc. thut sie ein Gleiches.) Ferner ist das *Cavum peritoneale* ja keine Höhle. Der musculöse Bauchgürtel umgiebt die Eingeweide so genau, dass Wände und Inhalt fortgehend in genauer Berührung sind und einen reciproken Druck auf einander üben. Durch diesen wird auf den Austrittspunkt der Flüssigkeit, sei es, dass eine Vene, Arterie oder ein Darm verletzt, eine solche Resistenz ausgeübt, dass erstens ein Erguss schwer geschieht und dann ziemlich auf die Ursprungsstelle beschränkt bleibt. Dies wird indess aufhören bei Verletzung einer grösseren Arterie oder bei stark gefülltem Darm, wo das Bestreben, den Inhalt zu ergiessen, überwiegend wird. — Während nun die älteren Chirurgen vergeblich allerlei Versuche zur Heilung der Darmwunden gemacht, indem sie dieselbe 1) entweder wie jede andere Wunde zusammennähen (Naht der vier Meister, Schlingennaht), oder 2) die Schleimhautflächen (Kürschnernaht, Naht mit durchgezogenen Stichen), oder 3) die *Mucosa* mit der *Serosa* durch Einschieben des oberen in das untere Darmende *(Invaginatio)* zur Verwachsung bringen wollten: wusste Lembert als geistvoller Naturforscher durch das Experiment der Natur ihr oben angegebenes Schutzmittel abzulauschen und dasselbe höchst sinnvoll zu seiner allein gebräuchlichen Darmnaht zu verwenden. Dieselbe wird so ausgeführt:

Fig. 2.

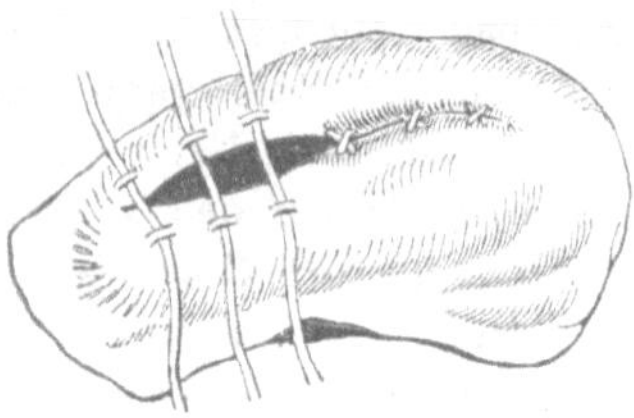

Man fixirt mit Daumen und Zeigefinger (wenn man diesen durch die Wunde in's Darmlumen bringen kann) die Wundränder des Darms so, dass man den Daumen auf die äussere, den Zeigefinger auf die innere Darmoberfläche legt. An der äusseren Fläche des Darms sticht man eine feine Nähnadel mit einem Seidenfaden 2½‴ vom Wundrande entfernt ein, führt sie 1‴ weit zwischen *Serosa* und *Musculosa* fort und sticht sie dann wieder nach aussen durch. Darauf den andern Wundrand auf dieselbe Weise fixirend, sticht man 1½‴ vom Rande ein, führt die Nadel wieder 1‴ zwischen den Häuten durch und nach aussen. So legt man in einer Entfernung von 3 bis 4‴ mehrere Hefte mit anderen Nadeln an. Darauf richtet man die Wundränder mittelst einer Sonde gegen die Darmhöhle, knüpft je zwei Fadenenden in einen Knoten und schneidet sie dicht an diesem ab. (Fig. 2.)

Hierdurch wird eine adhäsive Entzündung der sich

berührenden Peritonäalplatten bewirkt, die Hefte, mit Exsudat überdeckt, fallen nach innen und die in der Darmhöhle entstandene Leiste gleicht sich bald aus.

Die späteren Chirurgen haben die angegebene Theorie von dem erschwerten Erguss aus einer Darmwunde entweder angenommen oder verworfen und sind danach entweder für oder gegen ein sorgfältiges Nähen der Darmwunden. So will Blasius u. A. bei einfachen Spaltungen nur die Gekrösschlinge anwenden (ein Faden wird durch das *Mesenterium* des verletzten Darms geführt und derselbe durch diese Schlinge, die aus einem Wundwinkel der gewöhnlich dann sorgfältig genähten Bauchwunde herausgelegt und nach 3 Mal 24 Stunden, wo die Anlöthung erfolgt, wieder entfernt wird, hinter der Bauchwand festgehalten); Dieffenbach u. A. dagegen wollen jede noch so kleine Wunde sorgfältig nähen. Letzterer wendet Lembert's Naht so an, dass er die Wundränder zuerst nach innen umbiegt, so dass die serösen Platten sich berühren und von einem Assistenten fixirt werden; darauf näht er mit einem zwischen *Serosa* und *Musculosa* fortlaufenden Faden und mit linienweit von einander entfernten Stichen (überwendlich — durch die Kürschnernaht). Der erste Stich wird wie eine Ligatur geknüpft und der letzte durch Schürzung und Durchziehen geendet.

Bemerken wir schliesslich noch, dass die in der neueren Zeit erfundenen Darmnähte noch nicht über das Stadium des Versuches hinaus sind.

Ebenso hat mit Recht weder die elastische Naht von Rigal, noch die Naht ohne Faden von Thierry die Beachtung der Chirurgen gefunden. Letzterer will den Umschlingungsfaden, durch den man ja hauptsächlich die genaue Vereinigung in seiner Gewalt hat und der in keiner Weise nachtheilig wird, fortlassen; ersterer ihn durch einen Streifen vulkanisirten Gummi ersetzen, durch dessen eines Ende zuerst die Insektennadel, dann durch die Wundränder und endlich durch das straff angezogene andere Ende geführt werden, und der dann die Wundränder aneinanderziehen soll. Es ist eine scheinbare Vereinfachung auf Kosten der Sicherheit und Zuverlässigkeit.

Endlich ist noch die Zellgewebsnaht zu erwähnen, welche von Chassaignac kürzlich angegeben ist und der die Idee zu Grunde liegt, die Haut als empfindliches, reizbares Gebilde zu schonen und deshalb blos das subcutane Zellgewebe zu nähen. Auch dieses Verfahren bedarf noch der weiteren Prüfung. Wir besorgen, dass die retractile Haut auf diese Weise keine genaue Vereinigung zu Stande kommen lässt. —

---

## B. Die Unterbindung der Arterien (in der Continuität).
*Ligatura vasorum.*

Die künstliche Verschliessung einer Arterie in ihrer Continuität mittelst eines Unterbindungsfadens hat die Aufhebung der durch dieselbe stattfindenden Blutzufuhr zu einem Organe oder zu einer kranken Arterienstelle zum Zweck.

### Allgemeine Bemerkungen.

1. Man unterbindet ein Gefäss nicht gern nahe am Abgange eines Collateralastes, weil dadurch eine Beschränkung des Raums für die Bildung des Trombus stattfinden würde; denn derselbe erstreckt sich stets bis zu dieser Stelle und könnte so leicht zu kurz werden.

2. Man hüte sich bei den zu führenden Schnitten vor Verletzung grösserer Venen- und Nervenstämme, und fasse sie vor Allem bei der Umschlingung nicht mit.

3. Die Schnittwunde, die später *per prim. intent.* heilen soll, muss stets so rein als möglich gehalten werden, weshalb unnöthige Nebenverletzungen in ihr sorgfältig zu vermeiden sind. Man muss deshalb in der anatomischen Oertlichkeit einer Arterie so sicher sein, dass man in der Wunde nicht mehr nach ihr herumsucht, weil man dadurch zu einem Zerren und Einschneiden veranlasst wird, was die Wunde nothwendig unrein und zur Eiterung geneigt macht.

Die hier in Anwendung kommende Technik besteht:

1) in der Haltung und Führung des geraden und bauchigen Scalpells;
2) in der Anlegung und Haltung der Wundhaken;
3) in dem Gebrauch der Hohlsonde und Pincette zum Dilatiren der Schnittwunde und Eröffnen der Gefäss- und Nervenscheiden;
4) in der Isolirung des Gefässes und dessen Umschlingung mittelst des Unterbindungsfadens.

a. Die Haltung und Führung des Messers ist abhängig von seinem Gebrauche, der hier im

Incidiren, Fig. 3,

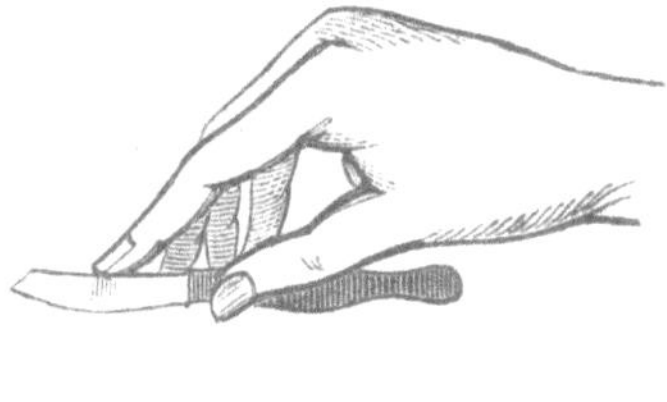

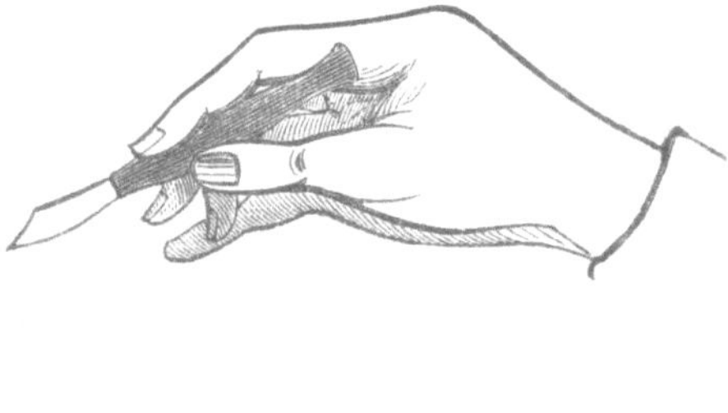

Dilatiren, Fig. 5,

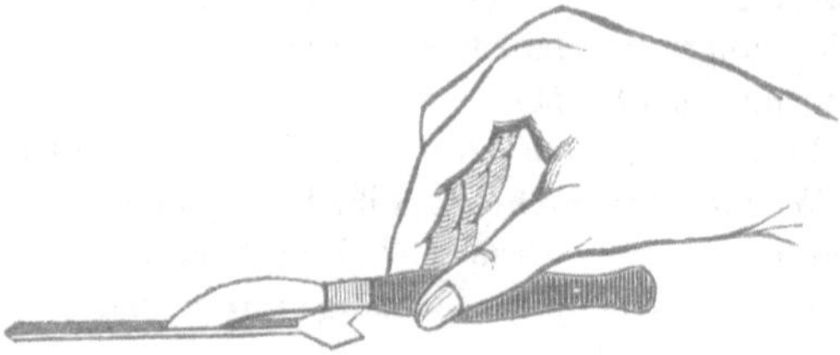

besteht.

Zum Incidiren fasst man das bauchige Scalpell mit dem Daumen und den drei letzten Fingern der rechten Hand, während deren Zeigefinger auf dem Rücken desselben ruht. Nachdem man die Richtung des Hautschnittes und dessen Länge, welche nach der Grösse und Oertlichkeit der Arterie 2—3″ betragen soll, bestimmt hat, spannt man mit Daumen und Zeigefinger der linken Hand die Haut gleichmässig und sorgfältig an. Dies erleichtert die Mühe des Einschneidens und verhindert eine Verschiebung der Theile. Darauf beginne man den Schnitt sogleich mit dem Bauche des gewölbten Messers, ohne vorher mit der Spitze desselben die Weichtheile zu durchstechen, weil beim Durchstechen ein zu tiefes Eindringen nicht immer verhütet werden kann.

Vor Beendigung des Schnittes hebe man stets den Griff des Messers fast bis zur perpendiculären Richtung zur Haut, damit die Spitze desselben alle Theile im Wundwinkel gleichmässig durchscheide, und man bei wiederholten Schnitten den einmal bestimmten Endpunkt durch wiederholtes Einschneiden der Haut nicht überschreite.

Dieser Hautschnitt wird in der Regel auf einem Muskelrande gemacht und dessen Fascie dann sogleich mit getrennt.

Nach gemachtem Hautschnitt legt man nun gemeiniglich

b. die Wundhaken an.

Bemerken wir, dass ein unvorsichtiges und unzweckmässiges Anlegen und Halten der Wundhaken eine nicht unerhebliche Zerrung und Quetschung in der Wunde bewirken kann. Demnach lege man dieselben stets so flach als möglich in die Wundränder, wodurch das Mitfassen oder wohl gar Verletzen von Theilen, die unangetastet bleiben sollen, verhindert wird, und lasse sie darauf von einem Assistenten leise, jedoch sicher, hauptsächlich aber ruhig, damit keine Verschiebung der Theile stattfindet, und gleichsam mehr schwebend halten.

c. Mittelst Pincette, Hohlsonde und eines géraden Scalpells hat man nun in die Tiefe zu dilatiren und das Gefäss bloss zu legen.

In der Regel ist noch eine Fascie oder Aponeurose zu durchschneiden, bevor man auf die Gefässscheide gelangt, und hier ist Regel, diese Trennung, wenn möglich, ebenfalls an einem Muskelrande zu vollführen, wegen des von demselben gebotenen Schutzes für etwa gefährdete Theile. Das Verfahren dabei ist folgendes:

Mit Daumen und Zeigefinger der linken Hand fasst man die Pincette, setzt sie geöffnet senkrecht und mit ihren Branchen immer quer zu Muskel, Gefäss etc. auf, fasst ein Stück Zellgewebe oder Fascie, hebt es kegelförmig auf und schneidet das Gefasste mit einem geraden Scalpell in einem flachen, horizontal nach sich gerichteten Zuge ab. Das Messer fasst man hierbei so, dass es mit der Breite der Klinge horizontal zur Wunde steht. (Fig. 6.)

Fig. 6.

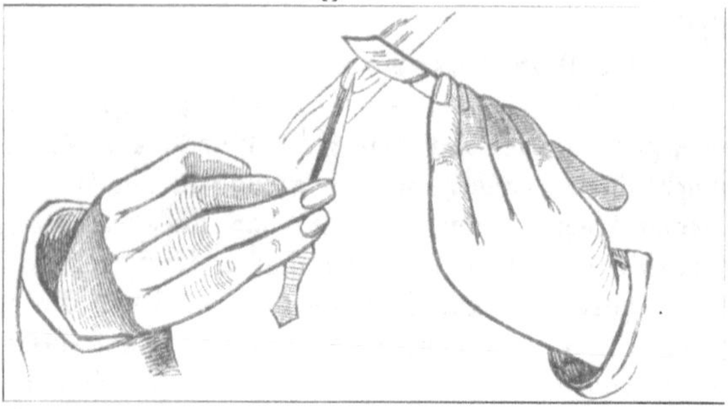

Hierbei merke man noch als allgemeine Regel, dass man nichts mit der Pincette fasse, was man nicht zugleich abschneidet; denn das einmal Gefasste muss stets aus der Wunde entfernt werden, weil es in Eiterung übergeht.

In die gemachte Oeffnung schiebe man darauf die Hohlsonde. Diese ruhe beim Einführen auf den drei ersten Fingern und werde vom Daumen auf ihrer Rinne gestützt.

Den Rücken der sie führenden Hand der Wunde zugekehrt, wolle man sie nicht bohrend, sondern im Hin- und Herbewegen einführen.

Das so auf die Sonde Gefasste, was man stets genau als Fascie oder einfachen Zellstoff erkennen muss, wird nun mittelst des geraden Scalpells durchschnitten. Dasselbe fasst man hierzu (Fig. 3) mit Daumen und den drei ersten Fingern der rechten Hand so, dass seine Schneide nach oben, sein Rücken der Wunde zugekehrt ist, damit man es bequem in der Rinne der Sonde entlang führen und am Ende derselben die Spitze nach vorn und oben heben kann.

Ist man so nach ein- oder mehrmaligem Dilatiren und nach sanfter Entfernung mittelst der Wundhaken der etwa noch als Decke gedienten Muskel oder Nerven bis auf die Arterie gedrungen, so hat man nun

d. deren Scheide zu öffnen und ihre Umschlingung auszuführen. Dies geschieht, indem man unmittelbar von ihrer Mitte*) ein Stück der Scheide mit der Pincette auf die vorhin angegebene Weise aufhebt und abschneidet.

Man fasse dabei mit den Branchen der Pincette quer zum Längsdurchmesser des Gefässes**). (Fig. 6.)

Die gemachte Oeffnung muss so gross sein, dass man bequem mit der Hohlsonde oder einer gestielten stumpfspitzigen Aneurysmanadel eingehen und dieselbe innerhalb der Scheide unter der Arterie hindurchführen kann. Beim Einführen der Sonde fasst man erst auf der einen, dann auf der anderen Seite die Scheide, niemals aber das Gefäss mit der Pincette — trennt durch sanftes Hin- und Herschieben der Sonde die Arterie von ihrer Scheide, bis man endlich die Sonde oder jetzt die Nadel bequem und ohne Zerrung und Verschiebung des Gefässes durchführen kann, was man immer von der Seite her ausführt, an welcher Nerven oder Venen neben der Arterie verlaufen, weil man sich dadurch am besten gegen deren Mitfassen sichern kann.

Wird nun die Spitze derselben auf der entgegengesetzten Seite zwischen Scheide und Arterie sichtbar, so kann man sie an dem linken Zeigefinger einen Stützpunkt finden lassen.

In Bezug auf die einzelnen erörterten Handgriffe sei schliesslich noch bemerkt, dass man sich dieselben wegen

---

*) Man muss deshalb stets von der Mitte der Arterie aufheben, weil man sonst die zu den Seiten verlaufenden Venen oder Nerven leicht mitfassen und verletzen kann.

**) Dies gilt auch von zu eröffnenden Nervenscheiden.

der grossen Bequemlichkeit und Vortheile, welche sie beim Operiren bieten, sorgfältig merken und für sich einüben möge.

---

## 1. Unterbindung der Arteria carotis communis.

**Anatomische Uebersicht.** Die *Carotis* kommt linkerseits aus dem Bogen der *Aorta*, rechterseits aus der *Anonima s. Truncus brachio-cephalicus.* Sie steigt hinter der *Articul. sterno-clavicularis* und dem *M. sterno-thyreoideus* am Halse hinauf bis zum oberen Rande des Schildknorpels, und theilt sich hier oder zwischen diesem und dem grossen Horn des Zungenbeins in die *interna* und *externa.* Die linke ist länger als die rechte und liegt etwas tiefer wegen ihres Ursprungs aus der *Aorta.* Nach aussen von der *Carotis* liegt die *V. jugul. int.* (an den Extremitäten verlaufen die Venen zumeist an der inneren Seite der Arterien), zwischen beiden und etwas nach hinten liegt der *Vagus,* auf der Arterie der *Ram. desc. Hypoglossi* und auf der linken Seite hinter der Gefässscheide der *Ductus thoracicus.* Die *Carot. externa* liegt im *Trigonum cervicale* vor und einwärts von der *Carot. interna,* wird vom *Platysma yoides,* dem hochliegenden Blatt der *Fascia colli* und der *V. facialis comm.* bedeckt, steigt zwischen dem hintern Bauche des *Digastricus* und *M. stylo-glossus* längs des hintern Randes des Unterkieferastes durch die *Parotis* empor und theilt sich hinter dem *Collum* des Gelenkfortsatzes des Unterkiefers in ihre beiden Endäste, die *A. temporalis* und *A. maxill. interna.*

Man müsste demnach zur Unterbindung der *Carot. ext.* den Schnitt vom Unterkieferwinkel auf oder etwas vor dem innern Rande des *M. sterno-cleid. mast.* führen, *Platysma yoid., Fasc. coll.* trennen, und dann mit Vorsicht gegen den *Digast.* hin das Fettgewebe trennen. Indess ihre zahlreichen Aeste, die vielen Venen und einzelnen Nervenzweige machen sowohl ihre Unterbindung als die ihrer Zweige höchst gefährlich; andererseits hat ihre Ligatur bei Blutungen im Stich gelassen, man musste die *Carot. comm.* unterbinden, so dass man lieber diese sofort wählt. Dasselbe gilt von ihren Aesten, deren Ligatur sich auch gewöhnlich erfolglos erweist. — Man muss deshalb bei directen Verletzungen derselben immer beide Arterienenden an Ort und Stelle zu unterbinden suchen.

Die Arterie giebt in ihrem eben angegebenen Verlauf folgende Zweige:

1. Die *Art. thyr. sup.*, welche gleich nach der Theilung der *Carotis* abgeht und, vom oberen Bauch des *M. omo-hyoideus* bedeckt, zum oberen Rand der Schilddrüse herabsteigt. (Man müsste sie in dem oben angegebenen Schnitt, der bis zum unteren Rand des Schildknorpels geführt wird, aufsuchen. Der *M. sterno-cleid. mast.* wird nach aussen gedrängt, der *Omo-hyoid.* nach oben und aussen, und am oberen Theil des *Sterno-thyreoid.* liegt dann die Arterie.)

2. Die *Art. lingualis*, welche in gleicher Höhe mit dem *Cornu majus* des Zungenbeins abgeht und nach vorn und oben vom vorderen Bauch des *Digastricus* und dem *Stylo-hyoideus* bedeckt wird. (Man müsste sie hart am *Cornu majus* unter dem *M. hyoglossus* aufsuchen.)

3. Die *Art. maxillaris ext.*, welche in einer Furche der *Gland. submaxillar.* unter dieser zum vorderen Rande des *Masseter* verläuft, hier am Muskelrande unter dem *Platysma yoides* und der Fascie liegt und die *V. facialis* vor oder hinter sich hat.

4. Die *Art. pharyngea ascendens*, welche in gleicher Höhe mit der *Lingualis* entspringt. (Noch nicht unterbunden.)

5. Die *Art. occipitalis*, welche vom hinteren Bauch des *Digastricus* bedeckt wird und unter der *Incisura mastoid.* nach hinten und oben zum *Occiput* aufsteigt. (Man müsste hinter und unter dem *Proc. mast.* am Sehnenrande des *Sterno-cleid. mast.* einen queren Schnitt führen und den *Splenius* trennen, um dann dicht unter dem hinteren Theil der Furche für den *Digastricus* die Arterie zu unterbinden.)

6. Die *Art. auricular. post.*, welche hauptsächlich die Ohrmuschel und hinter dieser die Weichtheile versorgt und am vorderen Rande des *Proc. mast.* aufsteigt. Sie kommt zumeist bei den in dieser Gegend am häufigsten vorkommenden *Aneurysma anastomoticum* in Betracht.

7. Die *Art. temporalis* steigt über der Wurzel des Jochfortsatzes zur Schläfengegend auf. Wir werden sie bei der Arteriotomie berücksichtigen.

Bei der Unterbindung der *Car. comm.* nun entscheidet der Zweck über den anatomischen Ort, in Bezug auf welchen zwei Methoden gebräuchlich sind:

1) nach Cooper in der Höhe des Kehlkopfes (Fig. 7);
2) nach Zang 1—1½″ unterhalb desselben.

a. Nach Cooper.

Ein Gehülfe fixirt den nach der entgegengesetzten Seite geneigten und etwas nach hinten gerichteten Kopf. Der Operateur denkt sich auf der entsprechenden Seite eine Linie vom Kieferwinkel bis zur Mitte der Kehlgrube. Diese Linie bestimmt die Richtung des Schnittes, der in ihr geführt den inneren Rand des *M. sterno-cleido mast.* trifft.

Fig. 7.*)

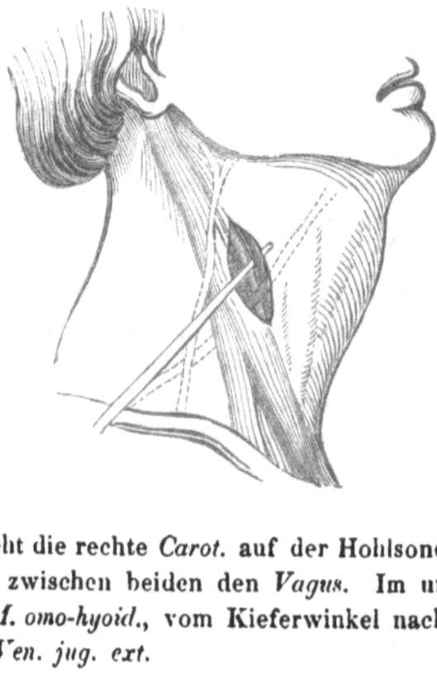

*) Man sieht die rechte *Carot.* auf der Hohlsonde, nach aussen die Vene und zwischen beiden den *Vagus*. Im untern Theil der Wunde den *M. omo-hyoid.*, vom Kieferwinkel nach der Mitte der *Clavicula* die *Ven. jug. ext.*

Seine Länge sei $2\frac{1}{2}''$, seine Mitte stehe in gleicher Höhe zur Mitte des Kehlkopfes. Im Hautschnitt dringt man bis auf den genannten Muskel. Sobald derselbe sichtbar geworden, legt man am innern Wundrande den stumpfen Haken an; der Operateur legt die Finger der linken Hand auf den Muskel, zieht ihn sanft nach aussen, indem er ihn zugleich durch leichte Messerzüge vom bindenden Zellgewebe lospräparirt, übergiebt ihn endlich dem stumpfen Haken, auf dem der Assistent ihn tragend nach aussen hält.

Der Operateur streicht mit dem Finger die erhaltene Wunde glatt, und sieht nun schräg von aussen und unten nach innen und oben durch die Mitte der Wunde den *M. omo-hyoideus* verlaufen. Am äusseren Rande dieses Muskels im Kreuzungswinkel öffnet er die vorliegende Scheide, dilatirt und lässt ihn nach innen ziehen, worauf sogleich die *Carotis* erscheint. Ihre Scheide wird geöffnet und darauf die Sonde oder Unterbindungsnadel von aussen nach innen durchgeführt.

Anmerkung. Man geht deshalb von aussen nach innen unter der Arterie durch, weil der *Vagus* und die *Ven. jug. int.*, an der äusseren Seite der Arterie verlaufend, unversehrt in ihrer Scheide erhalten werden müssen, und man deren Mitfassen so am besten vermeidet. Auch den *Ram. desc. Hypoglossi*, der gewöhnlich auf der Arterie verläuft, muss man verschonen.

b. Nach Zang (Fig. 8).

Lage und Stellung des Kopfes ist dieselbe. Die Richtung des Schnittes wird hier durch eine Linie bestimmt, welche man sich vom *Processus mastoid.* oder dem Ohrläppchen nach der Articulationsstelle der *Clavicula* mit dem *Sternum* gezogeu denkt. $\frac{1}{2}''$ von dem Höckerchen, was sich hier an der *Clavicula* befindet und als fixer Punkt benutzt werden kann, beginnt man zuerst den

Fig. 8.*)

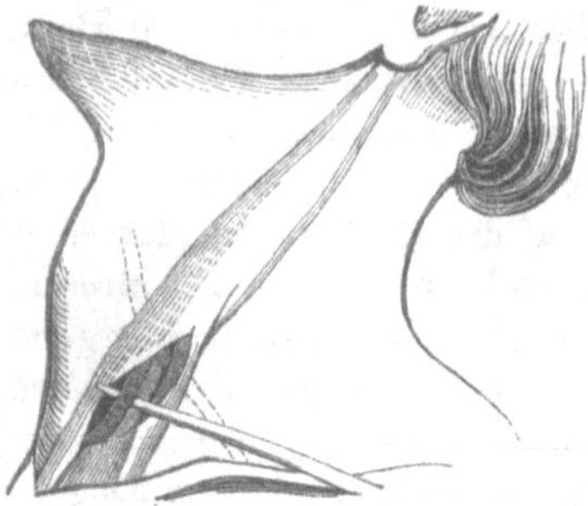

Hautschnitt und führt ihn in der angegebenen Richtung 2 bis $2^1/_2$" aufwärts. Man lässt die Wundhaken anlegen und dringt zwischen die beiden Portionen des *M. sterno-cleid.;* werden diese mit den Haken auseinander gezogen, so wird der nach oben und aussen verlaufende *M. omo-hyoid.* sichtbar. An dem innern Rande dieses Muskels dilatirt man und lässt ihn zugleich mit der *Portio clavicularis* des *Sterno-cleid.* nach aussen ziehen, worauf die *Carotis* zur Unterbindung vorliegt.

Anmerkung 1. Derselbe Schnitt wird linkerseits bei der Oesophagotomie nach Eckoldt gemacht. Man dringt bei dieser Operation, wie angegeben, bis auf die allgemeine Gefässscheide, lässt dieselbe jedoch uneröffnet und zieht die Gefässe und Nerven in ihr nach aussen. Zugleich dringt man mit dem Zeigefinger durch den lockeren Zellstoff im Hin- und Herschieben gegen die Wirbelsäule bis an den *Oesophagus*, den man daselbst als fleischige Röhre fühlt. Die Eröffnung desselben geschieht darauf auf folgende Weise: entweder ein einge-

*) Man sieht zwischen den Köpfen des *Sterno-cleid.* die Arterie auf der Sonde, nach aussen die Vene, im oberen Wundwinkel den *M. omo-hyoid.*

drungener fremder Körper hat eine Ausbeugung gemacht, auf der man einschneiden kann, oder man bildet sich dieselbe nach Vacca Berlinghierie durch Einführung des *Ectrop-oesophag*, indem man denselben mit herabgedrückter Feder vom Munde her bis zur entsprechenden Stelle einführt und nun die Feder zurückzieht; oder endlich: man fasst ihn nach Rust mit einer Pincette und schneidet ihn aus freier Hand ein. — Aehnlich kann man nach Guattani die obere Ligaturstelle (Cooper) zu dieser Operation benutzen, nur dass man den Schnitt etwas tiefer führt, um hinter dem Ringknorpel den *Oesophagus* zu eröffnen.

Anmerkung 2. Nach der Unterbindung einer *Carotis* stellt sich der Collateralkreislauf her durch die zahlreichen Anastomosen der Carotiden unter sich, so wie durch die *Vertebralis*. Gefährlich ist die Ligatur beider Carotiden, wenn auch in grösserem Zwischenraum, wegen der dadurch bedingten Störung der Intelligenz.

---

## 2. Unterbindung der Arteria subclavia. (Fig. 9.)

### Nach Lisfranc und Langenbeck über der *Clavicula*.

Die *A. subclavia dextra* kommt aus dem *Truncus*, die *sinistra* aus dem Bogen der *Aorta*. Der Verlauf ist für beide gleich und nicht geradlinig, sondern bildet einen über der ersten Rippe nach oben convexen Bogen. Die Anatomen nennen sie von ihrem Austritt zwischen den *Scaleni* ab schon *A. axillaris*, die Chirurgen erst, nachdem sie an den inneren Rand des *M. coraco-brachialis* und somit in die Achsel getreten ist. Ausserdem unterscheiden diese an ihr drei Portionen: Die erste Portion liegt hinter der *Junctura sterno-clavic.* am Trachealrande des *Scalenus anticus* unter der Clavicularportion des Kopfnickers. Man kann sie an dieser Stelle von der für die *Carotis* nach Zang angegebenen Wunde aus unterbinden, nur dass man den Schnitt hart am innern Rande der Clavicularportion des Kopfnickers führt, die *Carotis* und *V. jug.* nach innen nimmt, und dann am innern Rande des *Scalenus* die Arterie fühlt. Linkerseits liegt hier die Arterie etwas tiefer und hat den *Ductus thoracicus* in ihrer unmittelbaren Nähe nach innen. Ferner ist noch zu beachten, dass die Abgangsstelle der Zweige sehr variirt, und dass, wenn ein Zweig dicht vor der Ligatur abgeht, die Trombusentwickelung dadurch verhindert wird. — Die Collateralgefässe kommen, wenn die Arterie an dieser Stelle unterbunden, aus der *A. thyreoidea superior* derselben Seite mit der gleichnamigen *inferior*, sowie aus der *Thyr. inf.* der anderen Seite, indem diese Arterien zahlreich mit den Aesten des *Truncus thyreo-cervic.* anastomosiren. — Die zweite Portion reicht bis zum Austritt zwischen den beiden *Scaleni.* Aus diesem Theil kommen:

1. Die *A. vertebralis,* welche eine kleine Strecke hinter der *Carotis comm.* und auf dem äusseren Rande des *Longus colli* hinaufsteigt zum sechsten Halswirbelloch, in das sie eintritt. Dieser gerade gegenüber geht

2. Die *A. mammaria interna* ab, welche hinter den Rippenknorpeln und am seitlichen Brustbeinrande unmittelbar auf der *Pleura* herabsteigt und zwischen dem sechsten Rippenknorpel und dem *Proc. xiphoideus* in die *A. epigast. superior* übergeht, um als solche mit der *A. epigast. inferior* (*A. cruralis*) zu anastomosiren.

3. Der *Truncus thyreo-cervicalis.* Dicht vor der *Vertebralis* entspringend, theilt er sich bald in vier Aeste: a) die *A. thyreoidea inferior*, welche am innern Rande des *Scalenus antic.* bis zum fünften Halswirbel aufsteigt und hier hinter der *Carotis* zu ihrer Drüse geht; b) die *A. cervicalis ascendens,* welche vor den Querfortsätzen der Wirbel hinaufsteigt und die tiefen Hals- und Nackenmuskeln versorgt; c) die *A. cervicalis superficialis,* welche oberflächlich über dem oberen Rande des Schlüsselbeins nach aus- und rückwärts zu den Nackenmuskeln verläuft; d) die *A. transversa scapulae,* welche unter dem Schlüsselbein quer zur *Incisura scapulae* geht.

4. Der *Truncus costo-cervicalis*, welcher dicht hinter dem *Scalenus ant.* aufsteigt und sich theilt in die *A. intercostalis suprema,*

welche vor dem Halse der ersten und zweiten Rippe herabsteigt, und in die *A. cervicalis profunda*, welche zu den tieferen Nackenmuskeln geht.

5. Die *A. transversa colli*, welche zwischen den *Scaleni*, mitunter auch erst nach dem Austritt der *Subclavia* zwischen denselben abgeht und parallel der *A. transv. scap.* zum oberen Rand der *Scapula* zu den Schultermuskeln verläuft.

Die *Subclavia* tritt nun aus den *Scaleni* heraus, und hier ist ihre Unterbindung, wie gleich anzugeben, auszuführen. Dann tritt sie unter der *Clavicula* und dem *M. subclavius* durch in die Mohrenheim'sche Grube (vergl. Anm. S. 48), und endlich als *A. axillaris* in die Achsel. Von dieser ihrer dritten und letzten Portion entsteht noch die *A. thoracica suprema*, welche zwischen *M. subclavius* und *Pector. minor* zum *Pector. major* und zur Mamma geht. Darauf heisst sie *A. axillaris*, und von dieser kommen: a) die *A. acromialis;* b) die *A. thoracica longa;* c) die *A. subscapularis*, welche die *A. circumflexa scapulae* abgiebt; d) die *A. circumflexa humeri anterior* und *posterior*.

Ist die *Axillaris* zwischen den Sehnen des *Pector. major* und *Latiss. dors.* hervorgetreten, so heisst sie *A. brachialis*. Der *N. medianus* und *ulnaris* umgeben sie in ihrem Verlauf am innern Rande des *Biceps* und die beiden *Venae brachiales* liegen dicht an ihr. Auf diesem Verlauf giebt sie zuerst etwa einen Zoll unter der Achselhöhle die *A. profunda brachii*, welche mit dem *N. radial.* um den Oberarmknochen nach aussen herabgeht (hinter dem *Lig. musculare externum* heisst sie *A. collateralis radialis*), dann giebt sie die *A. collateralis ulnaris superior* und *inferior*, welche den *N. ulnaris* begleiten. Diese drei Zweige treten zu dem die schwammigen Enden der Knochen umstrickenden *Rete articulare cubiti* zusammen.

Die *A. brachialis* theilt sich dann in der Höhe des *Proc. coronoideus ulnae* in die beiden Vorderarm-Arterien. Bemerken wir indess, dass diese Theilung mitunter schon oberhalb der *Profunda* nahe der Achselhöhle, mitunter unterhalb derselben in der Mitte des Arms stattfindet. Die daraus dann resultirende Erfolglosigkeit der Ligatur, wenn sie nämlich den bei der Indication betheiligten Ast nicht trifft, begreift sich leicht. Ferner ist noch zu beachten, dass die Vorderarm-Arterien dann in der Nähe der Buge wie eine oberflächliche Vene verlaufen, ja sich mit diesen hier zum Aderlass benutzten Venen kreuzen und bei der Phlebotomie von unachtsamer Hand für eine Vene gehalten und eröffnet werden können. An diesem oberflächlichen Verlauf kann sich der Chirurg über diese Anomalie orientiren.

a. *A. radialis*, liegt im Anfang zwischen *Supinator longus* und *Pronator teres*, weiter unten zwischen *Sup. longus* und *Flexor carpi radialis*, an ihrer Radialseite liegt der *N. radialis*. Am Handgelenk angekommen, giebt sie den mehr oder weniger starken *Ramus volaris superficialis*, welcher über den Daumenballen fort, nur von Haut und Fascie bedeckt, zur Hohlhand geht und unter der *Aponeurosis palmaris* auf den Sehnen der Fingerbeuger durch Anostomose mit dem oberflächlichen Hohlhandast der *A. ulnaris* den *Arcus volaris sublimis* bildet. Dann wendet sie sich zwischen *Proc. styloideus radii* und dem *Os scaphoideum* auf den Rücken der Hand unter den Sehnen des *Abductor pollicis longus* und *Extensor brevis* (beide bilden bei starker Extension des Daumen eine Vertiefung — Tabatière — in der man die Arterie pulsiren fühlen und unterbinden kann) hindurch und tritt zwischen den Bases der *Oss. metacarpi policis et digiti indicis* wieder in die Hohlhand. wo sie mit dem tiefen Aste der *Ulnaris* den *Arcus volaris profundus* bildet. Vorher hat sie noch an beide Seiten des Daumens und an die Radialseite des Zeigefingers je einen Ast abgegeben.

b. *A. ulnaris*. Sie verläuft oben unter der ersten und zweiten Schicht der vom *Cond. intern.* entspringenden Muskeln. Dann giebt sie unter dem *Pronator teres* die *Interossea*, die sich bald darauf in die *externa* und *interna* spaltet, und verläuft nun unter dem *Flexor carpi ulnaris*, den *N. ulnaris* an ihrer innern Seite, zum Handgelenk, dann über dem queren Handwurzelbande an der Radialseite des *Os pisiforme* zur Hohlhand, wo sie sich in den oberflächlichen und tiefen Endast spaltet, die mit den gleichnamigen der *Radialis* die schon genannten Bogen bilden. Der oberflächliche *Arcus volar.* gehört mehr der *Ulnaris*, der tiefere mehr der *Radialis* an; ersterer liegt, mit der Convexität nach den Fingern, ½ Zoll unter dem *Lig. carpi transversum* zwischen der *Aponeurosis palmaris* und den Beugesehnen der Finger, und giebt die Hauptfinger-Arterien, die an der Seite derselben bis zur Spitze verlaufen; letzterer auf den *Bases oss. metacarpi*, versieht hauptsächlich die *M. interossei* und mit schwachen Zweigen die Dorsalseite der Finger.

Fig. 9.*)

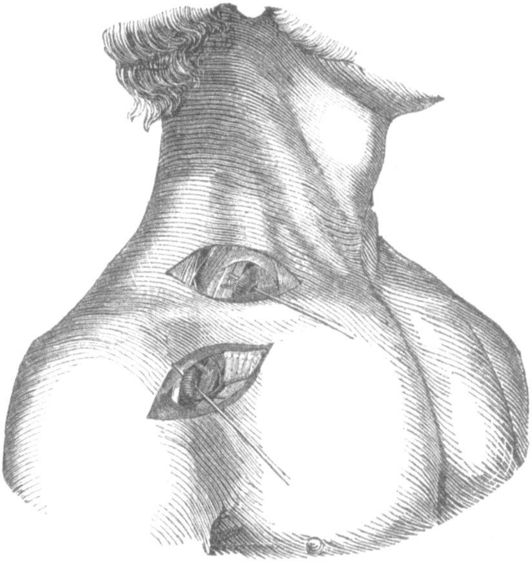

Diese Unterbindung gehört allerdings zu den schwierigen; ja sie wird sogar von namhaften Chirurgen, z. B. von Textor, „wegen der grossen Schwierigkeit

*) Die *Art. subclavia* ober- und unterhalb der *Clavicula*. Oberhalb sieht man am innern Wundwinkel den Rand des *Cleido-mast.*, dann den zwischen Arterien und Venen durchlaufenden *Scalenus*. Nach aussen von der Arterie die Armnerven, dann den *Omohyoid.*, welcher sich unten mit der *V. jug. ext.* kreuzt. Unter der *Clavicula* ist der *Pect. maj.* durchschnitten, man sieht den *Pect. min.* und die Arterie zwischen Vene und Nerv.

der Ausführung und der mit ihr verbundenen Gefahr für den Kranken an die Spitze aller chirurgischen Operationen gestellt." Allein ist man in den folgenden Bestimmungen des Lehrers genau, so wird man die Schwierigkeiten, welche das Auffinden der Arterie darbieten soll. eben nicht so bedeutend finden, sowie Verletzung wichtiger Theile sicher vermeiden.

Der Arm des Kranken werde nach abwärts gezogen und fixirt. Der Operateur beginne den Schnitt durch Haut und *Platysma yoides* 1½" vom Sternalende der *Clavicula*, wobei der vorhin erwähnte Höcker an derselben als Anfangspunkt benutzt wird, und führe ihn nahe an der *Clavicula* 2" nach aussen.

Die *Vena jugularis ext.* bleibt unverletzt entweder nach innen oder aussen; ebenso müssen die hier oft zahlreich vorhandenen Venen geschont werden. Man verzieht sie durch einen möglichst schonenden Gebrauch der stumpfen Haken. Der *M. sterno-cleid.* wird nach innen, der im hinteren Theil der Schnittwunde erscheinende *M. omo-hyoid.* nach aussen zurückgehalten.

Im vorderen Wundwinkel dringt man darauf mit dem linken Zeigefinger unmittelbar nach abwärts, wobei man bald auf die erste Rippe stösst, und bei genau genommener Abmessung sogleich auf den an derselben befindlichen Höcker trifft. Diesen muss man aber in jedem Fall genau fühlen. Ist dies geschehen, so gleitet man von ihm mit dem Finger sanft nach aussen ab, wobei man dann das Gefäss unter dem Finger rollen, und an Lebenden ja auch, wenn auch noch so schwach, pulsiren fühlt. Die Arterie wird nun auf die angegebene Weise blossgelegt und mit einem stumpfen Haken oder der Aneurysmanadel zur Unterbindung umgangen.

Anmerkung. Das angegebene Manöver mit dem Zeigefinger ist von grosser Wichtigkeit, weil es den Gebrauch des Messers überflüssig macht, wodurch unnöthige und leicht gefahrbringende Verletzungen herbeigeführt werden können.

---

### 3. Unterbindung der Arteria axillaris.

Fig. 10.*)

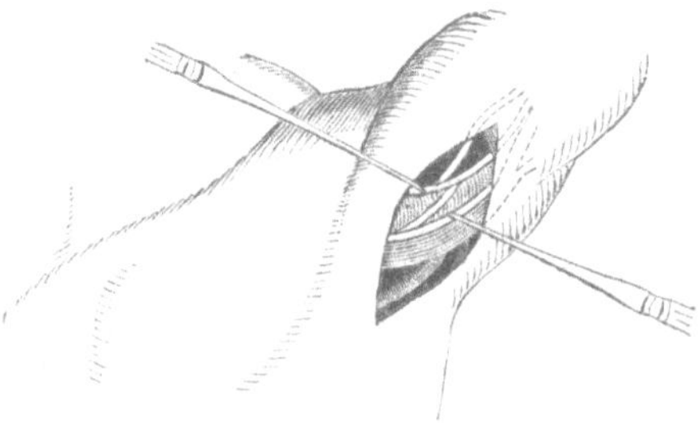

Lisfranc wollte den Raum der Achselhöhle in drei gleiche Theile theilen und in der Grenzlinie des ersten und zweiten Drittheils einschneiden. Diese Bestimmung ist jedoch nicht zweckmässig, weil man dabei mehr auf die Vene, als auf die beabsichtigte Arterie treffen würde. Sicherer verfährt man dabei auf folgende Weise:

Man lässt den entsprechenden Arm ausgestreckt so in die Höhe heben, dass er fast parallel zur Achse des Körpers liegt.

Durch diese Stellung desselben markiren sich deutlich genug 1) der Kopf des Oberarms, 2) der Rand des *M. pectoralis major*, 3) der *M. coraco-brachialis*.

---

*) Man sieht in der linken Achselwunde die Nervenschlingen *(Pl. brachialis)* auseinander gezogen und zwischen ihnen die Arterie, nach innen die Vene.

Dicht am Kopf des Oberarms, am Rande des *M. pectoral. maj.* — am inneren oder vorderen Rande des Haarwuchses — beginnt man den Hautschnitt und lässt ihn auf dem vorderen Rande des *M. coraco-brachialis* fortlaufen.

NB. Mitunter läuft ein Muskelbündel vom *Pectoral.* zum *Latissim. dors.* hinüber, wodurch man sich nicht irre machen lassen darf. — Die nun so erhaltene Hautwunde wird vorsichtig auseinander gezogen, der vorliegende *N. medianus* (oder hier in der Figur, wo der Schnitt absichtlich hoch in die Achselhöhle gelegt ist, die Nervenschlingen) aus seiner Scheide gelöst und seitwärts geschoben, worauf die Arterie aus ihrer Scheide genommen und unterbunden werden kann.

Anmerkung. Um die *Art. subclavia* unterhalb der *Clavicula* zu unterbinden, soll man unterhalb der *Clavicula* (s. Fig. 9) am Rande des *Lig. claviculo-acromiale* den Hautschnitt machen, den *M. pectoralis maj.* lostrennen, und nun am oberen Rande des unter ihm liegenden *Pectoralis min.* die Scheide aufheben, dilatiren und letzteren Muskel nach unten schieben, weil unter dem angegebenen Rande desselben die Arterie zu finden ist. Diese Methode verdient der eben beschriebenen, von der Achselhöhle aus, in vieler Beziehung nachgesetzt zu werden. Denn 1) ist bei ihr die Verletzung viel bedeutender; 2) wird die Wunde viel tiefer; 3) kann ein sich etwa bildendes Wundsecret nicht abfliessen, sondern wird sich leicht unter den *Pectoralis min.* senken; endlich 4) reicht man durch die vorige Methode ebenso hoch zur Arterie, als durch diese.

## 4. Unterbindung der Arteria brachialis.

Fig. 11.*)

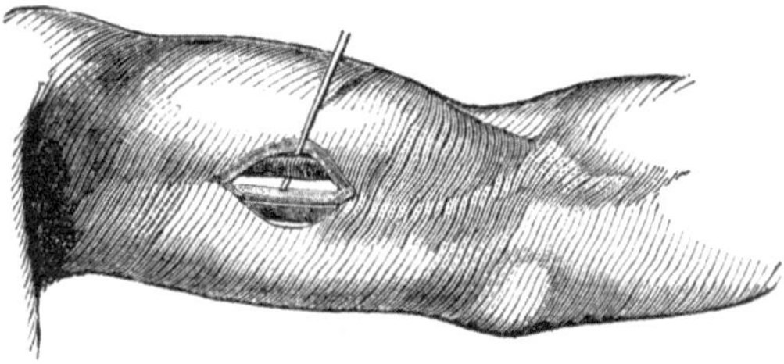

Der Operateur steht an der äusseren Seite des ausgestreckten Armes und überzeugt sich von dem am innern oder Ulnarrande des *Biceps* verlaufenden und deutlich zu fühlenden *N. medianus.* In einiger Entfernung und parallel mit diesem Nerven führt er nun auf dem angegebenen Muskelrande den Schnitt durch Haut und *Fascia aponeurotica.* Darauf werden die Wundhaken auf folgende Weise angelegt:

Mit Daumen und Zeigefinger der linken Hand ziehe man den unteren und inneren Wundrand etwas ab und fasse ihn dann flach und sanft mit dem stumpfen Haken, der ihn zurückhalten soll, und jetzt erst lässt man mit einem zweiten Haken unter den *Biceps* fassen und denselben zurückhalten.

Der ziemlich starke *N. medianus* liegt nun vor. Man öffne seine Scheide — führe die Hohlsonde wie bei der Unterbindung unter ihn — lasse den Assistenten mit dem oberen oder äusseren Haken in deren Rinne greifen und den Nerven unter den *Biceps* nehmen.

*) Die Arterie, am innern Biceps-Rande blossgelegt; der *N. med.* ist hier nach innen gedrängt, um ihn besser zu übersehen, sonst nimmt man ihn, wie oben bemerkt, lieber unter den *Biceps.*

Durch dieses Verfahren mit der Hohlsonde vermeidet man jegliches Mitfassen fremder Theile, besonders aber der Arterie. Diese, fast unter dem Nerven gelegen, schimmert nun sogleich durch ihre Scheide, aus der sie auf angegebene Weise gelöst und unterbunden werden kann. —

---

## 5. Unterbindung der Arterien am Vorderarm.

Fig. 12.*)

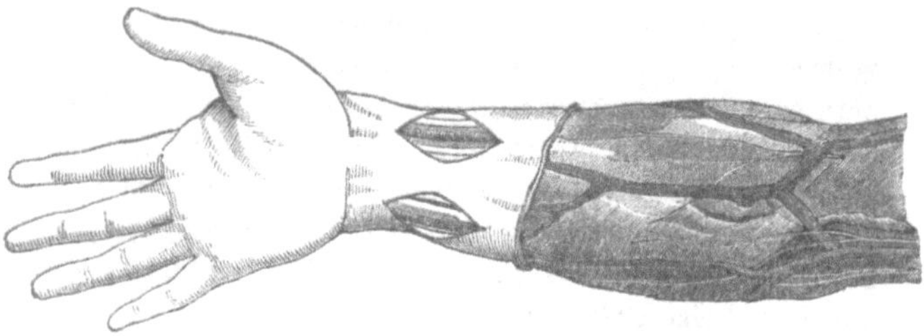

Beide Arterien, die *Radialis* und *Ulnaris*, wird man in der Regel einige Zoll oberhalb des Handgelenks zu unterbinden haben. Denn bei den auch noch angegebenen Methoden, unterhalb der Ellenbogenbeuge dieselben zu unterbinden, ist die erforderliche Trennung der in der

*) Man sieht in der Ellenbogenbeuge die bei der *V. S.* in Betracht kommenden Gefässe, und erkennt neben der *V. med. basilica*, sowie neben dem Stamm der *Basil.* die hinter der aufgeschnittenen und zurückgeschlagenen Fascie befindliche *Art. brach.* — Oberhalb des Handgelenks sieht man 1) die *Art. rad.*, zunächst umgeben von zwei Venen, denen die Sehnen des *Flex. carpi rad.* und *Sup. long.* folgen. 2) Die *Art. ulnar.* Man sieht an ihrer Radialseite zunächst die Vene, dann die Sehne des *Flex. digit. prof.*; an der Ulnarseite den *Nerv. ulnar.*, dann den *Flex. carpi ulnar.*

Regel mit einander sehr verwachsenen Muskeln schwierig und sehr verletzend. Bei Blutungen aus dem *Arcus volaris* unterbindet man beide blutende Arterienenden, oder wenn dies nicht ausführbar und die Blutung nach der einfachen Ligatur nicht steht, lieber sogleich die *Brachialis*.

a. *Art. radialis.* Diese Arterie liegt am unteren Theil des Vorderarms, bekanntlich sehr oberflächlich, nämlich unmittelbar unter der ersten Fascie; weshalb man auch mittelst Aufhebung einer Hautfalte den Hautschnitt ausführen kann.

Bei einiger Sicherheit aber schneidet man aus freier Hand zwischen der Sehne des *Supinator longus* und *Flexor carpi radialis* bis auf die Fascie ein, hebt diese auf, dilatirt und trifft nun sogleich auf die Arterie, welche auf jeder Seite von einer Vene begleitet wird, weshalb man sorgfältig auf ihrer Mitte die Scheide zur Unterbindung öffnet.

b. *Art. ulnaris.* Eine Linie von der Radialseite des *Os pisiforme* parallel zur Axe des Arms nach aufwärts gezogen, trifft den Radialrand des *Flexor carpi ulnaris* und bestimmt die Richtung des Hautschnittes. Diesen beginnt man ½" über dem Handgelenk und führt ihn 1½—2" auf dem genannten Muskelrande nach aufwärts, trennt darauf die denselben umkleidende Fascie und lässt ihn mit vorsichtig untergelegtem Haken nach innen ziehen. Unmittelbar unter demselben scheint dann sogleich die Arterie durch die zweite Fascie, welche man aufhebt, dilatirt und die an ihrer Ulnarseite vom *N. ulnaris* begleitete Arterie unterbindet.

Anmerkung. Mitunter findet man sie hier neben dem Nerven nicht; dann verläuft sie oberflächlicher und etwas weiter nach der Radialseite hin. In einem solchen Falle zieht man, ohne einen neuen Schnitt zu machen, den Radialwundrand etwas mehr nach aussen, und darf sicher sein, sie dort zu finden.

---

## Uebersicht der Arterien der unteren Extremität.

Die *Aorta abdominalis* theilt sich vor dem vierten bis fünften Lendenwirbel, also in der Höhe des Nabels, in die beiden *Iliacae communes*. (Ihre Unterbindung ist nie von glücklichem Ausgang gewesen.) Die *Iliaca communis* geht nach innen, vom *Psoas* und vom *Ureter* gekreuzt, zur *Symphysis sacro-iliaca* und theilt sich vor und über derselben in die *Hypogastrica s. Iliaca interna* und *Cruralis s. Iliaca externa*. (Die *Iliaca communis* ist in ungefähr 18 Fällen 6 Mal mit glücklichem Erfolg unterbunden. Die Operation würde bei Wunden und Aneurysmen an der *Hypogastrica* und des oberen Theils der *Cruralis* indicirt sein. Man muss den Hautschnitt von der Mitte des *Lig. Poupartii*, parallel der *Epigastrica*, dem Nabel zu aufsteigen lassen, dann schichtweise incidirend bis zum *Peritonaeum* vordringen und dasselbe mittelst Finger und Messerstiel von der Bauchwand nach hinten abtrennen, um zu der am inneren Rande des *Psoas* gelegenen Arterie zu gelangen, von der die Vene nach hinten und rechts liegt. Der Collateralkreislauf stellt sich her durch die *Epigastrica*, *Sacralis media* mit der *Sacralis lateralis*, durch Zweige der *Hypogastrica* beider Seiten etc.)

Die *A. hypogastrica* versieht mittelst der beiden Hauptäste, in die sie sich theilt, die Eingeweide des Beckens, das Gefäss und die äusseren Genitalien. Ihre Hauptäste sind: die *A. ilio-lumbalis*, welche mit der *A. circumflexa ilei* und der letzten *A. lumbalis* anastomosiren; die *Aa. sacrales laterales*; die *Glutea superior et inferior*; die embryanale *Umbilicalis*; die *Obturatoria*, welche am oberen Theil der Seitenwand des kleinen Beckens nach vorn und durch den *Canalis obturatorius* heraustritt und sich am oberen Rand des *Obturator extern.* in zwei Aeste theilt, von denen der eine in die innern Schenkelmuskeln, der andere durch die *Incisura acetabuli* zum *Caput femoris* tritt; die *Aa. vesicales*, welche die

Genitalien versorgen, mit der *Spermatica interna* anastomosiren und deren Unterbindung bei Hoden-Degenerationen illusorisch machen; die *A. uterina;* die *A. pudenda communis*, welche sich hinter der Verbindung beider Schwellkörper der Ruthe in die *A. profunda et dorsalis penis s. clitor.* theilt. Vorher giebt sie in ihrem Verlauf durch das *For. ischiadicum majus* hinaus und durch das gleichnamige *minus* wieder herein, und in der Rinne des *Proc. falsiformis* des *Lig. tuberoso-sacrum* nach aufwärts: die *A. haemorrhoid. media;* die *Aa. haemorrhoid. inferiores*, welche zum Schliessmuskel und der äusseren Afterhaut gehen; die *A. perinei*, welche die *A. transversa perinei* giebt. (Die Unterbindung der *Hypogastrica* ist mit günstigerem Erfolg gemacht, als die der vorigen Arterie, indem nur ungefähr die Hälfte gestorben sind. Man kann sie von demselben Schnitt aus erreichen; derselbe braucht sich ½" vom *Lig. Poupart.* nur 2" nach aufwärts zu erstrecken.)

Die *A. femoralis s. cruralis* tritt unter dem *Lig. Poupart.* zur vorderen inneren Seite des Oberschenkels, liegt anfänglich oberflächlich, später in der Furche zwischen *Vastus intern.* und den Sehnen der Adductoren, bedeckt vom *Sartorius*, durchbohrt endlich die Sehne des *Adduct. magnus* und tritt in die *Poplitea.* Noch vor dem Austritt unter dem *Lig. Poupart.*, indess in gleicher Höhe mit demselben, giebt sie die *A. epigastrica*, welche anfänglich nach innen verläuft, dann am äusseren Schenkel des Leistenringes sich nach oben biegt, um am äusseren Rande des *Rectus* aufzusteigen. — Der vorigen fast gegenüber geht die *A. circumflexa ilei* ab.

Ungefähr 1½—2" unter dem *Lig. Poupart.* giebt sie die *A. profunda* ab, welche vor dem *Troch. minor* in die Tiefe geht.

Die *A. poplitea* liegt auf der Gelenkkapsel vor der Vene, geht dann über den *M. popliteus* weg in die Spalte zwischen den Ursprungsköpfen des *Soleus* und theilt sich hier, ungefähr 2" unter dem Kniegelenk, in die *A. tibialis antica* und *postica.*

Die *A. tibialis antica* geht zwischen den oberen Enden der beiden Knochen an die vordere Fläche des *Lig. inter.* und verläuft mit dem *N. tibial. ant.* zwischen *M. tibial. ant.* und *Ext. dig. comm. long.*, und weiter unten zwischen *M. tib. ant.* und *Ext. hallucis* zum Fussgelenk herab. Hier liegt sie auf dem Kapselbande und tritt als *A. dorsalis pedis* auf den Fussrücken. Zwischen den Sehnen des *Ext. halluc. long.* und *brevis* tritt sie durch das erste *Interstit. intermetatarseum* zum Plattfuss, um als *A. plantaris profunda* mit dem Ende der *A. tibial. postica* im starken Bogen zu anastomosiren.

Die *A. tibialis postica* läuft mit dem *N. tibial. post.* an ihrer äusseren Seite auf den *M. tibial. posticus* und *Flexor digit. longus* herab. Am unteren Drittheil liegt sie oberflächlicher, krümmt sich um die innere Fläche des *Calcaneus* nach vorn und unten und theilt sich in zwei Endäste: *A. plantaris interna et externa.* Als ihr Hauptast ist noch die *A. peronea* zu merken, welche 1½—2" nach der Entstehung der *Tibialis post.* entsteht und an der hinteren Fläche des Wadenbeins herabgeht, um sich oberhalb des äusseren Knöchels in die *anterior* und *posterior* zu spalten.

---

## 6. Unterbindung der Arteria iliaca externa. (Fig. 13.)

Abernethy machte diese Operation zuerst, und A. Cooper änderte die Richtung und anatomische Bestimmung des Schnitts, worüber Folgendes zu bemerken:

Schaambeinhöcker und *Spina anterior superior oss. ilei* dienen als Befestigungspunkte für das *Lig. Poup.* Verbindet man beide Punkte durch eine gerade Linie, so erhält man einen Kreisabschnitt, in welchem diese Linie die Sehne, das *Lig. Poup.* den Bogen bildet. Diese Sehne bestimmt die Höhe des Schnittes, der Bogen (das *Lig. Poup.*) seine Richtung.

Man beginnt ihn 1½" vom Schaambeinhöcker und lässt ihn parallel zum *Lig. Poup.* nach der *Spina ant. sup.* hin verlaufen. Nach gemachtem Hautschnitt legt man sogleich recht flach die Haken an und lässt beide von einem an der entgegengesetzten Seite stehenden Gehülfen halten.

Fig. 13.*)

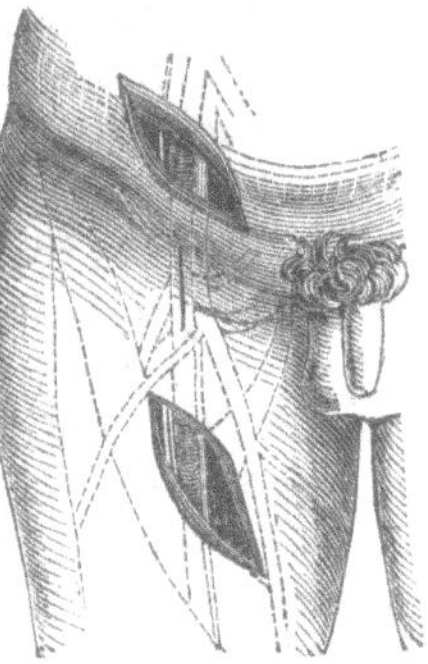

Das Messer wie eine Schreibfeder gefasst, trennt man jetzt durch vorsichtige Schnitte die Bauchmuskeln, indem man jede neu getrennte Schicht sorgfältig mit dem Messer auseinander schiebt und jedesmal durch die stumpfen Haken zurückhalten lässt, bis man auf die *Fascia transversalis* gelangt ist. Diese erscheint als eine weisse Schicht (wohl zu unterscheiden von der weissen Sehne des *Obliq. extern.*), von der man ein Stück mit der Pincette fasst, aufhebt und durch einen flachen Messerzug abträgt.

In die erhaltene Oeffnung führt man mit Vorsicht, wegen des gleich hinter liegenden Bauchfells, die Hohlsonde ein und dilatirt nach beiden Seiten.

---

*) Man sieht die *Art. iliaca ext.*, an ihrer inneren Seite die Vene, an der äusseren einen Ast vom *N. spermat. ext.* An der *A. cruralis* sieht man den Schnitt nach Larrey angedeutet, und tiefer nach Bell am Rande des *Sartor.* sie blossgelegt. In letzterer Wunde sieht man innen von ihr die Vene, nach aussen den Nerv. Ausserdem sieht man die *Circumflexa ilium*, die *Epigastrica* und die *Spermat. ext.*, von den gleichnamigen Venen begleitet, angedeutet.

So kann man sicher sein, das Bauchfell nicht zu verletzen, das man durch Einführen eines Zeigefingers in den inneren Wundwinkel nach innen und oben schiebt, und dort durch den Zeigefinger eines Gehülfen fixiren lässt. Darauf lässt man mit einem Wundhaken den unteren Wundrand und mit ihm die *Fascia transversalis* fest gegen den *Ramus horizont. oss. pub.* halten, und geht nun mit dem Zeigefinger in den inneren Wundwinkel zur Exploration der Arterie ein. Am inneren Rande des *M. psoas* fühlt man sogleich die Arterie unter dem Finger rollen, an deren äusseren Seite der Nerv, an der innern die Vene verläuft.

In der Wunde aber soll man kein Messer mehr brauchen, weshalb man die Arterienscheide hier auf folgende Weise öffnet: Man fasst sie mit der Pincette und sucht neben dieser mit der Sondenspitze einzudringen, wobei man mit letzterer zugleich streichende Bewegungen nach dem Laufe der Arterie ausführt. Das Uebrige wie oben.

---

## 7. Unterbindung der Arteria cruralis. (Fig. 13.)

Der anatomische Ort für diese Unterbindung ist doppelt; entweder verrichtet man sie in der Mitte des Oberschenkels (Hunter, Bell), oder auch wohl in der Nähe der Schenkelbeuge (Larrey).

a. In der Mitte des Oberschenkels.

Eine Linie, die man bei nach aussen rotirtem Schenkel von der *Spina ant. sup. crist. oss. ilei* nach dem *Condyl. internus* zieht, bestimmt die Richtung des Schnittes. Diese Linie theilt man in drei gleiche Theile, und dort, wo das obere und mittlere Drittheil zusammentreffen, beginnt man den Schnitt, der in der angegebenen Linie 2½—3″ nach abwärts geführt, genau den inneren Rand des

*M. sartorius* trifft. Nachdem Haut, Zellgewebe und Fascie durchschnitten, zieht man den inneren Wundrand etwas ab und legt den inneren Wundhaken so an, dass er die getrennte Aponeurose mitfasst und zurückhält. Der Operateur legt nun seine zwei oder drei ersten Finger der linken Hand auf den vorliegenden *Sartorius* und hebt denselben, indem er ihn zugleich mit leichten Schnitten an seinem inneren Rande trennt, nach oben und aussen, und übergiebt ihn endlich dem stumpfen Haken eines Gehülfen. Gleich unter dem genannten Muskel kommt die Arterie in ihrer Scheide zum Vorschein.

b. In der Nähe der Schenkelbeuge.

Bei ausgestrecktem Schenkel zieht man sich eine Linie vom Schaambeinhöcker nach der *Spina anterior inferior oss. ilei* (einen Zoll unter der *Spina ant. sup.*) und nimmt deren Halbirungspunkt als Anfangspunkt des Schnittes, der so unter dem *Lig. Poup.* beginnen und entsprechend dem Verlauf der Arterie nach abwärts sich erstrecken soll.

Man spaltet zuerst die Haut, legt darauf die stumpfen Haken an und entfernt nun mittelst Pincette und Bistourie den Zellstoff und etwa hinderliche Drüsen, bis man auf die Platte der *Fascia lata* gelangt ist. Von dieser *Fascia* hebt man mit der Pincette ein Stück auf die bekannte Weise auf, trägt es ab, dilatirt und findet unter derselben sogleich die Arterie.

---

## 8. Unterbindung der Art. tibialis antica. (Fig. 14.)

In der Mitte des Unterschenkels, einen Finger breit vom äusseren Rande der *Tibia*, beginnt man den Schnitt und führt ihn parallel dem Rande derselben durch Haut und *Fascia* nach abwärts.

Fig. 14.*)

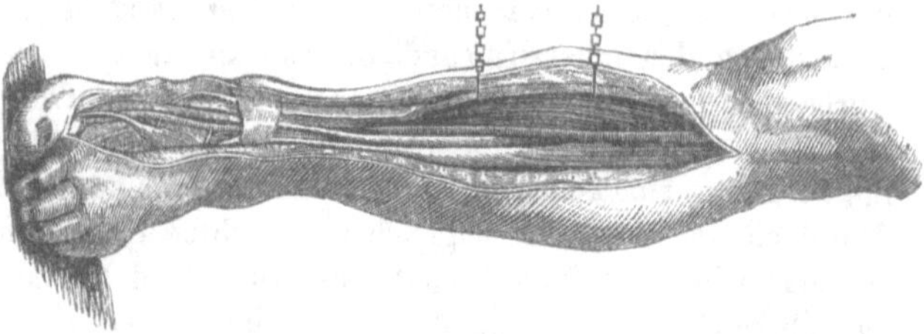

Mit dem Zeigefinger in die Wunde dringend, schiebt man den *M. tibialis* nach innen, den *Extensor digitorum longus* und *Ext. hallucis longus* nach aussen, und gelangt sogleich zur Arterie.

---

9. Unterbindung der Art. tibialis postica. (Fig. 15.)

Am innern Rande der Achillessehne macht man den Hautschnitt und dringt gerade nach vorn. Die Arterie liegt hier hinter der Sehne des *M. flexor dig. long.* und *Tibialis posticus*.

Anmerkung 1 zu den Unterbindungen. Hartnäckige Blutungen aus Arterien werden oft einzig und allein dadurch unterhalten, dass das blutende Gefäss bei irgend einer stattgehabten Verletzung blos angeschnitten ist. Ja es sind die Fälle häufig, dass eine solche angeschnittene Arterie Anlass zur Bildung eines Aneurysma gegeben hat, weil jede Wunde der Arterien, wegen der elastischen Haut, mehr oder weniger rund ausgezogen wird und deshalb klafft. Um dies zu verhindern und die vorhandene Blutung zu stillen durchschneide man die

*) Die *Art. tib. antica* in ihrem ganzen Verlauf; in der Mitte des Schenkels zwischen *M. tib. ant.* und *Ext. halluc.*

Fig. 15.*)

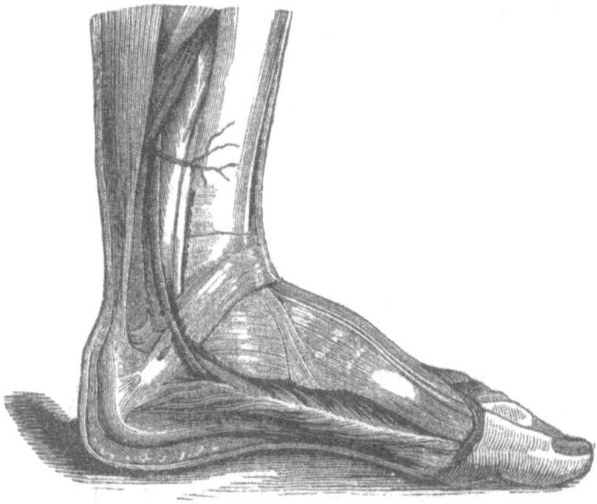

Arterie vollständig, wie es auch der geniale Dieffenbach zu thun pflegte, damit sie sich zurückziehen und contrahiren kann, wodurch man oft Blutungen aus bedeutenden Gefässen zu stillen im Stande ist.

Anmerkung 2. Drei Momente kommen bei der Ligatur besonders in Betracht; ihnen können wir die hier sehr zahlreichen Variationen zuschreiben, zu deren besserer Uebersicht sie sich in folgender Weise als leitende Gesichtspunkte festhalten lassen:

1) Der Prozess des Durchschneidens und Herausfallens der Ligatur. Normal ein einfacher Resorptionsprozess, kann er abnormer Weise ausgedehnte Eiterung, Eitersenkung, Zerstörung des dann nicht zu gehörigem Verschluss kommenden Gefässendes und so späte Nachblutung zur Folge haben. Wir haben deshalb eine grosse Reihe von freilich vergeb-

*) *Art. tib. post.* in ihrer Lage zum innern Rande der Achillessehne, auf den Sehnen des *Flexor hall.*, *Flexor comm.* und *tib. post.*

lichen Bemühungen, diesen Prozess überhaupt zu vermeiden.

Es gehören hierher: die **Ligatur** aus animalischen etc. **Stoffen, aus feinen Seidenfäden**, welche beide unausgestossen bleiben **sollten**, die temporäre Ligatur, das *Applatissement*, **das** *Presse-artère* und *Serre-artère*, die Gefässdurchschlingung von Stilling, das Zerquetschen von Mounoir, die Doppelcompression von Malgaigne **und** endlich die noch vielfach angewendete Torsion.

2) Kommt die plötzliche Blutung, entweder durch Abgleiten **oder sofortiges Durchschneiden** der Ligatur bedingt, **in Betracht. Dagegen hat man** versucht: die *Ligature d'attente*, das Durchschneiden der Arterie zwischen zwei Ligaturen, die Durchstechung von Richter, die breiten Ligaturen und wieder *Applatissement*.

3) Das Glied wird brandig, wenn der Collateralkreislauf sich nicht entwickelt. Es bleibt nur die Möglichkeit, das alte Gefäss wieder wegsam zu machen; dazu wieder *Applatissement*, das *Serre-* und *Presse-artère*.

---

## C. Der Aderlass.

*Venae sectio, phlebotomia.*

Die Wirkung des Aderlasses besteht zunächst in der Verminderung des Blutquantum und äussert sich im ganzen Organismus durch die Herabstimmung seiner reproductiven Thätigkeit; während dagegen beim Scarificiren, Schröpfen und den Blutegeln die Wirkung eine mehr locale ist.

Man bezeichnet deshalb auch die letzteren als die örtlichen Btutentziehungen zum Unterschied vom Aderlass und der Arteriotomie, als den allgemeinen. Nach der Wirkung und dem beabsichtigten Zweck unterscheidet man ferner den evacuirenden, derivirenden und revulsorischen Aderlass. Zwischen letzteren beiden stellt man den Unterschied wieder so, dass durch ersteren (den derivirenden) das Blut den der geöffneten Vene benachbarten Gefässen entzogen wird; durch letzteren (den revulsorischen) hingegen soll nicht blos abgeleitet, sondern auch absichtlich nach einem anderen Theil hingeleitet werden, weil die V. S. zugleich eine Blutströmung nach dem Theil hin unterhält, an welchem dieselbe gemacht wird. So würde z. B. bei Störung der Katamenien und dadurch bedingter Congestion nach edlen Organen ein Aderlass am Fuss ein revulsorischer genannt werden müssen, weil durch ihn der doppelte Zweck erreicht wird, nämlich einmal eine Ableitung des Blutes von den bedrohten Organen und zweitens eine Hinleitung desselben zum Uterus.

Was nun den anatomischen Ort für die V. S. betrifft, so würde jede beliebige oberflächlich gelegene Hautvene, welche das beabsichtigte Blutquantum zu entleeren verspricht, über denselben entscheiden. Und so haben denn auch namentlich die alten Chirurgen an den verschiedensten Stellen des Körpers zur Ader gelassen, wobei sie allerdings oft noch besondere, etwas mystische Heilzwecke hatten. Allein jetzt ist Ort und zu eröffnende Vene allgemein dahin bestimmt, dass man wohl ausschliesslich nur noch am Halse — an der *Vena jug. ext.* — in der Ellenbogenbeuge und am Fusse venesecirt.

a. V. S. an der äusseren Jugularvene.

Die eigentlichen Indicationen für die Eröffnung dieser Vene finden wir in Zuständen von Ueberfüllung des Gehirns mit Blut bei zugleich schwacher, kraftloser Herzaction. Hierher gehören Fälle von

Apoplexie, Erstickung durch Kohlendampf, Erdrosseln und im Wasser.

Wollte man unter solchen Umständen aus einer Extremitätenvene Blut lassen, so würde dies deshalb vergeblich sein, weil das schwache, unkräftige Herzleben die Wirkung einer solchen *V. S.* auf das Gehirn entweder durchaus unmöglich macht, oder für den beabsichtigten Zweck, der doch in einer schnellen Blutentleerung besteht, viel zu spät eintreten lassen würde. In Zuständen jedoch, wo das Herzleben kräftig und ungetrübt ist, wird man stets eine Armvene mit gleichem Erfolge anstechen können.

Das Auffinden der genannten Vene ist leicht, indem sie sich, einigermaassen gefüllt, schon deutlich genug markirt. Wenn dies aber nicht, so bezeichnet ihren Verlauf die Linie, die man vom Kieferwinkel nach der Mitte des entsprechenden Schlüsselbeins zieht (Fig. 7). Den Halbirungspunkt dieser Linie wählt man als Einstichspunkt und verfährt dabei auf folgende Weise:

Ist ein Gehülfe zur Hand, so steht er auf der entgegengesetzten Seite, fixirt den eben dahin geneigten Kopf des Kranken und comprimirt zugleich die *V. jug. ext.* dieser Seite. Ebenso comprimirt der Operateur auf seiner Seite die Vene durch Auflegen des linken Daumens unterhalb der Einstichsstelle; oberhalb derselben sucht er sie während des Einstichs durch seinen linken Zeigefinger zu fixiren. Darauf sticht er sie mit der Lancette in etwas schräger Richtung und mit hinlänglich grosser Oeffnung an, indem er zugleich einige Fasern des subcutanen Muskels durchschneidet, damit durch dessen Zusammenziehung die Wunde nicht verschlossen wird, und lässt das Blut auf einem Kartenblatte oder auch frei abfliessen. Mangelt ein Assistent, so comprimirt der Chirurg selbst nach Eröffnung der Vene die der anderen Seite mit seinem rechten Daumen, indem er sich hinter den Kranken wendet.

Will man die Wunde nach geschehener Blutung schliessen, so hat man besonders darauf zu achten, dass hierbei keine Luft in die geöffnete Vene eindringt.

Dies verhindert man dadurch, dass man die Stichwunde sorgfältig mit dem Finger bedeckt, und darauf erst die Compressionen, welche die Vene anschwellen liessen, aufhebt. Ist so die Circulation wieder hergestellt, und hat sich der unterhalb der Wunde befindliche Theil der Vene wieder mit Blut gefüllt — worauf es besonders ankommt — so kann man den deckenden Finger entfernen und die Wunde mittelst einer kleinen Compresse und langen, von Ohr und Nacken her angelegten Heftpflasterstreifen schliessen.

Fig. 16.

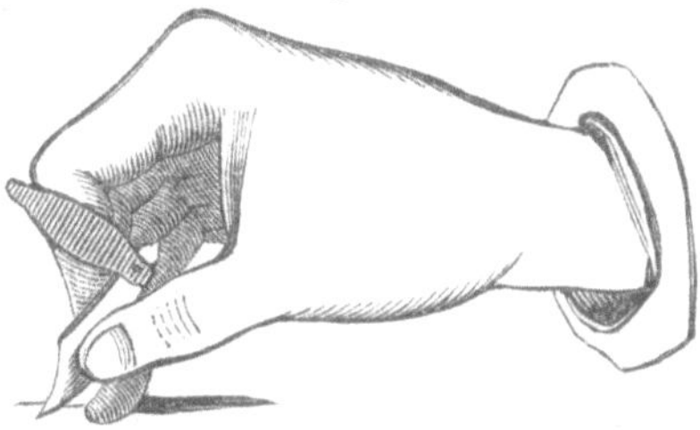

Ueber den Gebrauch der Lancette bei der *V. S.* sei bemerkt, dass man dieselbe mit Zeigefinger und Daumen der rechten Hand so weit von der Spitze entfernt fasst, als man deren Eindringen beabsichtigt (Fig. 16). Beim Einstich giebt man der operirenden Hand durch Aufsetzen ihres Goldfingers eine Stütze, setzt darauf die Lancette wie eine Schreibfeder unter spitzem Winkel und in etwas schräger Richtung zur Vene auf, schiebt sie in dieser Richtung in die Vene und erweitert bei ihrem Zurückziehen die Hautwunde etwas nach oben. So hat man das Eindringen der Lancette stets in seiner Gewalt, was nicht der Fall sein würde, wenn man dieselbe senkrecht aufsetzte. Denn dadurch würde die Vene anfänglich etwas zusammengedrückt und der zu durchstechende Raum im Verhältniss zur berechneten Spitze verkleinert werden; während man bei dem angegebenen Verfahren die vordere Wand der Vene so durchschneidet, dass man sie gleichsam auf die Spitze der Lancette nimmt. Aus dieser sicheren Weise des Einstichs folgt auch, dass man eine schlank-spitzige oder eine säbelförmige Lancette einer breitspitzigen sogenannten gerstenkornförmigen Lancette vorziehen muss. Ferner ist noch zu beachten, dass die Lancette stets fein scharf sein muss, weil sonst das erschwerte und schmerzhafte Eindringen des Instruments ein Zucken von Seiten des Kranken und so weit leichter die gefährlichen Nebenverletzungen herbeiführen kann, welche man vom Schnäpper fürchtet.

b. *V. S.* in der Ellenbogenbeuge (Fig. 12).

Hier hat man unter folgenden Gefässen zu wählen:

1) die *Vena cephalica* an der Radialseite;
2) die *Vena basilica* an der Ulnarseite (Basis der Hand entsprechend);
3) die *Vena mediana*, welche entweder als dicker Verbindungszweig zwischen den beiden vorigen vorhanden ist oder, zwischen beiden heraufkommend, sich vor der Ellenbogenbeuge in zwei Verbindungszweige spaltet: in die *Vena med. cephalica* und *Vena med. basilica.*

Man wählt in der Regel die *Mediana* oder *Mediana cephalica,* weil die *Basilica* wegen der unter ihr verlaufenden Arterie und des *Tend. bicip.* oft gefährlich, die *Cephalica* hingegen häufig zu klein ist.

Vor der Eröffnung nun legt man dicht oberhalb des

Ellenbogengelenks am Oberarm die Compressionsbinde an, doch nur so fest, dass der Radial-Puls noch fühlbar, oder auch als solche ein zusammengelegtes Taschentuch, und wartet das Anschwellen und Hervortreten der Vene ab, was man durch Herabhängenlassen des Arms oder Streichen desselben von unten nach oben befördern kann.

Der Geübtere operirt am rechten Arm mit der rechten, am linken mit der linken Hand, indem er an der äusseren Seite des Arms steht, denselben horizontal zum Körper hebt und ihn mit der assistirenden Hand so umfasst, dass deren Daumen unterhalb der Einstichsstelle auf die Vene zu liegen kommt, und sie während des Einstichs mit der Lancette etwas fixirt, ohne sie indess zu comprimiren. Gleichzeitig legt man den linken Zeigefinger oberhalb des Einstichs quer auf die Vene, mit dem man dieselbe dann noch besser comprimiren und fixiren kann. Operirt man am rechten Arm ebenfalls mit der rechten Hand, so stellt man sich an die äussere Seite des Oberarms, umfasst den Arm des Kranken so, dass Hand und Vorderarm auf dem linken Vorderarm des Chirurgen ruhen und sein Daumen wie vorher vor die Stichöffnung, der Zeigefinger oberhalb derselben quer auf die Vene zu liegen kommt, und sticht die Lancette von oben und aussen nach unten und innen, wie angegeben, ein.

Der anfänglich kräftige Blutstrom stockt oft bald wieder und hört wohl ganz auf, wovon die Ursache in der Regel in der zu fest angelegten Compressionsbinde liegt, die man etwas zu lösen hat. Auch kann man durch Streichen von unten nach oben die Blutung befördern.

Nach geschehener Blutung schliesst man mittelst Compresse und *Fascia pro V. S.* die Wunde. Man fasst die aufgewickelte Binde, und auf dem Anfang derselben die Compresse, in die rechte Hohlhand, sie mit den beiden letzten Fingern fixirend; der Mittelfinger fixirt vor ihnen einen Schwamm, Daumen und Zeigefinger bleiben frei. Wir nehmen unsere Stellung wie bei der Eröffnung, legen den linken Daumen wieder einen kleinen Zoll unterhalb der Stichöffnung, mit den übrigen Fingern den Arm umfassend. Dann lösen wir mit den freien Fingern der rechten Hand die Schleife durch Anziehen des kürzeren Endes, und in demselben Augenblick drückt der linke Daumen die Vene zusammen und verzieht zugleich die Haut nach abwärts, wodurch sich die Hautwundränder an einander legen und wir die Blutung zugleich sicher zu stillen im Stande sind. Nachdem man darauf den Arm gereinigt, streicht man die Compresse von innen nach aussen auf die Wunde, wodurch die Wundränder in genaue Berührung gerathen, fixirt sie mit dem Daumen und legt den Grund der Binde auf die Compresse. Man macht nun Achtertouren um Vorder- und Oberarm und schliesst die Binde mit Zirkeltouren um den Vorderarm. Jedesmal, wenn man eine Tour über die Compresse führt, fixirt man die Binde und streicht mit dem Zeigefinger den linken Daumen von der Compresse, um sofort wieder in derselben Weise durch ihn den Zeigefinger frei zu machen. Diese Vorsicht ist hauptsächlich bei starker Blutung und grosser Oeffnung nothwendig.

c. *V. S.* am Fusse.

Hier wählt man am zweckmässigsten die *V. saphena int.*, welche man in der Mitte zwischen dem Höcker des *Os naviculare* und der Sehne des *M. tibialis ant.* findet. Diese Vene giebt wegen ihrer Anastomose mit den tieferen Fussvenen am hinlänglichsten Blut, und der bezeichnete Ort zu ihrer Eröffnung ist deshalb der geeignetste, weil sie hier noch nicht, wie etwas höher, vom *N. saphenus* umschlungen ist.

Die Operation geschieht mit der Lancette, wie am Arm. Man lässt den Fuss vorher in ein Gefäss mit warmem Wasser stellen und legt die Compressionsbinde oberhalb der Knöchel an. Vor der Eröffnung stellt man den Fuss auf den Rand des Gefässes, trocknet ihn ab und fängt nach gemachtem Einstich das Blut entweder ausserhalb des Gefässes auf, oder lässt ihn darauf wieder in's Wasser stellen und schätzt an dessen Färbung das geflossene Quantum ab. Der Verband wird mittelst Compresse und Stapes ausgeführt, ähnlich wie am Arm.

---

## D. Die Eröffnung der Arterie.

*Arteriotomia.*

Während diese Operation von den Arabern und bis zu Paré häufig und an verschiedenen Arterien verrichtet wurde, kam sie später in Verfall und wurde erst in neueren Zeiten von Pearson u. A., besonders aber von Rust wieder empfohlen.

Gegenwärtig ist sie nur noch an der *Art. temporalis* gebräuchlich, und hier herrschen über ihre Indicationen verschiedene Meinungen.

Rücksichtlich der Oertlichkeit dieser Arterie hat man durch ihre Eröffnung eine rasche und effectuelle Blutentleerung des Kopfes oder eines kranken Auges zu erzielen geglaubt, sowie man auch wohl in der Beschaffenheit des arteriellen Blutes die Hülfe gesucht hat.

Heftige Augenentzündungen, die den *Bulbus* zu zerstören drohen, Entzündungen des Gehirns, *Apoplexia sanguinea*, Scheintod durch Erstickung etc. gelten deshalb als Indicationen für die Operation.

Eine heftige Augenentzündung ausgenommen, wird man jedoch in den übrigen Fällen mit grösserer Sicherheit des Erfolgs die *Vena jugularis* anstechen, und dies um so mehr, wenn man bedenkt, dass die Menge des aus der *Arteria temporalis* zu entleerenden Blutes keinen Tassenkopf zu füllen vermag. Was man aber der arteriellen Blutbeschaffenheit zugeschrieben, dafür dürfte sich schwerlich ein physiologischer Nachweis finden lassen.

In dem ausgenommenen Falle aber liegt der Grund des günstigen Erfolgs in dem nicht berücksichtigten anatomischen Verhältnisse, welches diese Arterie zur *Ophthalmica* hat. Beide Arterien nämlich anastomosiren nach oben vielfach mit einander: wird nun die Blutzufuhr durch die *Arteria temporalis* aufgehoben, wie es zugleich durch die Operation geschehen soll, so findet die *Ophthalmica* Gelegenheit, das Blut fortan vom kranken Auge ab- und zu den leeren Verzweigungen der *Temporalis* hinzuführen. Deshalb würde auch die blosse Unterbindung der Arterie gewiss dieselbe Wirkung haben.

Was nun die Ausführung dieser Operation betrifft, so ist sie ohne Schwierigkeit.

Man findet die Arterie in der Mitte des Raumes zwischen *Tragus* des Ohres und der Wurzel des Jochfortsatzes. Hier macht man nach Entfernung etwa vorhandener Haare einen $^3/_4$" langen Hautschnitt, entweder aus freier Hand oder mittelst Aufhebung einer Hautfalte, legt so die Arterie bloss und präparirt sie auf einige Linien Länge vom Zellstoff, so dass man das Oehr einer Heftnadel mit doppeltem Faden unter durchführen kann. Die Nadel schneidet man ab, schiebt die Fäden auseinander und sticht darauf zwischen beiden die Arterie mit einer Lancette an.

Nach geschehener Blutung bindet man die Arterie erst unter-, dann oberhalb der gemachten Oeffnung zu und schneidet sie darauf gänzlich durch.

Die Wunde, die man mit Heftpflasterstreifen verschliesst, geht in Eiterung über und heilt, nachdem die Unterbindungsfäden in 5 bis 8 Tagen ausgefallen sind, bald zu.

## II. Capitel.

# Operationen, welche am Kopfe verrichtet werden.

### A. Operation des Entropium.

Die Einwärtskehrung eines Augenliedes kann unter folgenden Umständen durch einen operativen Eingriff beseitigt werden:

1) Wenn das Uebel in einer Erschlaffung der äusseren Lidhaut besteht, welche als Falte Cilien und Rand gegen den *Bulbus* drängt. Diese Form kommt am häufigsten bei alten Leuten vor *(Entr. senile)*, bei denen in Folge allgemeiner Magerkeit das Unterhaut-Fettgewebe schwindet, die *Cutis* ihre sonst sehr bedeutende Contractilität einbüsst und eine Contraction des Lidsphincters (diese kommt vielleicht besonders in Betracht) entsteht.
2) Wenn durch Narbenbildung eine Verkürzung der inneren Lamelle, oder wenn eine Verkrümmung und dadurch bedingte Verkürzung des *Tarsus* Ursache ist *(Entr. organicum)*.

Nach diesen Ursachen richten sich nun die verschiedenen Methoden, deren es hier folgende giebt:

1. Verkürzung der äusseren Lidplatte durch Schwefelsäure und andere Cauterien, von Helling angegeben und von Jüngken in neuester Zeit besonders am unteren Lide oft und mit glücklichem Erfolge ausgeführt. Dies Verfahren ist besonders bei messerscheuen Kranken anzuwenden, wenn das Uebel noch keinen bedeutenden Grad erreicht hat, oder in Contraction des Lidsphincters besteht*).

2. Die Excision eines Stücks der äusseren Haut, besonders bei höheren Graden von Erschlaffung. Bei dieser Methode, die schon von Celsus ausgeführt, soll man mit einer Entropiumzange von Himly u. A. in horizontaler Richtung die überflüssige Hautfalte, welche man bei geschlossenen Augenlidern durch normale Stellung des Lidrandes und der Cilien abmisst, fassen und dieselbe vor der Zange mit einer Cooper'schen Scheere abtragen. Allein man kann sich zum Fassen der Falte auch einer gewöhnlichen, am besten etwas kleinen Pincette bedienen, die man aber horizontal über das Lid legt, wie bei der folgenden Methode angegeben. Bei grosser Erschlaffung der Lidhaut empfiehlt Desmarres u. A. die Falte perpendiculär zum Lidrande abzutragen (Fig. 17).

---

*) Jüngken bedient sich der concentrirten Schwefelsäure, die er mittelst eines runden Holzstäbchens, von der Dicke eines Schwefelholzes, 10 Minuten lang aufträgt, und zwar genau einige Linien unterhalb der Stelle, an welcher die Einwärtskehrung hauptsächlich stattfindet. Von dieser Stelle muss man sich deshalb genau überzeugen. — Während der Operation verhindert ein Gehülfe das Herabtröpfeln und die zu ausgedehnte Einwirkung der Säure, sowie das Ueberlaufen der Thränen durch Betupfen mit Charpie. Der sich bildende Brandschorf soll eine kräftige Contraction bewirken, weshalb man die Stelle nicht mit einem milden Oele bestreichen soll.

Fig. 17.

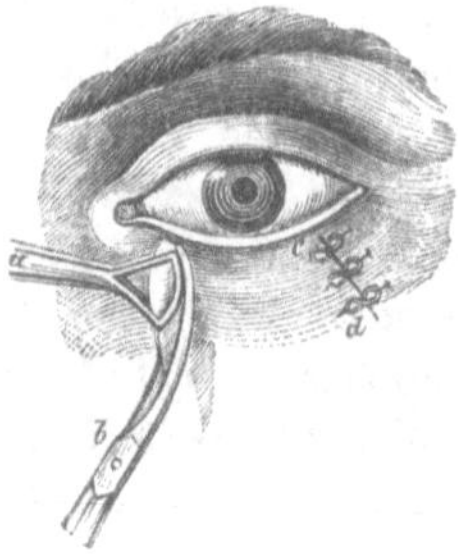

Die Wunde vereinigt man darauf durch einige Hefte, deren Fäden im ersteren Fall durch Streifen von englischem Pflaster auf Stirn oder Wange befestigt werden; oder man lässt sie, besonders bei grosser Hauterschlaffung, durch Eiterung heilen, um durch eine grössere Narbe ein Recidiv zu verhindern.

3. Bei Verkürzung der inneren Lamelle und des *Tarsus*, wodurch das Lid fest gegen den *Bulbus* gepresst und durch die Reibung der Cilien entzündliche Reizung — ja Pannusbildung hervorgerufen wird, vereinigt man das vorige Verfahren mit einem andern von Güthrie. Man will nämlich in diesem Falle das Lid, um es vom *Bulbus* abziehen zu können, verlängern.

Deshalb schneidet man den inneren Lidrand vor dem Thränenpunkte, der erhalten werden soll, und ebenso den äusseren nahe am Winkel auf 1½''' mit einer Scheere ein, legt eine mit einem Schieber versehene Pincette mit schmalen und geöffneten Branchen in horizontaler Richtung auf die äussere Lidplatte, zieht zwischen die Branchen mittelst einer anderen Pincette eine Hautfalte und schliesst erstere mittelst des Schiebers.

Jetzt dreht man sie mit der gefassten Falte so um ihre Achse, dass das Lid nach Aussen umgekehrt erscheint, und schneidet darauf den *Tarsus* seiner Länge nach mit einem feinen Scalpell ein oder spaltet vorhandene Narben. Darauf dreht man das Lid wieder um und trägt wie vorhin die gefasste Hautfalte ab. Die dadurch auf dem Augenlide gemachte Wunde näht man, und hält durch die Fäden und durch Heftpflasterstreifen das Lid so auf der Stirn oder Wange befestigt, dass die in den Augenwinkeln gemachten Einschnitte klaffen. Diese sollen sich nämlich durch Granulation füllen und dadurch zugleich eine Verlängerung des Lides bewirken; oft sollen sie aber auch zwei entstellende Colobome hinterlassen.

Die Exstirpation des *Tarsus* wird allgemein als unzweckmässig angegeben; dagegen die Excision des degenerirten Tarsusstückes in Form eines ▽, wie Adams beim *Ectropium* operirt (cf. dieses), empfohlen.

---

## B. Operation des Ectropium.

Diese Operation greift noch mehr als die vorige in das Gebiet der operativen Plastik. Für diese aber lassen sich nur im Allgemeinen die Methoden angeben, es müssen dieselben bei der grossen Mannigfaltigkeit in der Form der Störungen fast in jedem speziellen Fall variirt werden. Die hier in Betracht kommenden rechnet Dieffenbach wegen der grossen Genauigkeit zu den schwierigsten in der ganzen Chirurgie. Wir führen sie zweckmässiger Weise auf die Bedingungen des Uebels zurück; diese bestehen:

1. In einer Aufwulstung der Conjunctiva (*Ectr. sarcomatosum).* Hier schnitt schon Antyllus ein Stück aus der aufgewulsteten Conjunctiva heraus und bewirkte so die Heilung.

Das Verfahren ist leicht und einfach. Ein Gehülfe zieht das gesunde Augenlid ab, der Operateur das kranke, und trägt mit der Daviel'schen Scheere das grössere oder kleinere Stück ab. Kann er dasselbe nicht unmittelbar mit den Branchen fassen, so lässt er es sich mittelst einer Pincette. Balkenzange oder eines Häkchens hineinziehen. Nach gestillter Blutung wird das Augenlid in seine normale Lage gebracht und ein Läppchen, in Oel getaucht, zwischen gelegt.

2. In einer Erschlaffung des untern Augenlides, des *Tarsus* und des Lidsphincters, wie es besonders bei älteren Personen häufig vorkommt *(Ectr. senile)*. In diesem Falle will Dieffenbach das Uebel durch eine Verkürzung der Bindehaut auf folgende Weise beseitigen: Er macht, das Lid nach beiden Seiten anspannend, einige Linien über dem unteren Orbitalrand einen halbmondförmigen Schnitt mit nach oben den Augenwinkeln sich auf einige Linien nähernden Schenkeln. „Dieser halbmondförmige Lappen wird bis zur Commissur der Conjunctiva lospräparirt, darauf der Ciliarrand mit der Pincette gefasst, weit abgezogen und hierauf das Zellgewebe und die Bindehaut von aussen her mit einem auf der Fläche gebogenen zweischneidigen Messer durchschnitten, so dass das Lid nur an den Winkeln im Zusammenhang bleibt. Durch den äusseren Wundspalt dringt man dann mit der Pincette ein, zieht den inneren Wundrand etwas vor, trägt einen leichten Saum ab und heftet ihn mit den äusseren Wundrändern durch Insektennadeln und Fäden so zusammen, dass die hervorgezogene Conjunctiva zwischen die äusseren Wundränder zu liegen kommt und der Tarsalrand gegen den *Bulbus* angezogen wird. Gewöhnlich müssen fünf Nähte und die mittelste zuerst angelegt werden. Die Nadeln werden nach einander am vierten und

fünften Tage ausgezogen und die Stelle mit schmalen Pflasterstreifen bedeckt; später die Narbe durch Höllenstein geebnet."

Es entsteht die Frage, ob die Conjunctiva, ihrer Schleimhautbeschaffenheit wegen, auch verheilt und nicht eine zu grosse Verwundung und Narbenbildung gesetzt wird? —

Ferner haben wir hier das Verfahren von Adams.

Fig. 18.

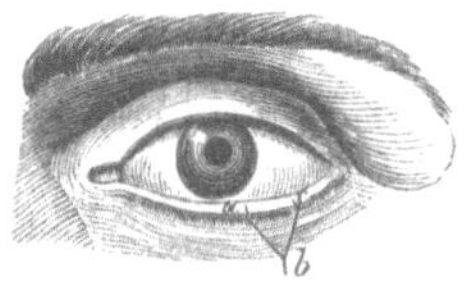


Fig. 19.

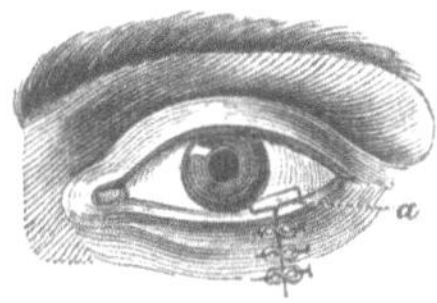


Nach ihm schneidet man mit der Scheere in einiger Entfernung vom äusseren Augenwinkel ein V Stück aus der ganzen Dicke des Augenlides heraus und vereinigt die Schnittränder durch die umwundene Naht (Fig. 18 u. 19). Die Grösse des Stückes bestimmt man durch Messung des gesunden Lides mittelst eines starken gewichsten Fadens. Man darf nicht die Mitte des Lides wählen, weil sonst die entstehende Narbe fortwährend in nachtheilige Berührung mit der Hornhaut kommen würde; aber auch nicht so, dass der äussere Winkel den Ausgangspunkt der einen Incision bildet, wegen schlechter Heilung. Gräfe waudte dies Verfahren häufig und mit günstigem Erfolge an. Dieffenbach dagegen hebt zwei Nachtheile desselben hervor: einmal lasse es leicht eine Verkürzung des Lides zurück, zweitens stütze sich der Erfolg stets auf *prim. intentio;* gelinge diese nicht, was häufig der Fall, so werde durch Zurückziehen und Umkrämpen der Ränder das Uebel so vergrössert, dass nur eine Blepharoplastik noch helfen könne. Er empfiehlt deshalb statt der **Adams**'schen V förmigen eine O förmige Excision zu machen (ein solcher Bogenschnitt, zur geradlinigen Naht ausgezogen, muss nothwendig verlängern) und gleichzeitig von den Wundrändern aus die Seiten des Lides durch flache Schnitte so weit zu lösen, bis jede Spannung gehoben und zugleich grössere Wundflächen für eine bessere Vereinigung gewonnen werden.

Trotz dieser augenscheinlichen Verbesserung will er dasselbe aber doch nur anwenden, wenn der umgekrämpte Tarsalrand theilweise entartet und deshalb seine Entfernung wünschenswerth ist. Bei gesundem Tarsalrande empfiehlt er dagegen das Herausschneiden eines ▽ Hautstückes am äusseren Winkel, dessen Basis am Tarsalrande liegt (für das obere Lid die Form △), löst darauf auch hier das Lid wie vorhin, trägt dann den Tarsalrand in der Breite der Wunde ab und zieht das Lid in den dreieckigen Raum hinein. Hier kann man das Lid noch durch Heftpflasterstreifen festhalten und so das Anheilen erreichen, selbst wenn die *prim. intentio* nicht gelingen sollte. — Setzen wir den Fall eines *Ectropium* des linken Augenlides. Man schneidet zuerst das Hautdreieck 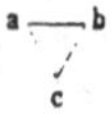

so heraus, dass die Basis *ab*, deren Grösse nach dem gesunden Lide abgemessen wird, hart an den äusseren Winkel fällt und so, dass der Schnitt über *a* verlängert die Commissur spaltet. Dann spaltet man die Commissur und löst das Lid an seiner innern Seite so weit, dass Punkt *a* nach *b* verzogen werden kann. Darauf trägt man den bei dieser Verziehung mit *ab* in Berührung kommenden Tarsalrand des Lides ab und vereinigt durch Suturen.

3. **In einer Verkürzung der äusseren Lidplatte durch Narbenbildung** *(Ectr. organicum).* Die Narbenbildung kann sich **erstens** bis zum Knochen

erstrecken, oder ist zweitens mehr oder weniger ausgedehnt auf Haut und subcutanes Bindegewebe beschränkt.

Im ersten Fall geht man mit einem feinen Scalpell flach unter das Lid und trennt mit leichten Schnitten subcutan den adhärenten Theil los. (Auf gleiche Weise kann man auch andere dem Knochen adhärirende Hautstellen, wie sie nicht selten am Unterkiefer verunstaltend vorkommen, wieder vom Knochen lösen.) Darauf hält man durch Heftpflasterstreifen, die man beim oberen Lide auf der Wange, beim unteren auf der Stirn befestigt, die getrennten Stellen von einander entfernt und erzielt so eine Verlängerung. Dies Verfahren kann indess nur bei sehr beschränkten Narben Anwendung finden.

Man kann die Narbe auch durch zwei ( ) Schnitte exstirpiren (die natürlich nicht horizontal zum Lidrand fallen dürfen), dann löst man die Wundränder in entsprechendem Umfange, um sie nachgiebiger zu machen und die Wunde besser vereinigen zu können. Oder wenn die Haut dellenartig dem Knochen adhärirt, so kann man diese vertiefte Hautstelle wie vorhin umschneiden, die Wundränder hinlänglich lösen und über derselben vereinigen.

Im zweiten Fall ist die narbige Hautpartie entweder a) noch zu benutzen, oder sie muss b) wegen bedeutender Entartung gänzlich entfernt werden.

Ad a. Der Tarsalrand hat noch nicht gelitten. Hier macht man (Fig. 20; Blasius oder Dieffenbach?) einige Linien von den Winkeln beginnend zwei etwa 3″ lange Schnitte, welche unter spitzem Winkel auf der Wange zusammenfallen. Der so umschnittene Lappen wird an der Spitze dick, oben flach bis zum Ciliarrande hinauf lospräparirt, damit er (Fig. 21) so weit als nothwendig hinaufgeschoben und der Tarsalrand wieder normal gestellt werden kann. Jetzt heftet man (Fig. 22) erst

Fig. 20.

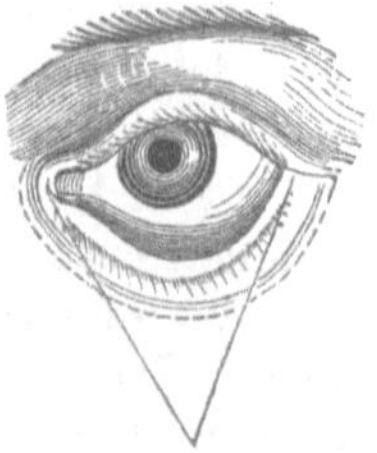

Fig. 21.

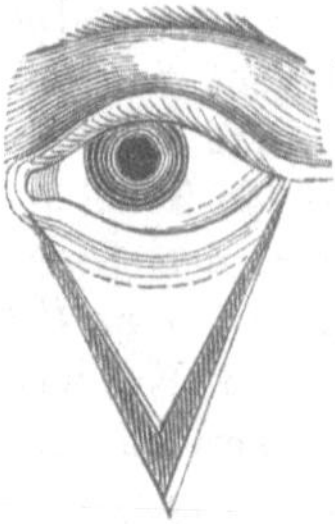

Fig. 22.

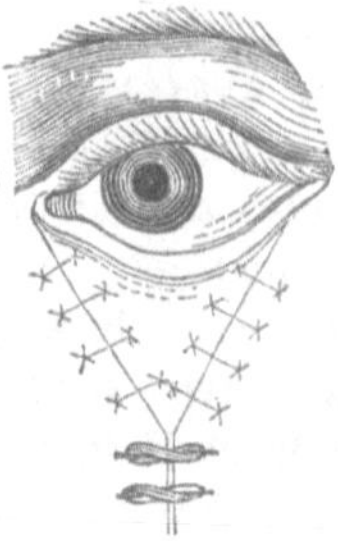

an der Spitze und giebt dem Lappen (ist seine untere Spitze störend, so kann man sie abtragen) dadurch eine Stütze, und dann seitlich. Bei schwierigen Formen, durch Brandnarben, *Lupus* hervorgebracht, erwies sich das Verfahren günstig.

Ad b. haben wir den Uebergang zur Blepharoplastik. Es muss nämlich die narbige Entartung excidirt und der Defect ersetzt werden. Wir können diesen Ersatz seitlich von der Nase oder tiefer unten aus der Wangenhaut, oder sehr zweckmässig nach Fig. 23 so machen,

Fig. 23.

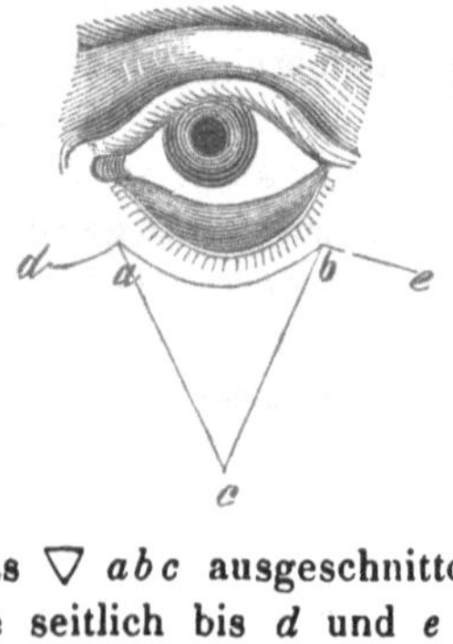


Fig. 24.

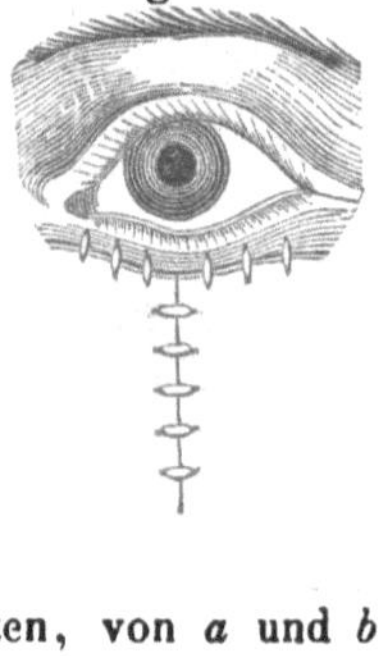

dass das ▽ *abc* ausgeschnitten, von *a* und *b* aus die Schnitte seitlich bis *d* und *e* geführt und die dadurch erhaltenen Lappen *adc* und *bce* hinlänglich lospräparirt werden. Jetzt zieht man die beiden Ränder *ac* und *bc* an einander und heftet (Fig. 24) so, dass *da* und *be* parallel dem Ciliarrande in einander übergehen.

Wird der Defect noch grösser, so ersetzt man aus der Schläfe am unteren Lide nach Fig. 25 so, dass das

Fig. 25.

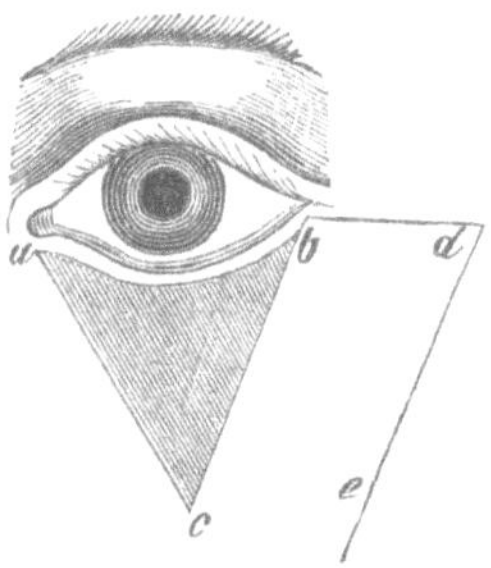


Fig. 26.

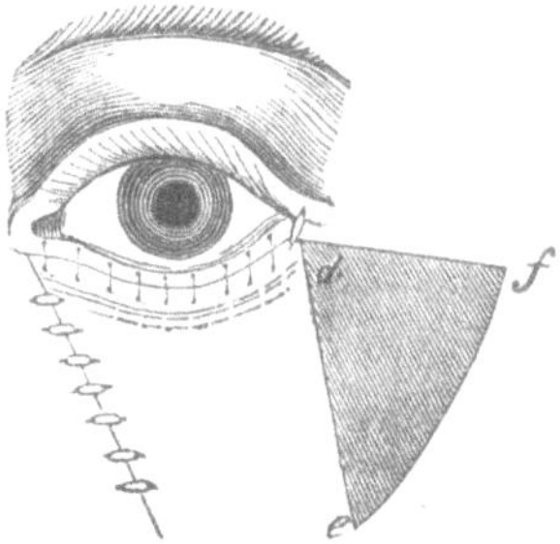


▽ *abc* excidirt, dann von *b* aus nach *d* ein Schnitt geführt und von *d* nach *e* ein zweiter parallel *bc* oder so, dass nach unten sich Punkt *e* etwas Punkt *c* nähert. Dieser Lappen *bdc* wird von oben nach unten bis zur Linie *ce* lospräparirt und so auf ▽ *abc* geschoben, dass *b* auf *a* und *d* auf *b* und *bd* auf *ab* fällt. Der Lappen muss, wie bei allen plastischen Operationen, etwas grösser als der Defect ausfallen. Man heftet nun (Fig. 26), und die seitlich entstandene Wunde *dfe* muss sich durch Granulationen schliessen.

Jäger hat nun den schon angedeuteten Fall berücksichtigt, wo der Tarsalrand neben der Verkürzung des Lides oder vielmehr durch dieselbe zu weit geworden ist. Er excidirt (Fig. 27) am unteren Lide ein erforderliches ▽ Stück, in der äusseren Haut durch *ac* und *bc*, in der Conjunctiva durch *ad* und *bd* bezeichnet, löst darauf von der Wunde aus seitlich die Haut so weit vom Knochen, dass sie aufwärts geschoben und das Lid in

Fig. 27.

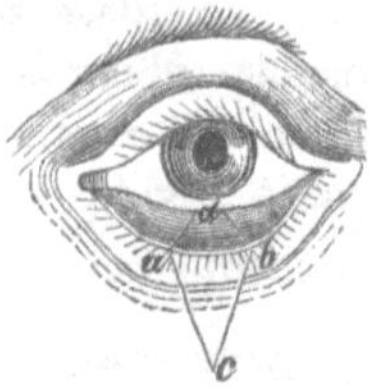


Fig. 28.

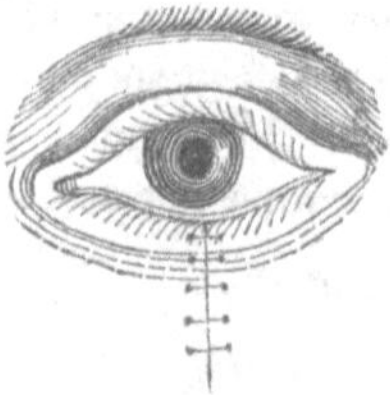

seine richtige Lage gebracht werden kann. Die beiden Wundränder werden in einer senkrechten Linie (Fig. 28) durch Hefte vereinigt.

Beim oberen Lide führt er (Fig. 29) einen dem Or-

Fig. 29.

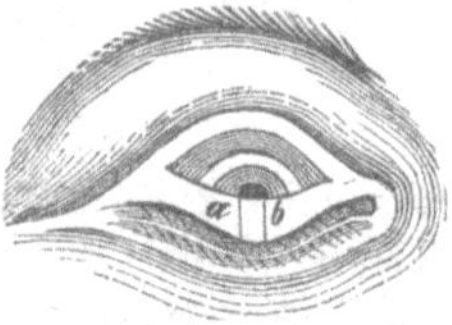


Fig. 30.

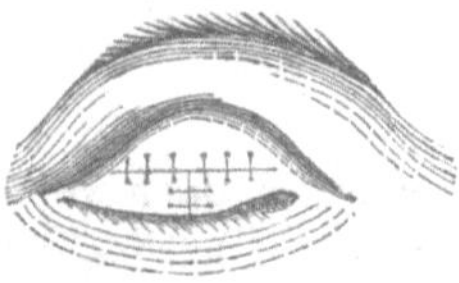

bitalrande parallelen Schnitt durch die ganze Dicke des Lides (man sieht den *Bulbus* durch die Wunde), excidirt dann ein erforderliches Stück *a b*, löst von der Wunde aus nach oben entsprechend Haut von der Stirn zur Verlängerung und heftet darauf (Fig. 30) erst die Wunde *a b*, dann die andere horizontale, ohne die Conjunctiva mitzufassen.

Endlich heilte v. Walther ein *Ectropium*, welches durch Entartung des äusseren Augenwinkels entstanden war, sehr sinnvoll dadurch, dass er in Form eines ◁, dessen Spitze nach der Schläfe, das Entartete abtrug und so einen neuen Augenwinkel bildete (Tarsoraphie von ihm genannt).

## C. Operation der Trichiasis und Distichiasis.

Bei normaler Beschaffenheit des Lidrandes, und wenn das Uebel nur partiell ist, kann man als Palliativ-Operation die Wimperhaare mittelst einer anatomischen oder Beer's Cilienpincette ausreissen. Genügt dies aber nicht und ist hauptsächlich der Lidrand verbildet, so ist folgendes operatives Verfahren, von Jäger angegeben, das zweckmässigste:

Man bringt die dazu angegebene Hornplatte unter das Augenlid, wodurch dasselbe gespannt wird, und lässt sie von einem Gehülfen halten. Der Operateur steht an der Seite des kranken Auges und spannt mit seinem linken Zeigefinger die Cilien an; mit der rechten Hand fasst er das Messer wie eine Schreibfeder und macht dicht hinter den Haaren den Hautschnitt bis auf den *Tarsus*.

In der Wunde werden darauf die Haarwurzeln als schwarze Punkte sichtbar, die, jedoch mit Schonung des *Tarsus*, fortfallen sollen. Er fasst darauf mit Bloemer's Pincette vom inneren Augenlidwinkel aus den losgetrennten Lidrand und trägt denselben mit etwas schräg gehaltener Schneide ab.

Nach der Operation zeigen sich oft noch wiederhervorkommende Cilienwurzeln als schwarze Pünktchen in der Wunde, die sogleich mit einem Stückchen *Kali causticum* betupft werden müssen*).

---

*) Jesche hat in neuerer Zeit eine Art Transplantation der Cilien mit glücklichem Erfolg geübt. Man löst den Ciliarrand mit Schonung der Maibom'schen Drüsen von einem Lidwinkel zum andern so weit los, um ihn tiefer und somit die Cilien vom Auge abzustellen.

## D. Operation der Thränenfistel.

*Operatio fistulae lacrimalis.*

Die alten Chirurgen behandelten unter diesem Namen diejenigen operativen Verfahren, welche Krankheitszustände des Thränensacks und des Nasenkanals (gewöhnlich Ausgänge einer acuten oder chronischen Schleimhautentzündung), weil dieselben sehr häufig gleichzeitig sind, beseitigen sollten. Die neueren haben dagegen hier eine Scheidung gemacht.

Petit that den kühnen Griff, den Thränensack bei derartigen Krankheitszuständen von aussen anzustechen, und verdrängte damit eine Reihe künstlicher Encheiresen, welche von den Ein- und Ausgängen aus (Thränenpünktchen und von der Nase her) wirken sollten. Nur in neuester Zeit hat Gensoul wieder den Versuch gemacht, den Nasenkanal bei Verengung desselben durch Einführung eines Catheters von der Nase aus zu dilatiren und zugleich Einspritzungen durch denselben zu machen. Das Einführen des Catheters verlangt viel Uebung. Die Oeffnung des Nasenkanals in der Nase liegt etwas nach hinten. Deformität und Lage der unteren Muschel sind oft hinderlich. — Petit's Verfahren ist folgendes:

Der Operateur legt den Daumen seiner linken Hand dicht an den äusseren Augenwinkel, so dass die flache Hand beim linken Auge neben den Mund des Kranken, beim rechten auf die Schläfe und den Hinterkopf desselben zu liegen kommt, und spannt nun beide Augenlider nach aussen an. Mit dem Zeigefinger der rechten Hand fühlt er im inneren Augenwinkel unter dem angespannten Bändchen *(Tendo m. orbic.)* nach dem unteren Orbitalrande. Hat er sich von dessen Lage und Richtung überzeugt, so fasst er ein schmales spitzes Messer wie eine Schreibfeder, stützt den kleinen Finger auf die

Wange und setzt das Messer unter dem Bändchen vor dem Orbitalrande so auf, dass seine Spitze nach dem Kieferwinkel der gesunden, seine Schneide nach dem der kranken Seite gerichtet ist.

In dieser Richtung stösst er es einige Linien tief ein und macht beim Zurückziehen desselben einen kleinen, 4—5 Linien langen Bogenschnitt vor und parallel dem Orbitalrande.

Die assistirende Hand bleibt ruhen, während er das Messer fortlegt, eine geknöpfte Sonde ergreift, und diese zuerst in derselben Richtung, wie das Messer, einführt, dann nach der Nase hinneigt, neben den Augenbraunbogen legt, und sie in perpendiculärer Richtung in den Nasenkanal hinabschiebt.

Man kann nun anwenden entweder blos dynamische Mittel, oder Dilatatorien, oder Aetzmittel, oder ein Röhrchen einheilen. Bei weit vorgeschrittener Degeneration bleiben diese Mittel fruchtlos, und das Zweckmässigste ist dann die Zerstörung des Thränensacks mittelst eines kleinen Glüheisens; denn die Bildung eines künstlichen Thränenwegs durch das Thränenbein ist wohl ganz verlassen.

---

## E. Exstirpatio bulbi oculi.

Diese Operation wird, je nach der Beschaffenheit der Augenlider, mit oder ohne Schonung derselben ausgeführt.

a. Mit Schonung der Augenlider.

Erster Akt: Trennung der äusseren Commissur. Der Operateur legt Zeigefinger und Daumen seiner linken Hand, nach der Nase des Kranken gerichtet, so auf den äusseren Orbitalrand, dass er im Anziehen beide Augenlider anspannt und zugleich vom *Bulbus* abzieht.

Darauf führt er das wie zum Dilatiren gefasste spitze

Messer, mit dem Rücken gegen den *Bulbus* gekehrt, unter die Augenlider, stösst es ½—1″ vom äusseren Winkel entfernt und in gleicher Richtung mit demselben durch, und trennt so die äussere Commissur.

Zweiter Akt: Exstirpation. Die Augenlider werden mit den stumpfen Haken auseinander gehalten. Der Operateur fasst mit Zeigefinger und Daumen der linken Hand Muzeux's Hakenzange, wendet die Spitzen der Finger, welche die Zange halten, sich zu (zu dieser Handstellung muss er mit Arm und Hand einen Bogen von links nach rechts beschreiben) und ergreift damit die *Cornea* des zu exstirpirenden Auges. Darauf fasst er ein gerades Scalpell wie eine Schreibfeder, stösst es mit nach sich gerichteter Schneide im inneren Augenwinkel oberhalb des unteren Orbitalrandes von aussen und unten etwas schräg nach innen und oben ein*), und führt es in derselben Richtung in sägenden Zügen nach dem äusseren Augenwinkel, wobei er den gefassten Augapfel an- und nach der entgegengesetzten Seite zieht. Hier angekommen, zieht er das Messer aus, geht am rechten Auge mit demselben unter der andern Hand durch, stösst es an der ersten Einstichsstelle wieder in etwas schräger Richtung parallel zur Orbitalwand ein und führt es jetzt auf dieselbe Weise am oberen Orbitalrande herum nach aussen, so dass beide Bogenschnitte sich vereinen.

Jetzt legt er das Messer fort und ergreift mit Daumen und Ringfinger derselben Hand die Cooper'sche Scheere, den Zeigefinger auf das Schloss der gewölbten Seite stützend. Er geht nun mit den geöffneten Branchen der Scheere vom inneren Augenwinkel aus so unter den *Bulbus*, dass die Concavität der Scheere

*) Diese Richtung des Messers entspricht der Kegelgestalt der *Orbita*.

demselben zugekehrt ist (dazu muss er die Hand stark flectiren), schiebt sie bis zum äusseren Augenhöhlenrand, und während er den *Bulbus* der Scheere entgegenführt, durchschneidet er durch einen kräftigen Druck den Nerv*). Bleibt der *Bulbus* noch an etwas fest hängen, was bei guter Ausführung selten der Fall ist, so trennt man ihn noch durch einen zweiten Schnitt.

Nach der Entfernung des *Bulbus* vertauscht der Operateur die Hakenzange mit der Pincette, fasst damit die Thränendrüse und alles sonst noch Entartete und schneidet es mit der Scheere ab.

b. Ohne Schonung der Augenlider.

Ein Gehülfe steht an der dem kranken Auge entgegengesetzten Seite und spannt von der Stirn und der Wange her beide Augenlider durch Auflegen der Däume oder Zeigefinger an. Der Operateur steht zur Seite des kranken Auges, fasst mit der Pincette zuerst das untere Augenlid in der Mitte und zieht es an. Darauf das bauchige Scalpell wie eine Schreibfeder gefasst, setzt er dessen gewölbten Theil genau am inneren Winkel auf und führt den Hautschnitt in einer dem Orbitalrande entsprechenden Richtung nach dem äusseren Augenwinkel. Hierauf fasst er das obere Augenlid wie vorhin, und schneidet wiederum am oberen Orbitalrande vom inneren nach dem äusseren Augenwinkel. Jetzt trennt er erst die äussere, dann die innere Commissur, legt die getrennten Augenlider auf den *Bulbus* und exstirpirt denselben wie oben, nur dass er hier etwas tiefer mit der Hakenzange eingreift, um den Augapfel mehr tragend zu halten.

Anmerkung 1. Immer macht man die Schnitte am

*) Andere wollen den oberen Messerschnitt gleich so tief führen, dass dadurch der *Opticus* mit getrennt wird.

unteren Augenlide zuerst, weil so die entstehende Blutung im Verlaufe der Operation am wenigsten hinderlich wird. Ferner führt man die Scheere zur Durchschneidung des *N. optic.* stets vom inneren Augenwinkel aus ein, weil die äussere Wand der *Orbita* weit fester und deshalb weniger leicht zu verletzen ist, als die innere.

Anmerkung 2. Die Ausschälung des *Bulbus* aus seinen Muskeln, so dass dieselben erhalten und eine gefährliche Nachblutung verhindert werden soll (Bonnet), wird wohl nur in den seltensten Fällen Anwendung finden können.

Anmerkung 3. Die Blutung wird man wohl immer durch Kälte (Eisstücke), Tamponade stillen können, so dass die Unterbindung (Roux) oder Torsion der *Ophthalmica* oder deren Verschluss durch eine Schieberpincette, die liegen bleibt (Lisfranc), unnöthig ist.

---

## F. Operation des Lippenspaltes (Hasenscharte).

*Operatio labii fissi s. leporini.*

Der Lippenspalt ist entweder angeboren oder Residuum irgend einer Lippenwunde. Erstere Form ist am häufigsten Operationsobject. Derselbe kommt als einfacher Spalt zumeist an der linken, selten an der rechten Oberlippe, dicht neben dem *Philtrum* vor, gleichsam nach dem allgemeinen Gesetz, dass alle angebornen Fehler vorzugsweise linkseitig sind. Selten sieht man Spalten im *Philtrum*, häufiger dagegen auf beiden Seiten desselben (doppelte Hasenscharte).

In Bezug auf die Grösse des Spaltes beobachtet man alle Grade von einer leichten Einkerbung des rothen Lippentheils bis zur Trennung in die Nase hinein; ja es geht die Spaltung dann gewöhnlich tiefer durch den Kiefer selbst, sowie durch den harten und weichen Gaumen hindurch (Wolfsrachen). Diese Spaltungen werden als Hemmungsbildungen angesehen, so nämlich, dass auf einer Stufe der fötalen Entwickelung keine Verschmelzung der ursprünglich getrennten Gebilde zu Stande kommt. In letzterer Beziehung ist hier die Entwickelung der Weichgebilde an die der Knochen geknüpft. Die Oberkieferbildung ist bereits beendet, wenn die Lippe noch getrennt erscheint. In seiner Mitte aber wird der Oberkiefer noch vor Bildung des *Vomer* und des harten Gaumen durch das *Os intermaxillare* geschlossen, welches ungefähr bis zur neunten Woche von oben her hineinwächst. Eine Verzögerung in der Knochenverschmelzung oder eine dauernde Trennung derselben reflectirt sich nun auf die Weichtheile und kommt in den genannten Spaltungen zur Erscheinung.

Es begreift sich leicht, dass die an dieser Deformität betheiligten Gebilde die verschiedensten Veränderungen einzugehen gleichsam Spielraum haben, und dass dadurch der Defect die mannigfachsten Formen darbieten kann. Während deshalb ein einfacher Spalt sich leicht schliessen lässt, macht ein anderer complicirter oft die höchsten Ansprüche an die operative Plastik, wenn sie ihn ohne irgend welche zurückbleibende Entstellung beseitigen will.

Da die Operation nun am häufigsten bei Neugebornen verlangt wird, so hat man, die Bedeutsamkeit derselben für den kindlichen Organismus besonders in's Auge fassend, viel über die passendste Zeit für dieselbe gestritten. Die neueren Chirurgen haben dagegen vorzugsweise die Frage discutirt: ob die nach der Operation zurückbleibende Narbe mit der Entwickelung der Lippe Schritt hält oder nicht? Thut sie es, so operirt man wann immer, berücksichtigt höchstens die individuelle Constitution und vermeidet die Zahnperiode; thut sie es nicht, so wartet man, bis in der Entwickelung der Lippe mit dem vollen Erschienensein der Milchzähne, in der Regel nach dem zweiten Lebensjahre, ein Stillstand eingetreten ist, weil sonst später ein Aufgezogensein der Lippe zurückbleibt. — Andere haben diesen Streit durch die Behauptung beizulegen gesucht, dass die Oberlippe in allen Fällen nach der Operation durch die eintretende Verkürzung der Narbe einen einspringenden Winkel bilde und so verkürzt werde, wenn man nämlich durch zwei einfache gerade ∧ Schnitte, wie es gewöhnlich geschieht, die überhäuteten Spaltränder abtrage; dies werde hingegen nicht geschehen, wenn man statt der geraden stets zwei Bogenschnitte ( ) mache (s. S. 76) und die geraden Schnitte höchstens nur auf die Form beschränke, wo die Lippenränder parallel neben einander und dick und lang in das eine Nasenloch aufsteigen. Diese Bogenschnittform ist allerdings nicht zu entbehren bei theilweisem Defect der einen Lippe (s. Fig. 35).

Die Ausführung dieser Schnitte angehend, so macht man den geraden mit einer kräftigen, guten Incisions-Scheere, den Bogenschnitt mit einer auf der Fläche gekrümmten oder mit dem Messer. Bei knorpelartiger Lippe kann ein Lippenhalter (von Mile der beste) nothwendig werden.

Oft muss man die Lippe erst mit einem convexen Bistouri vom Zahnfleisch trennen, um Scheere oder Lippenhalter hoch genug anlegen zu können.

Man richtet sich nun beim Abtragen der Ränder nicht nach Linien, sondern schneidet den roth überhäuteten Rand weg, so weit er reicht.

Operirt man mit der Scheere, so fasst man dieselbe mit Daumen und Ringfinger, während sie auf Mittel- und Zeigefinger ruht. Das Kind wird von einem Gehülfen auf den Schooss genommen und hinlänglich fixirt, ein anderer fixirt von hinten den Kopf und fasst zugleich mit Daumen und Zeigefinger die Lippentheile, während er den kleinen Finger auf jeder Seite zur Compression auf die Maxillar-Arterie legt. Vorher kann man auch selbst die kleinsten Kinder leicht chloroformiren, wenngleich man bei Operationen am und im Munde sehr vorsichtig sein muss wegen des leicht in die Luftwege dringenden Blutes.

Der Operateur erfasst mit einer starken und gut fassenden Pincette (den Daumen der Hand dabei nach oben) den unteren Winkel des linken Lippenrandes, zieht ihn etwas an, schiebt die eine Scheerenbranche in der Richtung des auszuführenden Schnittes unter, und wenn möglich, etwas weiter hinauf, als er zu schneiden gedenkt, schliesst darauf die Scheere kräftig, wobei er sie zugleich nach oben zu schieben sucht, weil sie beim Einschneiden immer etwas zurückweicht.

Jetzt bildet er mit der die Pincette haltenden Hand von oben nach unten einen Bogen, so dass der Daumen wieder nach oben kommt, und erfasst den Winkel des rechten Spaltrandes, der darauf auf dieselbe Weise abgetragen wird.

Statt mit der Pincette kann man die Lippenränder auch mit linkem Daumen und Zeigefinger fixiren.

Sind die Schnitte gut geführt, so müssen die abgetragenen Ränder herausfallen; sitzen sie jedoch im oberen Winkel noch etwas fest, so müssen sie ohne Zacken getrennt werden.

Operirt man mit dem Bistouri, so fasst man mit der Pincette auf dieselbe Weise, schiebt den breiteren Arm des Lippenhalters unter die Lippe und schliesst mit dem schmäleren so, dass sein innerer Rand der Schnittlinie entspricht. Darauf lässt man den Spaltwinkel los, sticht das wie eine Schreibfeder gefasste Bistouri einige Linien über dem Spalt, dicht am inneren Rande des Lippenhalters durch die Lippe und führt es an demselben in einem Zuge herab.

Ebenso verfährt man auf der anderen Seite. Man kann übrigens auch ohne Lippenhalter mit dem Messer operiren. Die Bogenschnitte macht man ähnlich und sieht besonders darauf, dass das Ende (*d* und *b* Fig. 35) senkrecht auf den Rand fällt. Man braucht sie indessen nicht so kreisbogenförmig abzirkeln zu wollen, sondern hat nur Zacken zu vermeiden, sonst kann man immer etwas eckig schneiden.

Die Vereinigung der Wundränder geschieht darauf durch die umwundene Naht.

Hierzu bedient man sich jetzt allgemein der Carlsbader Insektennadeln. (Siehe Wundennaht.)

Behufs der genauen Vereinigung legt man die untere Nadel zuerst an, oder man wählt die mittlere zuerst zur Blutstillung aus der *Art. cor.* Man fasst sie mit Daumen und Mittelfinger der rechten Hand, führt sie, den Zeigefinger auf den Kopf gelegt, am linken Lappen (und zwar die untere Nadel an der Grenze zwischen rothem und weissem Lippentheil) 3—4‴ vom Wundrande entfernt ein, und dicht oberhalb der Schleimhaut, diese nicht durchstechend, im Wundrande wieder heraus. Darauf fasst man den rechten Lippentheil, misst genau ab, damit keine Abstufung an dem Spalt entsteht, und führt oberhalb der Schleimhaut die Nadel wieder ein und in gleicher Entfernung vom Rande wieder heraus. Man kann auch die Wundränder genau an einander legen und beide zugleich durchstechen. Wenn man der genauen Berührung gewiss ist, schlägt man einen der baumwollenen Fäden zuerst von unten nach oben unter die Nadel und dann wieder über sie zurück, und übergiebt denselben einem Gehülfen. Darauf legt man die zweite und dritte Nadel in gleicher Entfernung von einander und nöthigenfalls im oberen Winkel noch ein Knopfheft an*).

Man kann nun jede Nadel mit einem besonderen Faden umschlingen, und dies ist jetzt als das zweckmässigste allgemein geübt, oder mit dem einen schon angelegten Faden auf folgende Weise verfahren:

Man nimmt denselben dem Gehülfen ab, und zwar den zur rechten Seite der Wunde liegenden Faden in die linke Hand, und umgekehrt, und wechselt nun die Fäden, geht darauf mit ihnen wieder unter der Nadel auf jeder Seite durch, wechselt sie oben wieder und macht so die liegende ∞, geht wieder nach unten, wechselt oben wieder und macht nach der höher liegenden Nadel die stehende 8, und so bei dieser und der folgenden dasselbe Verfahren. Darauf schneidet man Spitzen und Knöpfe mit einer Pflasterscheere oder der Nadelzange ab, und bedarf in der Regel der Heftpflasterstreifen oder eines anderen Verbandes nicht.

Vom dritten bis fünften Tage entfernt man die Nadeln, und zwar die oberen zuerst, indem man je eine mit der Kornzange fasst, um ihre Axe dreht und auszieht, wobei man mit Daumen und Zeigefinger der linken Hand die vereinigten Ränder sanft zusammendrängt; oder man entfernt alle schon am folgenden Tage und tränkt die auf der Wunde liegenbleibenden Fadenschlingen gut mit Collodium. Unterlässt man letzteres, so legt man Heftpflasterstreifen von einem Ohr zum anderen so an, dass sie beide Wangen der Wunde zudrängen.

Noch ist zu bemerken, dass man die Fäden nicht zu

---

*) Die Nadel schwach zu biegen, so dass die Fleischbrücke auf derselben wie auf einen Kreisbogen ruht, ist für die genaue Vereinigung anzurathen.

fest anziehen darf, weil sonst die eintretende Entzündung leicht in Brand übergehen kann.

Den Defect der rechten Lippe (Fig. 31) kann man

Fig. 31.

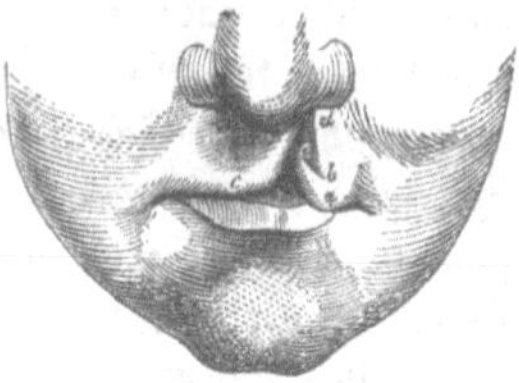

nach B. Langenbeck und Mirault mit vorzüglichem Erfolg durch einen Theil der linken in folgender Weise ergänzen: Man macht zuerst den rechten Rand, wie angegeben, wund, misst darauf die Grösse des Defects ab und überträgt dieselbe auf den linken Rand. Jetzt macht man diesen Theil von *e* bis *b* durch einen Schnitt übertragbar und dann von *e* bis *d* auf gewöhnliche Weise wund. Darauf wird der entstandene Lappen so auf den rechten Lippenrand hinübergelegt, dass *e* auf *c* fällt und Punkt *a* die Lippenspitze bildet (Fig. 32), und nachdem die mittlere Nadel zuerst angelegt ist, wird er sorgfältig durch Knopf- und umschlungene Naht angenäht.

Fig. 32.

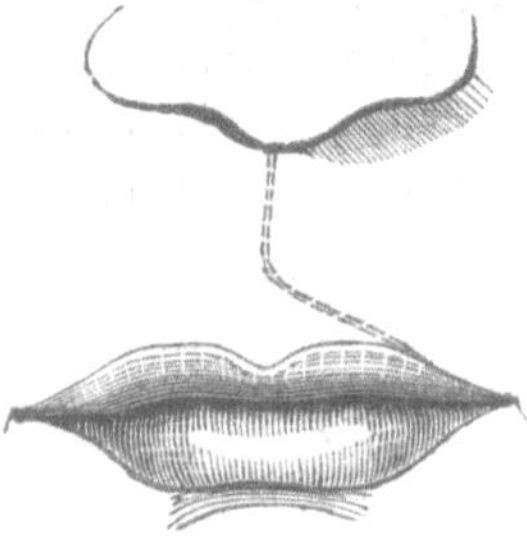

Auf diese Weise kann man ebenfalls sehr schön das Aufgezogensein der Lippe auch in allen gewöhnlichen Fällen verhindern. Oder man kann auch in derartigen Fällen auf der einen Seite einen geraden, auf der anderen defecten einen Bogenschnitt machen.

Oder man operirt nach Malgaigne so, dass man von jedem Spaltrand (Fig. 33) einen Streifen von oben

Fig. 33.

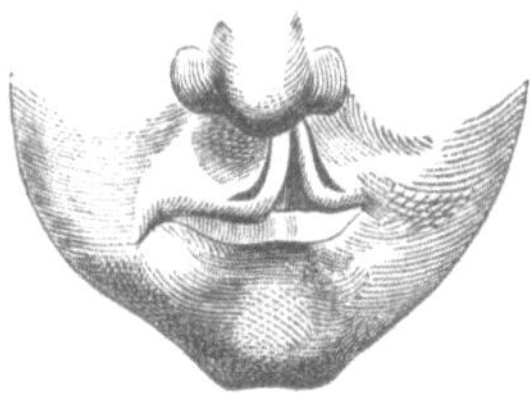

her so abtrennt, dass derselbe unten breiter ausläuft, aber hier nicht abgeschnitten wird. Die oberen zwei Drittheile jedes Streifens werden darauf fortgeschnitten, das untere Drittheil jederseits herabgezogen (Fig. 34)

Fig. 34.

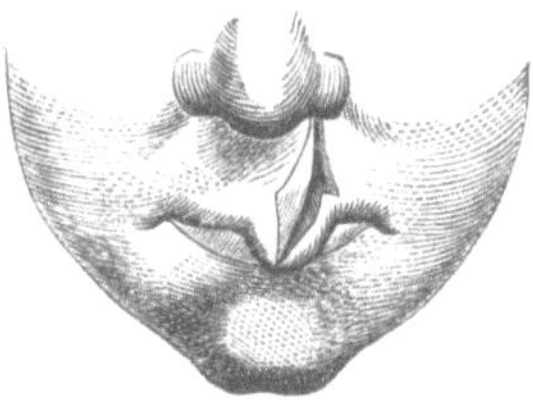

und dann die wunden Flächen vereinigt, so dass eine Lippenspitze gebildet wird.

Endlich wollen wir hier aus Bierkowski's chirurgischen Erfahrungen den folgenden Fall von bedeutendem

Defect mittheilen, den derselbe durch zwei Bogenschnitte sehr sinnvoll heilte.

In Fig. 35 laufen die Spaltränder schief von der Nase

Fig. 35.

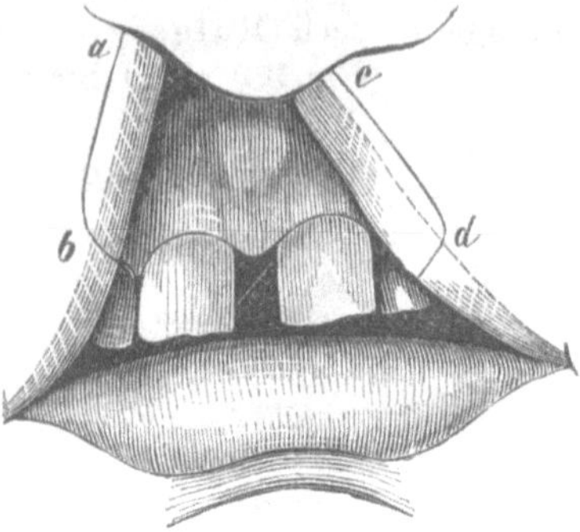


zu den Mundwinkeln, und *ab* und *cd* deuten die anfänglich parallel den Rändern verlaufenden, dann unter stumpfen Winkeln einbiegenden und endlich senkrecht auf den Rand auslaufenden Schnitte an, das Weitere versteht sich von selbst.

Was nun die sogenannten doppelten Hasenscharten betrifft (Fig. 36), so müssen dieselben ganz wie die ein-

Fig. 36.

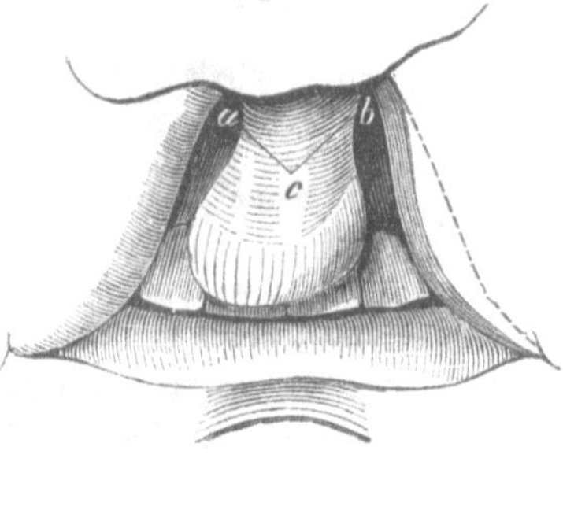

fachen operirt werden, indem das Mittelstück zum Theil fortgeschnitten, der Rest nach oben *abc* aber zur Verlängerung des *Septum* benutzt wird. Man kann die Lippe durch weiteres Loslösen vom Oberkiefer, im Nothfall auch durch seitliche Schnitte nach den Nasenflügeln hin, nachgiebiger machen. — Das Mittelstück zu erhalten, wird von den meisten Autoren widerrathen. Ist endlich eine Complication mit Wolfsrachen vorhanden, so muss man so früh als möglich operiren, weil das Kind einmal nicht saugen kann und ihm zweitens, nach Dieffenbach, die Luft unmittelbar durch den weiten Spalt in die Lunge strömt, und es deshalb leicht an *Bronchitis* und *Pneumonie* zu Grunde geht. Auf diesen Umstand, dass nämlich die Kinder durch die Nase athmen, muss man nach der Operation oft aufmerksam sein, wenn nämlich bei weitem Spalt die Nase durch das Heranziehen der Lippenränder comprimirt wird, weil momentan Erstickung eintreten kann, wenn man ihnen den Mund nicht offen erhält. Ausserdem muss man später oft den breit ausgezogenen Nasenflügel durch Excision eines $\wedge$ Stückes verschönern.

Bei Doppelspalt besteht nicht selten eine Trennung zwischen dem fötalen *Os intermax.* und dem Oberkiefer, entweder auf einer oder auf beiden Seiten. Im letzteren Fall steht das Knochenstück (Bürzel) gewöhnlich in den Lippenspalt hinein und hindert die Vereinigung desselben. Dies Hinderniss kann durch bereits vorhandene Zähne noch vergrössert werden. Den Bürzel vorher mit der Knochenscheere abzutragen oder die Zähne auszuziehen, ist unstatthaft, weil dadurch ein Defect entsteht, der später dem Gesicht einen thierischen Ausdruck giebt. Gensoul drückt den Bürzel vorher gewaltsam nieder. Er richtet sich leicht wieder auf, oder es entsteht Schiefstellung desselben oder Splitterung des *Vomer*. Blandin empfiehlt die Excision eines \/ Stückes aus dem *Vomer* und dann den Bürzel niederzudrücken. B. Langenbeck durchschneidet seine Verbindung mit dem *Vomer*, drückt ihn nieder, und tritt er wieder zurück, so bohrt er ein Loch durch den Bürzel und den *Proc. alveol.* des Oberkiefers und vereinigt beide durch einen Bleidraht.

Bemerken wir noch, dass nach der Heilung des Lippenspaltes sich der Gaumenspalt oft nach und nach von selbst schiesst.

Ueberblicken wir schliesslich die operativen Bestrebungen, so können wir sie auf drei Hauptformen des in Rede stehenden Defects zurückführen: 1. Einfacher Spalt, entweder bis an die Nasenöffnung, oder bis in dieselbe hinein, ohne Defect der betheiligten Lippenstücke. Hier trägt man die Ränder durch gerade oder besser Bogenschnitte ab. 2. Einfacher Spalt mit Defect an einem oder an beiden Lippentheilen. Hier operirt man nach B. Langenbeck oder Malgaigne, oder man gleicht durch grössere Bogenschnitte aus. 3. Doppelter Spalt. Man erhält das Zwischenstück ganz (selten ausführbar) oder zum Theil zur Verlängerung des *Septum*. Bei dieser Form kommt der Bürzel noch speziell in Betracht. —

---

## G. Die Anbohrung der Highmorshöhle.

*Perforatio antri Highmori.*

Die Anbohrung der Kieferhöhle hat im Allgemeinen folgende Zwecke:

1) Entleerung von Eiter und Anwendung entsprechender Heilmittel;
2) Entfernung eines fremden Körpers, der entweder ein Polyp oder von aussen eingedrungen sein kann, z. B. ein Schrotkorn.

Man verrichtet die Operation je nach der zu durchbohrenden Stelle und dem beabsichtigten Zwecke entweder mittelst eines Troikarts oder der Trephine.

Ebenso entscheiden Zweck und locale Beschaffenheit über die zu wählende Methode, deren es hier folgende giebt:

1. Vom Alveolarrande und von einer Zahnzelle aus (Cowper). Die leichteste und zweckmässigste Methode zur Entleerung von Eiter. Man wählt die Alveole des ersten Backzahnes, weil dieser gerade in der Mitte unter der Höhle steht, oder auch den Nebenzahn, wenn ersterer gesund ist.

Der Kopf des Kranken wird von einem Gehülfen fixirt, der Mund an der gesunden Seite durch einen Korkpfropf offen erhalten und, wenn es nöthig, der kranke Zahn vorher ausgezogen.

Der Operateur dringt nun von der angegebenen Stelle aus mit dem Troikart langsam rotirend in das Antrum, zieht darauf das Stilet aus, und kann nun nach erfülltem Zweck die entsprechenden Heilmittel anwenden und dabei zugleich auf den Zustand des Alveolarrandes Rücksicht nehmen, welcher in der Regel mitleidet.

2. Vom Gaumen aus (Gooch, Bertrandi). Weil jedoch dies die dickste Stelle ist, so wählt man sie nur in dem Falle, wenn der Gaumen von der Kieferhöhle her aufgetrieben ist.

3. Unter der *Eminentia malaris* (Lamorier). Man lässt die Oberlippe abziehen, trennt an der entsprechenden Stelle die Wange vom Zahnfleisch, schiebt Muskel und Gefäss in die Höhe, und geht von hier aus ein.

An dieser Stelle kann man auch durch den Perforativtrepan eine grössere Oeffnung zur Herausnahme eines fremden Körpers machen.

4. Von der *Fossa maxillaris* aus (Desault). Das Verfahren ist im Ganzen das eben angegebene; man macht in diesem Falle die *Fossa maxillaris* frei.

In beiden Fällen kann man auch bei kranker Wangenhaut von aussen her eingehen, indem man durch einen Längs- oder Kreuzschnitt die Stellen blosslegt.

5. Von der Wange aus, um von hier aus nach der Mundhöhle ein *Setaceum* durchzuführen (Hedenus, Weinhold). Dies Verfahren ist unzweckmässig, weil es das Uebel nur verschlimmert.

6. Von der Nase aus (Jourdain, Richter). Dies ist ebenfalls unzweckmässig, weil sich Eiter oder anderes Fluidum von hier aus nicht entleeren kann.

---

## H. Trepanatio cranii.

Die therapeutische Würdigung dieser Operation, so wie die Indicationen, besonders rücksichtlich des Zeitpunktes ihrer Ausführung, haben unter den Wundärzten einen Streit hervorgerufen, der selbst jetzt wohl noch nicht als entschieden angesehen werden kann.

Pott sprach sich hauptsächlich für die häufige und frühe Trepanation aus, welchen Grundsatz Rust besonders vertheidigte, und für den nach Blasius auch die Erfahrung sprechen soll.

Man hält nämlich im Allgemeinen die Operation für nicht lebensgefährlich, und schreibt die unglücklichen Erfolge derselben hauptsächlich den bereits hervorgerufenen Krankheiten des Gehirns oder seiner Häute zu. Dagegen hat aber Froriep in neuester Zeit auf eine, in Folge der zerrenden Verletzung in den Venen der Diploe entstehende *Phlebitis* aufmerksam gemacht, und in diese den Grund des so häufig lethalen Ausgangs gesetzt. (Conf. Hyrtl, Top. Anat. Bd. 1, S. 63.)

Ueber die Indicationen sei kurz bemerkt, dass jegliche Art von Kopfverletzung, welche Druck oder Reizung des Gehirns entweder zur unmittelbaren Folge hat oder doch nothwendig bedingt, die Operation fordert. Auch andere Kranheitsprozesse, wie *Caries* der Diploe, Exostosen an der inneren Schädelfläche etc. sollen bei sicherer Diagnose als Indicantien gelten.

Was ferner den Ort für die Operation betrifft, so kann man im Ganzen überall trepaniren; jedoch soll man, wenn möglich, 1) die Nähte, 2) die *Eminentia cruciata* des Hinterhauptbeins, 3) den vorderen unteren Winkel des Scheitelbeins, 4) die *Pars squamosa* des Schläfenbeins, 5) den mittleren Theil des Stirnbeins und 6) die Stirnhöhlen vermeiden.

Erster Akt: Blosslegung der Knochens. Hierzu sind verschiedene Schnitte angegeben, von denen man den einen oder anderen in einem speziellen Falle anwendbar finden wird.

Nachdem nämlich die Haare an der entsprechenden Stelle rein abrasirt sind, soll man entweder 1) einen Längenschnitt machen, oder 2) ein rundes oder ovales Stück aus der Kopfhaut herausschneiden, oder 3) einen V oder Λförmigen, 4) einen T, 5) einen + Schnitt machen.

Hat man z. B. nach einem Schlag oder Fall eine Beule, nach deren Spaltung man erst den Ort für die anzusetzende Krone bestimmen kann, so kann man dies zunächst durch einen Längenschnitt ausführen, und nun wird die Oertlichkeit des zu entfernenden Knochenstücks darüber entscheiden, ob derselbe für das Ansetzen einer Krone genügt, oder ob man denselben am zweckmässigsten in einen V oder Λ oder T oder + Schnitt verwandeln müsse.

Hingegen ein rundes oder ovales Stück wird man herauszuschneiden genöthigt sein, wenn an der betreffenden Stelle in der Haut schon eine Wunde, hauptsächlich aber eine gequetschte mit Substanzverlust vorhanden ist.

Ueber den Kreuzschnitt ist noch zu bemerken, dass man die Spitzen der Lappen, wegen ihrer spontanen Schrumpfung, erst am dritten, vierten Tage, bevor die Eiterung eintritt, abträgt. An der bestimmten Knochenstelle löst man darauf das *Pericranium* ab, indem man eine Krone aufsetzt, dieselbe mit einem Scalpell umschneidet, und nun das umschnittene Stück von der Peripherie nach dem Centrum hin mittelst der Rougine abschabt. Diesen Schnitt aus freier Hand führen zu wollen, nachdem man ihn vorher durch das Aufdrücken einer Krone markirt hat, ist unsicher und unzweckmässig, da die Markirung durch die, wenn auch unbedeutende, Blutung wieder verwischt wird.

Zweiter Akt: Durchbohrung des Knochens. Sie geschieht entweder mittelst des Bogentrepans oder der Trephine. Letztere soll man nur in Ermangelung des ersteren anwenden, oder wenn der Knochen zu dünn ist, weil man sie mehr in seiner Gewalt hat, als den Bogentrepan.

Der Bogentrepan wird darauf mit der bestimmten Krone versehen und die Pyramide in derselben so weit vorgeschoben, dass sie deren Peripherie einige Linien überragt. Der Operateur erhält ihn in die rechte Hand. und zwar soll der Bogen gegen den Daumen zu liegen kommen, der Zeigefinger gegen die Krone hin ausgestreckt werden. Er setzt ihn darauf unter rechtem Winkel auf die vom *Pericranium* entblösste Stelle, legt seine andere Hand auf die Scheibe, umfasst mit drei Fingern der rechten Hand den Bogen und dreht nun von der Rechten zur Linken, bis sich die Pyramide eingesenkt und die Krone selbst eine kleine Furche gebildet hat.

Die Pyramide soll das sichere Einschneiden der Krone bewirken, und vor Allem deren Abgleiten verhindern.

Ist deshalb die von der Krone gebildete Furche tief genug, so nimmt man den Trepan in derselben Weise wieder ab, wie man ihn aufgesetzt, und schiebt die Pyramide in die Krone zurück. In die von der Pyramide gebildete Oeffnung schraubt man den Tirefond ein, um jetzt schon die Schraubengänge zu bilden, was später bei der Herausnahme des Knochenstücks mit Nachtheil, ja selbst mit Gefahr verbunden sein würde. Ist dies geschehen, so entfernt man den Tirefond wieder, lässt die Krone vermittelst der kleinen Bürste von den Sägespänen reinigen und trepanirt, wie angegeben, weiter. Zugleich lässt man anfänglich von Zeit zu Zeit etwas Wasser in die Furche träufeln, wodurch das Einschneiden der Krone erleichtert wird.

Werden die Sägespäne blutig, so ist man bis in die Diploe gedrungen, und man muss jetzt mit häufiger Unterbrechung und unter sorgfältiger Sondirung der Furche mittelst des Federkiels trepaniren.

Mit dem Federkiel überzeugt man sich von der gleichmässigen Tiefe der Furche, und findet man Ungleichheiten in derselben, so lässt man den Trepan bei den folgenden Windungen hauptsächlich auf diese wirken. Dasselbe Verfahren beobachtet man, wenn später der Knochen schon an einzelnen Stellen durchbohrt, jedoch das Knochenstück zur Entfernung noch nicht beweglich genug ist. Hier muss man die schon durchschnittene Stelle durch schwächeres Aufdrücken bei den folgenden Windungen zu übergehen suchen, damit keine Verletzung der *Dura mater* stattfinde.

Je tiefer man eindringt, mit um so mehr Vorsicht und um so langsamer muss man trepaniren, und nach ein bis zwei Windungen immer wieder die Untersuchung vornehmen.

Dritter Akt: Entfernung des Knochenstücks. Man schraubt nach entferntem Trepan den Tirefond wieder ein und sucht mittelst desselben das hinlänglich bewegliche Knochenstück herauszuheben, wozu man einige seitliche Bewegungen macht, ohne jedoch dabei die Hirnhaut zu verletzen.

Ist dasselbe entfernt, so soll der rauhe Rand der innern Knochenlamelle mit dem Linsenmesser umschnitten werden.

Dasselbe fasst man zu diesem Zwecke in die volle Hand, setzt den Daumen zur Stütze auf, führt die Linse zwischen Knochen und *Dura mater* ein und das Messer in einem kräftigen Zuge am Rande herum, indem man es zugleich stark nach oben zieht.

Vierter Akt: Zweckerfüllung. Wenn ein Extravasat sich unter der *Dura mater* befindet, so kommt hierbei noch die Eröffnung derselben in Betracht.

Man findet sie in diesem Falle missfarbig (bräunlich, bläulich) und hervorgetrieben, und sticht sie mit einem geraden Scalpell in derselben Weise an, wie die *Pleura* bei der Paracentese der Brust; macht auch wohl einen Kreuzschnitt.

Blutungen aus der etwa verletzten *Art. meningea* stillt man durch Aufdrücken eines Wachskügelchens.

Unter Umständen, besonders bei weit verbreitetem Extravasat, wird man noch eine zweite und dritte Stelle trepaniren müssen, wobei man die zwischen je zwei befindliche Knochenbrücke durch die *Serra versatilis* entfernen soll. (?)

# III. Capitel.

## Operationen am Halse.

### Die Eröffnung der Luftwege.

*Bronchotomia.*

Bei Eröffnung der vorderen Wand des Luftweges am Halse hat man einen doppelten Zweck. Man will nämlich entweder

1) einen fremden Körper aus demselben entfernen oder
2) daselbst einen künstlichen Luftweg bilden.

Rücksichtlich des beabsichtigten Zweckes eröffnet man deshalb

entweder den Kehlkopf *(Laryngotomia)*;
oder die Luftröhre *(Tracheotomia)*;
oder beide zugleich *(Laryngo-tracheotomia)*.

1. *Laryngotomia.*

Das *Lig. cricothyreoideum medium s. conoideum* ist zum Einschnitt bestimmt, was man vorher auf folgende Weise blosslegt:

Der Operateur steht auf der rechten Seite des liegenden Kranken, der Assistent auf der linken. Der Operateur legt den Daumen seiner linken Hand auf den Ringknorpel, den Zeigefinger derselben auf die Mitte des Schildknorpels; ebenso der Gehülfe, so dass beide Fingerspitzen sich gegenseitig berühren und die Mittellinie des Kehlkopfes zwischen denselben verläuft. Während nun der Gehülfe den Kopf des Kranken nach vorn beugt, heben beide an der bezeichneten Stelle die Hautfalte auf, welche darauf vom Operateur durchschnitten wird*). Darauf lässt der Gehülfe den Kopf des Kranken wieder zurücksinken, während der Operateur das Messer wie eine Schreibfeder fasst und die *Fascia superficialis*, welche die *Mm. sternohy- et thyreoidei* überzieht, trennt. Diese Muskeln werden hierauf mit flach angelegten stumpfen Haken auseinander gezogen; der Operateur fasst das auf dem deutlich zu fühlenden *Lig. conoideum* gelegene Zellgewebe sammt den etwa verlaufenden Venen und präparirt es von der einen zur anderen Seite hinweg, bis das *Lig.* frei vorliegt. Dies muss vor Eröffnung des *Lig.* geschehen, um die Blutung vorher stillen zu können.

---

*) Ueber das Bilden einer Hautfalte, wenn es vom Operateur allein geschieht, sowie über deren Durchschneiden sei Folgendes bemerkt: Der Operateur bestimmt durch Auflegen beider Zeigefinger und Daumen, so dass deren Spitzen sich gegenseitig fast berühren, die Grösse und Richtung des zu bildenden Hautschnittes, und fasst durch gleichmässige Annäherung der Finger, so dass die von ihnen fixirten Punkte nicht verrückt werden, die zu durchschneidende Haut zu einer Falte zusammen. Jetzt hebt er die rechte Hand etwas in die Höhe, damit der Assistent mit Daumen und Zeigefinger seiner Hand untergreifen und die Fixirung der Falte auf dieser Seite übernehmen kann. Der Operateur fasst darauf mit der frei gewordenen rechten Hand das Messer zum Incidiren, setzt es mit der Spitze auf, schiebt es einschneidend bis zum hintern Theil vor und durchschneidet im Zurückziehen den Rest der Falte, aber weder tiefer, noch über die fixirten Punkte hinaus.

(Das in die Luftwege dringende Blut wirkt zwar sehr reizend, indess bei drohender Erstickung wird man im Nothfall ohne Weiteres von aussen an der richtigen Stelle einstechen müssen.)

Ist dies geschehen, so entscheidet der beabsichtigte Zweck über die Weise, das Band einzuschneiden.

a. Zur Herausnahme eines fremden Körpers.

Der Operateur legt den Zeigefinger quer über den Ringknorpel, fasst das spitze Bistouri wie eine Schreibfeder, sticht es, mit dem Rücken gegen den Finger gelehnt, in das Band ein, und spaltet dasselbe nach oben.

Ist die so erhaltene Oeffnung gross genug, so wird nun der fremde Körper entweder durch Husten ausgestossen, oder man fasst ihn mit einer Pincette oder Kornzange und zieht ihn aus. Reicht sie aber zu diesem Zwecke nicht aus, so kann man den Hautschnitt etwas nach unten verlängern, und noch den Ringknorpel von unten nach oben durchschneiden; genügt auch dies noch nicht, so nimmt man einige Ringe der Trachea hinzu*).

---

*) Die Oeffnung muss immer so gross sein, dass man bei schonender Auseinanderziehung derselben (wozu sich mir die stumpfen Häkchen, zur Schieloperation benutzt, sowie eine stark federnde Pincette vortheilhaft erwiesen) das Innere der vorliegenden Höhlen ziemlich vollständig übersehen kann; zumal wenn man von der Beschaffenheit und Grösse des fremden Körpers keine Kenntniss hat und die Diagnose seines Sitzes nicht sicher ist, wie dies besonders bei Kindern gewöhnlich der Fall ist. Denn ihn mittelst der Sonde suchen zu wollen, ist aus zwei Gründen fast unmöglich: einmal kann man nur einen Körper mit rauher resistenter Oberfläche mit der Sonde fühlen, und andererseits erregt dies Manöver so heftige Hustenanfälle, dass man davon abstehen muss. Man könnte sich des kleinen Fingers als Sonde bedienen. Das ist ebenfalls unpraktisch; denn wenn man denselben einbringen kann, ohne dadurch Erstickungs-

Im letzteren Falle hat man dann:

2. Die *Laryngo-tracheotomia* nach Boyer.

Desault wollte in den letzteren Fällen den Schildknorpel nach oben spalten, was aber deshalb fehlerhaft und unzweckmässig ist, weil man dabei die Stimmbänder verletzt, die Epiglottis einschneidet und endlich der Knorpel nicht wieder zusammenheilt.

b. Zur Bildung eines künstlichen Luftweges.

Zu diesem Zwecke schneidet man nach Vicq d'Azyr das genannte Band quer ein, indem man den assistirenden Finger seitlich anlegt und wie vorhin bloss einen Einstich macht.

Bell gab einen Kreuzschnitt mit Abtragung der Ecken an, weil er eine runde Oeffnung haben wollte; allein diese wird durch das vorige Verfahren schon erzielt, weil das Band elastisch ist und sich deshalb zusammenzieht.

Zum Offenhalten der Wunde ist nun eine ovale Silberplatte angegeben, welche in der Mitte eine Oeffnung und um diese eine kleine etwas vorspringende Oese hat. Letztere wird in die gemachte Oeffnung gebracht, nachdem die Platte zuvor mit Flor überzogen worden, damit kein Staub eindringe, und das Ganze durch Heftpflasterstreifen oder Bänder befestigt. Die jetzt gebräuchliche Doppelröhre kann dann nothwendig werden, wenn

---

gefahr herbeizuführen, so genügt die Wunde auch für die genannte Inspection. Ich habe an der Leiche Versuche mit den bekannten Ohrspiegeln angestellt, in der Erwartung, von einer kleineren Oeffnung aus die innere Höhle zu überblicken, habe mich aber in meinen Erwartungen getäuscht gesehen. Indess der Augenspiegel und seine Resultate dürften zu der Forderung berechtigen, dass das Gebiet des *Speculum* beträchtlich erweitert werde. Freilich muss dann das gegenwärtige Instrument erst eine wesentliche Veränderung erfahren. Für die Uterushöhle ist kürzlich von Paris aus schon ein neues *Speculum* empfohlen.

bei fetthalsigen Kindern emphysematische Schwellung entsteht, oder wenn das einfache Röhrchen leicht mit Schleim verstopft wird.

3. Die *Tracheotomia.*

Bei Kindern ist die Luftröhre im Verhältniss zum Kehlkopf bedeutend grösser, weshalb man bei diesen die *Tracheotomia* in vielen Fällen der *Laryngotomia* vorzieht.

Nach Casserius macht man einen Hautschnitt von der Mitte des Ringknorpels bis zur Mitte der Kehlgrube, und zwar, wie bei den Unterbindungen, aus freier Hand. Darauf trennt man die *Fascia superficialis* und lässt die Muskeln auseinanderziehen. Ein Gehülfe, am Kopfende des Kranken stehend, fasst jetzt mit beiden stumpfen Haken von unten her in die Wunde und zieht die *Gland. thyreoidea* nach oben zurück. Ist die Thymusdrüse im Wege, so wird sie nach unten gedrängt. Der Operateur nimmt darauf Hohlsonde und Pincette und schiebt in streichenden Bewegungen das vorliegende Zellgewebe, sowie die bedeutenden Venenplexus auseinander, bis die Trachea frei vorliegt. Man verfährt, wie man eine Gefässscheide auf diese Weise eröffnet, indem man ein Stück mit der Pincette fasst, neben dieser die Sonde einsticht, und entfernt nun beide von einander, besonders aber die Sonde von der Pincette.

Nach gestillter Blutung öffnet man die Luftröhre, indem man den Zeigefinger der linken Hand quer auf das *Manubr. stern.* legt, das spitze Bistourie mit gegen den Finger gelehntem Rücken in den Zwischenraum zweier Ringe einsticht, und nun, je nach dem beabsichtigten Zwecke, 2—4 Trachealringe von unten nach oben spaltet.

Man führt den Schnitt deshalb von unten nach oben, weil man beim umgekehrten Verfahren den oft höher hinaufreichenden *Truncus anon.* verletzen könnte.

# IV. Capitel.

## Operationen, welche an der Brust vorkommen.

### A. Paracentesis s. punctio thoracis.

Diese Operation wird am häufigsten beim Empyem*) ausgeführt, dessen Sitz zugleich den Ort zur Eröffnung bestimmt. Dieser markirt sich entweder durch Hervor-

*) Romberg macht darauf aufmerksam, dass, je consistenter der Ausfluss, um so günstiger die Prognose sei. Schlemm setzt den Grund hiervon darein, dass Wassererguss eine schlechtere Körperconstitution voraussetzt, das Leiden deshalb mehr als ein allgemeines auftritt, während das Empyem mehr als abgelaufener und nur noch örtlicher Krankheitsprozess angesehen werden kann, dessen Producte und Residuen der Organismus durch die Excretionsorgane aus sich herauszuwerfen nicht Kraft genug hat; sie deshalb als ihm heterogene in einen Sack einschliesst und so gleichsam ihre Entleerung fordert. Diese Einsackung giebt Schönlein auch als Hauptindication zur Operation an; hat sie nicht stattgefunden, so soll man besonders bei nicht bedeutender Athemnoth noch innere Mittel versuchen. Shuh in seinem trefflichen Aufsatz: „Ueber den Einfluss der Percussion und Auscultation etc.", Oesterr. Jahrb. der Medicin,

treibung und Fluctuation eines Intercostalraumes, oder wird durch die physikalische Untersuchungsmethode ermittelt. Ferner ist in Bezug auf den Ort zu bemerken, dass man, besonders bei weit verbreitetem Exsudat, auf der rechten Seite gern den Zwischenraum zwischen der sechsten und siebenten, auf der linken zwischen der siebenten und achten Rippe wählt, und zwar in gleicher Entfernung vom Brustbein und der Wirbelsäule. Der Rand des *M. latiss. dorsi* bestimmt die Grenze des

---

Bd. XVII, S. 538, stellt als Indicationen zu diesen so wichtigen Operationen: „Wenn die Natur weder allein, noch durch dynamische Mittel unterstützt, hinreicht, das Ergossene durch Aufsaugung zu beseitigen, oder die Heftigkeit des Uebels so schnell zu brechen, als es die Lebensgefahr erfordert."

„Bei Beurtheilung dieser Zustände ist Rücksicht zu nehmen auf die Periode der Krankheit, auf die Menge und Beschaffenheit des Ergusses, auf die Heftigkeit der Erscheinungen, auf den Kraftvorrath des Individuums und den Erfolg der bisher angewendeten Heilmittel."

„Während der entzündlichen Periode darf nie operirt werden, den einzigen seltenen Fall ausgenommen, wo der Erguss unaufhaltsam zunimmt, die Symptome auf eine heftige Entzündung und mithin auch auf ein lymphatisch-eiterähnliches Exsudat hindeuten, und wo wegen schnell fortschreitender Beengung der Respirationsorgane heftige Unruhe, Dyspnoe und dringende Lebensgefahr eintritt." — Bemerken wir noch, dass diese Punction sich prognostisch von der des Bauches hauptsächlich dadurch unterscheidet, dass nach derselben die comprimirte Lunge selten das leer gewordene *Cavum pleurae* wieder auszufüllen vermag. Geschieht dies nun aber nicht, so muss sich offenbar so lange wieder Exsudat ansammeln, bis entweder die Thoraxhälfte hinlänglich zusammengefallen ist, oder durch Dislocation der Nachbarorgane, Pseudomembranen, Granulationen eine Art Ausfüllung stattgefunden hat — eine etwas grosse Anforderung an den gewöhnlich sehr geschwächten Organismus. —

Schnittes, der nicht zu weit nach vorn fallen darf, weil sich hier das Zwerchfell höher ansetzt.

Was nun die Eröffnung betrifft, so führt man diese entweder durch den Schnitt aus, oder, wie Heister, Lännec angerathen, mittelst des Troikarts. Shuh (l. c.) hält den Schnitt nur für zweckmässiger, „wo die Natur des Ergusses der Aufsaugung mehr widersteht und ein länger bestehender Abfluss zur radikalen Heilung nothwendig erachtet wird, wie dieses bei sehr plastischen Exsudaten der Fall ist." In den meisten Fällen empfiehlt er dagegen zum Abhalten der Luft seinen verschliessbaren Troikart*).

## Operation durch den Schnitt.

Der Operateur steht vor dem auf der gesunden Seite ruhenden Kranken und macht an der genannten Stelle. entsprechend dem Verlaufe der Rippen, den Hautschnitt mittelst Aufhebung einer Falte. Die erhaltene Wunde wird mit den stumpfen Haken auseinander gezogen, und auf dem oberen Rande der nächst unteren Rippe trennt der Operateur den äusseren Intercostalmuskel, wobei er das Durchschnittene jedesmal sorgfältig mit dem Messer auseinander schiebt. Ist er bis auf den *M. intercost. int.* gelangt, der sich durch die Richtung seiner Fasern vom *ext.* unterscheidet, so schneidet er immer vorsichtiger, bis endlich die *Pleura* als bläuliche Haut hervorschimmert.

Jeder Schnitt muss stets von hinten nach vorn geführt werden, weil man so das Abgleiten des Messers

*) Sehr sinnvoll hat man kürzlich die Luft durch eine Schweinsblase abgehalten, die man möglichst luftleer um die Canüle nach in dieselbe eingeführtem Stilet herumband. Nach vollführtem Einstich zieht man das Stilet aus, dass es in die Blase fällt. Zugleich legt man in die Blase einen kleinen elastischen Catheter. um etwaige Verstopfung der Canüle zu heben.

vom Rippenrande, wobei es leicht in die Brusthöhle dringen kann, am besten vermeidet. Bei Eröffnung der *Pleura* muss man sehr vorsichtig sein. Das Verfahren ist im Ganzen das bei Eröffnung des Kegelbandes beschriebene; nur dass man hier das Messer noch flacher, eben nur mit der Spitze eindringen lässt, auf diese die *Pleura* gleichsam aufhakt und den Einstich zur Grösse von 2—4''' erweitert. Bei Lebenden braucht man bei der gegenwärtigen Sicherheit der Diagnose weniger ängstlich zu verfahren, sowie man wegen des Zustandes des Patienten die Operation in möglichst kurzer Zeit beenden soll.

Der Verband nach der Operation sei einfach und verhindere das Eindringen der Luft. Etwas Charpie, eine leichte Compresse werden durch eine quer um den Thorax geführte Binde oder ein Handtuch befestigt. Der Verband muss wegen des fortbestehenden Ausflusses täglich ein-, auch zweimal erneuert werden. Man entleere nicht Alles auf einmal, sondern jeden Tag, oder nach Umständen jeden zweiten Tag, lüfte man die Wunde und lasse wieder eine Portion herausfliessen. Die Entleerung soll allmälig vor sich gehen; am wenigsten aber soll sie der Kranke durch Drängen etc. beschleunigen. (Shuh.)

Zur Stillung der Blutung aus der etwa verletzten *Art. intercostalis* sind zahlreiche Verfahren angegeben.

Lottriric u. A. haben besondere Compressen angegeben; Gräfe bediente sich seines Compressoriums für die *Art. mening.;* Lassu sich eines Leinwandsäckchens, das mit Charpie gefüllt und an einem Faden befestigt, zwischen die Rippen gebracht und gegen den Rand derselben gedrückt werden sollte.

Gerard wollte von der Wunde aus eine krumme Nadel einführen nach dem nächst oberen Zwischenrippenraum, daselbst auf der Spitze derselben einen Einschnitt machen und diese hervorziehen; Goulard bediente sich dazu einer scharfen Nadel. Auf der Mitte des Fadens war ein Bourdonnet befestigt, das, auf die Arterie gebracht, dieselbe durch Zusammenziehung des Fadens comprimiren sollte.

Diese Compressorien sind mit Recht als eingebrachte fremde Körper zu fürchten, weshalb Bell die Unterbindung der Arterie anrieth.

Nach ihm schneidet man auf dem unteren Rande der entsprechenden Rippe ein, trennt den äusseren Zwischenrippenmuskel, geht mit einem Haken vor dem inneren Zwischenrippenmuskel unter den Rand der Rippe und zieht die daselbst gelegene Arterie hervor.

Auf diese Weise kann man auch in nothwendigen Fällen die *Art. mammaria interna* unterbinden, die man 1/4" vom Rande des Brustbeins aufzusuchen hat.

Ausserdem verdient Theden's Verfahren hier noch der Erwähnung, der die gänzliche Durchschneidung der Arterie anrieth, was gewiss sehr zweckmässig ist (siehe Anmerk. zu den Unterbindungen). Man lässt dabei den Patienten sich nach der kranken Seite hin krümmen. Dies thun auch instinktartig die Thiere, wenn man, wie es Schlemm an Hunden that, ihnen die *Art. intercost.* durchschneidet. Das dabei in die Brusthöhle dringende Blut bringt weiter keine Gefahr, wenn das Quantum nicht bedeutend ist; es wird bald aufgesogen.

---

## B. Die Ablösung der Brustdrüse.

*Amputatio s. exstirpatio mammae.*

Es giebt drei Methoden:

1) Die Amputation, die Hinwegnahme der Brustdrüse nebst der sie bedeckenden äusseren Haut.

2) Die totale Exstirpation der Drüse mit Schonung ihrer äusseren Haut.
3) Die partielle Exstirpation.

Zur Hinwegnahme der Brustdrüse nebst der sie bedeckenden äusseren Haut (Amputation) waren rohe, längst obsolete Methoden angegeben. Nach Forest und Franc de Arce sollte die Brust mit der Hand oder Bidlow's Gabel gefasst, in die Höhe gehoben und mit einem Zuge des Amputations-Messers weggeschnitten werden.

Es begreift sich leicht, dass man bei diesem Verfahren entweder ein Stück der Drüse stehen lässt, so dass eine Nachoperation nöthig wird, oder man wird nur zu leicht ein Stück des *M. pectoralis maj.* mit hinwegnehmen und ausserdem zugleich eine schwer zu vereinigende Wunde erhalten. Diesen Uebelständen zu begegnen, kam besonders durch Sharp die Exstirpation auf, die Hinwegnahme der Brust mit Schonung der Haut.

a. Totale Exstirpation.

Es werden zwei in sich übergehende Hautschnitte gemacht, deren Entfernung von der Warze sich nach dem Umfange der Drüse oder der mit zu entfernenden äusseren Haut richtet. Die Richtung dieser Schnitte fällt entweder parallel der Körperaxe oder vom *Proc. xiphoid.* nach der Achselhöhle. Die assistirende Hand, sei es die des Assistenten oder die des Operateurs, welche behufs der Anspannung der Haut die Brustdrüse umfasst, soll stets die Warze frei lassen, damit die bestimmte Entfernung des Schnittes von derselben ungestört berücksichtigt werden kann.

Der Assistent legt demnach seine Hand entweder vor der Warze auf oder lässt bei ausgebreiteten Fingern dieselbe zwischen je zwei durchsehen, und spannt so die Haut von oben her an; während der Operateur, die

Finger seiner linken Hand auflegend, die Haut unterhalb des Schnittes anspannt.

Mit dem bauchigen Scalpell führt er nun den unteren Hautschnitt von vorn und innen nach aussen und oben aus. Der Assistent geht darauf mit seiner Hand etwas höher und spannt oberhalb des zweiten Schnittes die Haut; der Operateur verrichtet dies von der Brustdrüse aus, und führt darauf den oberen Schnitt aus, indem er wieder im Anfangspunkt des ersteren beginnt.

Beim umgekehrten Verfahren, nämlich den oberen Schnitt zuerst auszuführen, würde die entstehende Blutung sehr störend sein.

Nach Durchschneidung der Haut trennt er am unteren Schnittrande zuerst mit etwas schräg nach unten und hinten gerichtetem Messer das Zellgewebe, fasst dann mit Zeigefinger und Daumen die Haut und präparirt sie von der Drüse ab. Ebenso verfährt er am oberen Schnittrande.

Hat man so die Drüse von beiden Seiten umschnitten, so umfasst man sie mit der vollen linken Hand, zieht sie etwas ab und trennt sie von der unter liegenden Fascie, und zwar am besten von dem vorderen und unteren Wundwinkel aus nach dem oberen. (Rust.)

Sharp und Richter wollten diese Trennung gerade von unten nach oben ausführen; allein das angegebene Verfahren nach Rust ist vorzuziehen, weil man bei diesem 1) nicht unter die Fasern des *M. pectoralis* kommt, wie es bei jenem leicht geschehen kann; 2) die Eintrittsstelle der Gefässe zuletzt trifft, und diese sogleich nach ihrer Durchschneidung und der Exstirpation unterbinden kann.

Was ferner die Richtung dieses Schnittes betrifft, so herrschen darüber verschiedene Meinungen.

Nach Bell sollte das Oval perpendiculär von oben

nach unten fallen; nach Sharp und Richter, wie beschrieben, die Richtung vom *Proc. xiphoideus* nach der Achselhöhle erhalten.

Letztere Methode verdient vor der ersteren deshalb den Vorzug, weil

1) diese Schnittrichtung der Form und Lage der Drüse entspricht;
2) während der Heilung durch Bewegung des Arms der leidenden Seite die Wundränder nicht auseinander gezogen, wie es bei jener der Fall sein würde, sondern im Gegentheil einander genähert werden;
3) weil man entartete Achseldrüsen gleich durch denselben Schnitt entfernen kann, während beim Bell-schen hierzu stets ein neuer Einschnitt gemacht werden müsste.

Wenn man aber auf den besseren Abfluss des Wundsecrets beim Bell'schen Schnitt Gewicht gelegt hat, so ist dabei übersehen, dass die Kranke nach der Operation bei möglichst nach vorn geneigtem Körper stets den Arm der kranken Seite flectirt und nach der entgegengesetzten Seite hält, wodurch auch bei dieser Sharp-Richter'schen Methode der Schnitt eine mehr senkrechte Richtung erhält, und so der Abfluss des Wundsecrets ebenfalls nach dem unteren Wundwinkel stattfinden kann.

b. Die partielle Exstirpation.

Man kann sie bei Knoten vornehmen, deren Uebergang in Krebs (?) zu fürchten steht. Hat aber derselbe bereits stattgefunden, so ist die Operation fruchtlos, weil dann scirrhöse Stränge, die sich immer nach der Warze und auch nach anderen Theilen hin erstrecken, zurückbleiben würden.

Man spaltet nun entweder durch einen Einschnitt die über dem Knoten liegende Decke, fasst diesen darauf mit einer Pincette oder Muzeux's Zange und schneidet ihn heraus; oder man will die ihn bedeckende Haut zugleich mit fortnehmen: dann fasst man ihn sammt derselben und trennt ihn durch einen Ovalschnitt.

Nach der Operation stillt man die Blutung mittelst Ligatur (die anderen Blutstillungsweisen sind unzweckmässig), vereinigt die Wunde behufs *prim. intent.* mittelst Hefte, so weit es irgend angeht, und bedeckt sie mit einer nassen Compresse, die durch ein *Suspensor. mammae* festgehalten wird. Die Kälte darf man nicht zu lange anwenden, und die oft schleichend auftretenden Brustentzündungen müssen sorgfältig überwacht werden.

# V. Capitel.

## Operationen am Unterleibe.

---

### A. Der Bauchstich.

*Punctio s. paracentesis abdominis.*

Was den anatomischen Ort für diese Operation betrifft, so ist derselbe von den verschiedenen Chirurgen verschieden angegeben.

Im Allgemeinen ist darüber zu bemerken, dass man

1) da einsticht, wo die Bauchwand durch die schwächsten Muskelschichten gebildet wird;
2) hat man den Verlauf der *Art. epigastrica* zu vermeiden;
3) darf man nicht diejenigen Stellen wählen, wo Eingeweide durch natürliche Bänder an den Bauchwandungen befestigt sind (*Colon. ascend. et desc.*, Leber etc.).

Die gewöhnlichste und zweckmässigste Einstichsstelle giebt nach Palfyn und Monro der Halbirungspunkt einer Linie, welche man vom Nabel nach der *Spina ant. sup. crist. oss. ilium* zieht, und zwar am besten auf der linken Seite; jedoch auch, besonders bei Geschwülsten des linken Ovarium, auf der rechten.

Fast denselben Einstichspunkt erhält man, wenn man die Kreuzungsstelle zweier Linien nimmt, von denen die eine vom Nabel zur Wirbelsäule hinüber, die andere vom vorderen Endpunkt der falschen Rippe senkrecht auf die *Crista oss. ilium* gezogen wird.

Ausserdem sind noch folgende Stellen benutzt worden:

1) Durch den Nabel, von Celsus, welche Methode wieder von Brünninghausen bei blasenartig hervorgetretenem Nabel und stark erweitertem Nabelringe empfohlen, jedoch deshalb nie gewählt werden darf, weil in den erweiterten Nabelring sich leicht eine Darmschlinge legen und bei der Operation verletzt werden kann.
2) In der *Linea alba*, zwischen Nabel und *Symph. oss. pubis* in der Mitte, von Paul v. Aegina.
3) Bei Schwangeren auf der linken Seite. und bei leerem Magen eine Hand breit von der Mittellinie unter den falschen Rippen. von Scarpa.
4) Am Scrotum, wenn ein Bruchsack vorhanden. von Ledran.
5) Durch die *Vagina*, von Henkel.
6) Durch das *Rectum*, von Malacarne.

Die letzten Stellen sind offenbar nur gewählt, weil man von ihnen aus ein abgesacktes Exsudat, *Ovarium*, am besten erreichen konnte.

Vor der Punction wird die Leibbinde von Siebold, Monro, die jedoch auch durch zwei Handtücher ersetzt werden kann, angelegt, damit durch einen gleichmässigen Druck theils der Ausfluss der Flüssigkeit befördert, theils auch der Druck, welchen diese auf die Eingeweide ausübte, einstweilen ersetzt werde, weil sonst durch *Plethora abdominalis* leicht Ohnmacht entstehen würde, ähnlich wie bei der Punction der Hydrocele und deren schneller Entleerung leicht eine Hämatocele entsteht. Die Gefässe kommen plötzlich unter veränderten Druck, es entsteht die *Haemorrh. ex vacuo.*

Hierauf fasst der Operateur den beölten Troikart mit der vollen rechten Hand, streckt deren Zeigefinger längs der Canüle aus, so dass 1½" von der Spitze frei bleiben.

Darauf fasst er die Einstichsstelle zwischen Daumen und Zeigefinger der linken Hand, setzt den Troikart senkrecht auf, nachdem er vorher die Hand so rotirt hat, dass deren Basis nach oben sieht, und dringt nun, die Hand wieder nach aussen rotirend, durch die Bauchwand. Dabei verändere man den Ort des an der Canüle ruhenden Zeigefingers nicht! Die Röhre mit den aufgelegten Fingern fixirend, zieht er das Stilet so aus, dass er den Griff desselben mittelst der Finger fixirt, während er den Daumen gleichzeitig gegen den Rand der Canüle stemmt, wodurch das Wiederausziehen der Canüle verhindert wird, und lässt das Wasser in kurzen Pausen abfliessen, während die angelegte Binde zugleich fester angezogen wird.

Eine etwa stattfindende Verstopfung der Canüle hebt man durch das Einführen eines elastischen Catheters.

Beim Herausziehen der Canüle, was durch rotirende Bewegung geschieht, wird dieselbe zwischen die beiden ersten Finger geschoben, so dass mit dem Daumen die Oeffnung verdeckt werden kann, damit Luftzutritt verhütet werde. Daumen und Zeigefinger der linken Hand ruhen dabei, die Canüle zwischen sich fassend, auf der Bauchwand, um sogleich die Stichwunde zusammenzudrücken.

Die Wunde wird darauf sorgfältig mit einem Pflaster bedeckt; eine Blutung aus derselben stillt man am besten durch Einführen eines dem Umfange entsprechenden Stückes Wachs.

---

## B. Der Bruchschnitt.

*Herniotomia s. Kelotomia.*

Wenn an irgend einer Stelle der Bauchwand der zwischen dem parietalen *Peritoneum* und der äusseren cutanen und subcutanen Umgebung liegende fibröse oder muskulöse Gürtel defect wird, oder wenn die im Fötalleben natürlichen Oeffnungen nicht zum Verschluss kommen — oder sich später wieder bei Erschlaffung der Bauchwand öffnen: so kann durch eine solche Oeffnung ein Eingeweide hindurchdrängen, und diese Ortsveränderung desselben nennen wir Bruch *(Hernia).* (Aehnliche Vorgänge sind auch an den andern beiden grossen Höhlen des Körpers beobachtet.) Wir unterscheiden am Bruch: 1) die Vorlagerung selbst (Darm, Netz etc.); 2) die seröse Umhüllung desselben (Bruchsack; ein entweder von dem die innere Wand der Höhle umkleidenden *Peritoneum,* oder bereits von ihm im Fötalleben gebildeter Recessus). die indess auch fehlen kann; 3) den Ort seines Entstehens (Leisten-, Schenkel- etc. Bruch) und ob die Oeffnung selbst als Bruchpforte entweder aus dem Fötalleben zurückgeblieben *(Hern. congenita),* oder eine später entstandene oder wiederentstandene ist *(Hern. acquisita).* Ferner haben wir zu bestimmen, ob das Eingeweide ganz *(H. completa)* oder nur erst zum Theil *(H. incompleta)* hervorgetreten ist; es kann mitunter sogar nur eine Darmwand *(H. lateralis s. Littrica* — weil Littre sie zuerst beschrieben) vorliegen. Endlich kommt in Betracht, ob sich die Vorlagerung wieder in die Höhle zurückbringen lässt *(H. mobilis),* oder ob dies nicht möglich; im letzteren Fall wird sie daran durch Verwachsung gehindert *(H. accreta),* oder sie befindet sich im Zustande der Einklemmung *(H. incarcerata).* Statt der weiteren

Definition der Einklemmung betrachtet man zweckmässiger diesen Zustand in seinen nächsten Ursachen und endlichen Ausgängen.

1. Wenn die in den fibrösen und muskulösen Gebilden befindliche Oeffnung ein plötzlich und mit einiger Gewalt durchgezwängtes Eingeweide, besonders den gefässreichen Darm umschnürt, so werden in demselben sofort Störungen in der Circulation, möglicherweise auch eine vollständige Unterbrechung derselben auftreten. Daraus folgt Exsudativprozess, hauptsächlich aber Vergrösserung der Vorlagerung, welche so offenbar von Minute zu Minute unfähiger wird, den gemachten Weg zurückzupassiren. Der anfänglich hyperämische Darm wird bald dunkler bis zum Kirschbraunen gefärbt und es tritt früh Paralyse und Brand in ihm ein *(Incarceratio acuta, acutissima s. strangulatoria)*. — Die Erweiterung der Pforte ist einzige Indication; je früher sie geschieht, um so günstiger ist die Prognose.

2. Die Pforte ist bei einem alten Bruch so weit, dass dieser anfänglich bequem zurückgebracht werden kann; allein sein Inhalt — Gas, Darmschleim, Koth — vermehrt sich und damit sein Volumen; die Pforte fängt an, ihn zu umschnüren, und der weitere Verlauf ist, wenn auch langsamer, derselbe wie vorhin *(Incarc. stercoracea, atonica, chronica)*. Diese Form ist, weil sie die häufigere, am meisten discutirt. Sie bietet dem Chirurgen die verschiedensten Variationen, eben weil durch die Dauer, durch das häufige Vor- und Zurücktreten die mannigfachsten anatomischen Veränderungen entstanden sein können, und deshalb schon, abgesehen von der verschiedenen Beschaffenheit der Bruchpforten, „kein Bruch dem andern gleich ist." Eine genaue Auffassung und sorgfältige Erwägung aller Verhältnisse und des ganzen Herganges ist bei der Behandlung besonders wichtig. Zu rechter

Zeit kann durch Taxe (jetzt unter Chloroform), kalte Ueberschläge, Klystire, warme Bäder, reichliche örtliche Blutentziehung (nicht auf der Geschwulst) eine, wenn auch nur theilweise, Beseitigung der Ursachen und damit eine Reduction ermöglicht werden. Bis wie lange dazu Hoffnung, wann dagegen die Operation nothwendig eintreten muss, lässt sich indess nicht nach Stunden, sondern nur aus der Würdigung aller in Betracht kommenden Verhältnisse bestimmen*).

3. Dass durch *Spasmus* die Pforte zu klein werden und hierin der erste Grund der Einklemmung gegeben sein könnte, ist für die muskulöse Partie des Leistenkanals wohl nicht unmöglich, wenn auch unwahrscheinlich; in den fibrösen Pforten kann dagegen von Krampf nicht mehr die Rede sein. Die heftigen Krampferscheinungen indess, welche in Form von Koliken bei Brüchen häufig, besonders aber die Einklemmung begleiten und wohl ursprünglich zur Annahme der spastischen Einklemmung Veranlassung gegeben, sind theils durch die Zerrung und Dislocation der Organe, besonders aber während der Einklemmung durch die Entzündung und deren Reflex auf die *Muscularis* bedingt. Wir sehen dasselbe bei Blasenentzündung, beim Croup, am heftigsten bei der Dysenterie. Nicht zu übersehen ist aber, dass

---

*) Ich habe diese Form der Einklemmung in letzterer Zeit mit günstigem Erfolg so behandelt, dass ich sofort ein Tabacksklystier (ʒβ auf ein Klystier) applieiren liess, darauf den Kranken mit Kopf und Beinen, letztere stark zum Becken flectirt, hochlagerte und auf den Bruch die Eisblase applicirte. Derselbe trat dann nach 1—2 Stunden von selbst zurück oder es wurde noch ein Klystier nothwendig, oder ich machte die Taxe unter Chloroform. Mitunter gab ich das zweite Klystier erst nach vergeblich versuchter Taxe, und nun trat der Bruch von selbst zurück. —

sich bei gestreckten und mit den Knieen aneinander liegenden Schenkeln die äussere Oeffnung des Leistenkanals verengert, dass jede Spannung der Bauchmuskeln sie verkleinert, dass dagegen Auswärtsrollen des gebeugten Schenkels sie erweitert. Ebenso fühlt man, wenn man von der Bauchhöhle einen Finger in den Schenkelring führt, denselben bei der Extension und Abduction des Fusses am meisten, bei gebeugter Stellung mit Einwärtsdrehung am wenigsten gedrückt. (Hyrtl.)

4. Es kann die Einschnürung auch in dem Theil des Bruchsacks, der unmittelbar in der Pforte liegt (Bruchsackhals), durch die hier an demselben bedingte Faltuug und Runzelung und deren Verwachsung bedingt sein, wie eine solche Strictur mitunter in der Bauchhöhle nach der Reposition *(Reposition en masse)* Einklemmung mit tödtlichem Ausgange macht.

5. Endlich kann der vorliegende Darm durch Netzspalten getreten, oder geknickt, verschlungen etc. sein, und so den ersten Grund zu dem Prozess der Einklemmung geben. In beiden Fällen kann nur die Operation helfen. —

Im Uebrigen gehen die Heilbestrebungen bei den Brüchen dahin, 1) den Austritt des Organs zu hindern a) durch ein Bruchband (beim Nabelbruch durch eine mehrfach in Leinwand gewickelte Münze oder schichtweis übereinander gelegte Heftpflasterstücke, welche durch kreuzweis übergelegte Heftpflaster oder eine Kleisterbinde befestigt werden), welches oft durch Verwachsung des Bruchsacks an der Pforte das Uebel für die spätere Lebenszeit wieder beseitigt; b) durch einen organischen Verschluss (Radicaloperation). Diese Radicalverfahren beziehen sich grösstentheils auf den Leistenbruch. Hier hat man den Bruchsack mehr oder weniger ausgedehnt zur Verwachsung bringen wollen durch Reizung mittelst Einstechen von Nadeln, Injection, Cauterisation, Umschnürung, oder man reizte, scarificirte die Pforte. Diese Verfahren wurden durch Gerdy's Invagination der Scrotalhaut verdrängt, wodurch der Kanal verstopft wird. Kürzlich hat man versucht, den Kanal durch langsamen Druck oder durch Cautere aufzubrechen und dann durch kräftige Granulation zur Vernarbung zu bringen, ähnlich wie man den Thränensack zerstört, um den Eintritt der Thränen für immer zu verhindern. — 2) Es muss eine eingetretene Einklemmung gehoben werden. Die dies bezweckende Operation hat durch die äusseren Decken bis zu der einschnürenden Stelle vorzudringen und diese entweder blutig oder unblutig zu erweitern.

Am gewöhnlichsten machen Inguinal- und Schenkelbruch einen operativen Eingriff behufs ihrer Reposition nothwendig, und zwar schon deshalb, weil sie von allen am häufigsten vorkommen.

Wir wollen deshalb versuchen, eine kurze Uebersicht dieser beiden Brucharten vorauszuschicken, und zwar rücksichtlich der anatomischen Verhältnisse, von denen ihr Entstehen abhängig ist, sowie der sie von einander unterscheidenden Merkmale; wie diese wichtigen Bestimmungen der Lehrer stets vorher an ausgezeichneten Präparaten erörtert.

Nach dem Orte ihres Hervortretens unterscheiden sich beide Brucharten zunächst so, dass das *Lig. Poupart.* die Grenze zwischen ihnen bildet, oder man bedient sich sehr zweckmässig zur Orientirung des *Tuberc. pubis.* Verfolgen wir von diesem das genannte Band, so bleibt der Schenkelbruch unterhalb, der Inguinalbruch oberhalb des Bandes und des *Tuberc.* Fernere Unterschiede bieten Ort und Form ihres äusseren Erscheinens.

## 1. Inguinalbruch. Fig. 37.*)

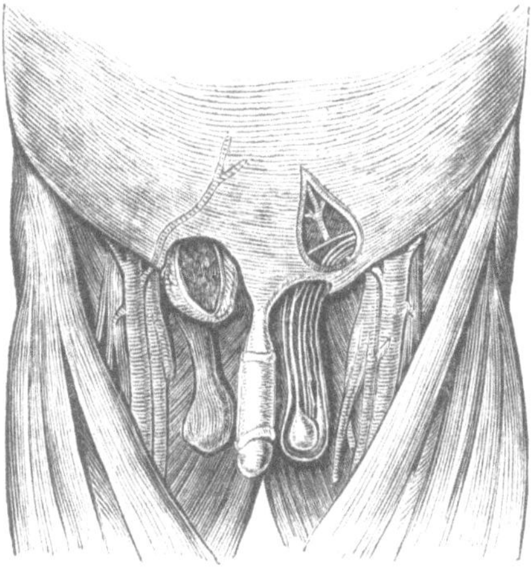

### a. Aeusserer Leistenbruch.

Hier tritt das Eingeweide aus seiner normalen Lage und aus der Bauchhöhle durch den 1—1½ Zoll langen

---

*) Auf der linken Seite sieht man den Hoden und Nebenhoden, von letzterem geht das *Vas deferens* ab; diesem liegt, nach vorn gerechnet, zunächst die *Vena*, dann folgt die *Arteria spermatica* und endlich ein fadenartiges Rudiment des obliterirten *Proc. vaginalis.* Diese Theile, den Samenstrang bildend, sind von der *Tun. vagin. comm.* umschlossen. Ferner sieht man in der Mitte des Leistenkanals die Bauchwand aufgebrochen, so dass man den Samenstrang zwischen *Obliq. intern.* und *transvers.* und tiefer die sich mit dem Samenstrange kreuzende *Art. epigastrica* auf dem *Peritoneum* erkennt. (Der äussere Leistenbruch wird bei seinem Durchtreten immer den Samenstrang und die *Epigast.* nach innen und hinten drängen müssen.) In der Schenkelbeuge sieht man die Cruralgefässe und Nerven, nach innen

Leistenkanal, welcher in schräger Richtung von aussen, oben und hinten nach innen, unten und vorn zwischen den Bauchmuskeln verläuft. Er hat deshalb eine *Apertura interna s. abdominalis*, welche ungefähr 1/2 Zoll oberhalb des *Lig. Poup.* zwischen *Spina ant. s.* und *Tub. oss. pub.* liegt, und eine *Apert. externa s. pubis*, wird von der *Fascia transversa* ausgekleidet, und lässt beim Manne den Samenstrang, beim Weibe das runde Mutterband durchtreten. — Er bildet also eine Oeffnung in der Bauchwand, und in dieser, sowie in dem Durchtreten der genannten Theile ist zugleich die Möglichkeit für das Entweichen eines Eingeweides aus der Bauchhöhle gegeben.

Dieser Bruch ist angeboren — dann tritt die Vorlagerung in den offen gebliebenen *Proc. vaginalis* (derselbe ist dann sein Bruchsack) und in unmittelbare Berührung mit dem Hoden; oder er ist später nach Obliteration des *Proc.* entstanden — dann schiebt die Vorlagerung einen neuen Recessus der Bauchhaut in die *Tun. vagin. comm.* vor sich her. Man hat indess auch in dem offenen *Proc.* einen neuen Bruchsack gefunden.

Eine zweite Möglichkeit liegt in der Bildung seiner äusseren Apertur. Diese wird von oben und unten durch die beiden Schenkel des *Lig. Poup.*, nach hinten aber von einer schwachen Stelle begrenzt, welche sehr dünn ist und einem andrängenden Eingeweide nur einen geringen Widerstand entgegen-

---

die Vene mit den in sie einmündenden *Venae saphenae*, dann folgt die *Art.* und der *Nerv. crural.* Sie liegen nach innen auf den Adductoren und dem *Pectineus*, nach aussen auf dem *Psoas* und *Iliacus*, und kreuzen sich mit dem *Sartorius*. — Rechterseits ist das Heraustreten des inneren Leistenbruchs und seine Lage zur *Epigastr.* und dem Samenstrange gezeigt.

setzen kann; denn sie wird nur von der *Fasc. transversa* und einigen Sehnenfasern des *M. transversus* gebildet. Hesselbach hat sie Schenkelfläche des vorderen Leistenringes genannt. Aus dieser Stelle tritt

b. der innere Leistenbruch.

Die Benennungen innerer und äusserer Leistenbruch sind wohl gewählt worden, je nachdem die Lage des Ortes, an welchem der Bruch zunächst aus der Bauchhöhle heraustritt, der Mittellinie des Körpers eine nähere (innere) oder eine entferntere (äussere) ist.

Ihre diagnostischen Unterschiede sind folgende:

| *Hernia ing. ext.* | *Hernia ing. int.* |
|---|---|
| tritt durch den Inguinalkanal, also schräg von aussen, oben und hinten nach innen, unten und vorn aus der Bauchhöhle; | tritt durch die angegebene schwache Stelle, also gerade von hinten nach vorn, heraus; |
| erscheint deshalb in länglicher Gestalt, welche die angegebene Richtung des Kanals hat, und hat einen langen Bruchhals; | erscheint in einer mehr runden, kugelförmigen am *Tub. pub.* und hat einen kurzen Bruchhals; |
| hat den Samenstrang nach innen und hinten, die *Art. epigastr.* nach innen; | hat den Samenstrang und *Art. epigastr.* nach aussen; |
| man hört bei der Reposition ein eigenthümliches Gurren; | ist hier nicht so deutlich hörbar; |
| wird in Folge ihres Entstehens leicht zum Scrotalbruche. | wird dies höchst selten. |

Nun kann es aber, besonders bei alten und grossen Scrotalbrüchen, geschehen, dass das in den Inguinalkanal eingedrungene Eingeweide die Bauchöffnung desselben so sehr herabzieht, dass diese der *Apertura pubis* fast wieder gegenüber steht, wie es im Fötusleben normal ist; wodurch die Unterscheidung beider Brucharten erschwert und ein nöthiger operativer Eingriff modificirt wird. Allein die Lage des Samenstranges, der vorhandene Scrotalbruch werden hier die Diagnose sichern, und für die Operation in solchen zweifelhaften Fällen sollen weiter unten die nöthigen Regeln angegeben werden.

## 2. Schenkelbruch. Fig. 38.*)

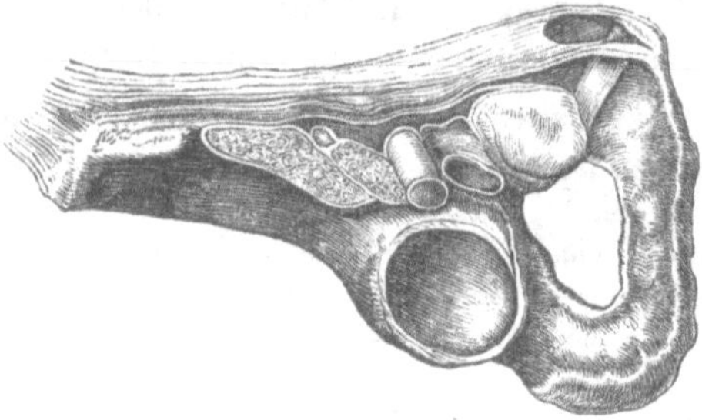

Er erscheint einen Zoll vom *Tuberc. pubis* nach aussen in der von der *Fascia lata* gebildeten *Fossa ovalis* unter dem Poupartischen Bande als runde kugelförmige Geschwulst. Bei einiger Ausdehnung wendet er sich nach oben und kann so scheinbar über dem genannten Bande liegen, was besonders bei seiner Reposition berücksichtigt werden muss. Diese ausführend, muss man ihn bei flectirtem Schenkel deshalb zuerst etwas nach vorn und abwärts und so vom Poupartischen Bande abziehen. und dann erst von vorn nach hinten in die Bauchhöhle zurückschieben.

---

*) Man sieht den Schenkelbruch in seiner Lage zur *Apert. pubis con. inguinal.* und dem *Lig. Gimbernati*, nach aussen von ihm im Durchschnitt die Schenkelgefässe, den Cruralnerv, den *Psoas* und *Iliacus*.

In der Form hat dieser Bruch Aehnlichkeit mit dem inneren Leistenbruche; jedoch seine Lage unter dem Poupartischen Bande, besonders seine Entfernung vom *Tub. pubis*, bestimmen den Unterschied. Die Möglichkeit zu seiner Entstehung ist in dem Durchtritt der Schenkelgefässe durch den Schenkelring gegeben. Dieser wird begrenzt nach oben durch das *Lig. Poup.*, nach innen durch das *Lig. Gimbernati;* nach unten geht die *Fascia lata* über den *M. pectineus* in die *Fascia iliaca* über, nach aussen von den Schenkelgefässen.

Das *Lig. Gimbernati* bildet ein Dreieck, dessen Basis dem Bruche zugekehrt ist und dessen Spitze am *Tuberc. pubis* liegt. Es erscheint zwischen dem *Lig. Poup.* und dem Schambeinkamm ausgespannt, ist aber als Fortsetzung des *Lig. Poup.* anzusehen, während die *Fascia lata* sich nach aussen ungefähr in seiner Mitte anheftet, dasselbe verstärkt und besonders bei gestrecktem Schenkel anspannt. Der zweite Anheftungspunkt der *Fascia lata* ist das *Tuber ilio-pectineum*, nachdem sie sich vorher in zwei Blätter gespalten, im äusseren die Oeffnung für die Cruralvene gebildet und mit beiden die Gefässe umfasst hat. Scarpa hat diese Scheide, welche die *Fascia lata* hier um die Gefässe bildet, *Lig. vasorum cruralium* genannt. —

Was nun die Operation betrifft, so handeln wir hier nur von der Bestimmung und Richtung der zu machenden Schnitte, um sowohl zum Orte der Einklemmung zu gelangen, als auch diese zu heben, weil es bei einer incompleten und zugleich eingeklemmten Hernie oft sehr wichtig ist, anatomisch richtig zum Orte der Einklemmung zu gelangen.

## Operation des eingeklemmten Inguinalbruches.

Der Operateur soll den Hautschnitt so führen, dass er ½ Zoll über dem Schambeinhöcker beginnt, und etwas schräg von aussen und oben nach innen und unten zwischen Peniswurzel und Schenkelbeuge herabläuft.

Dazu bildet er sich eine Hautfalte, indem er den Daumen der einen Hand zwischen der Peniswurzel und der Schenkelbeuge in der Mitte auflegt, mit dem Zeigefinger sich noch einmal von der Lage des *Tub. pubis* überzeugt und dann ½ Zoll über dasselbe hinausgreift. Neben die so aufgelegten Finger legt er die entsprechenden der anderen Hand, hebt die Falte auf, lässt sie sich zur Rechten von einem Gehülfen abnehmen, und durchschneidet sie in der bekannten Weise.

In der auseinander gezogenen Wunde überzeugt er sich noch einmal von der Lage des *Tub. pubis*, legt dasselbe darauf von allem deckenden Zellstoff frei, worauf sogleich der Samenstrang und der innere Schenkel des Leistenringes sichtbar werden.

Jetzt mit der Spitze des Zeigefingers vom *Tub. pubis* nach oben und aussen abgleitend, als wollte man senkrecht in die Bauchhöhle dringen, gelangt man sogleich von dem oberen Schenkel abgeleitet in den Inguinalkanal, und hebt eine in demselben befindliche Strictur auf folgende Weise:

Man sucht die Spitze des eingeführten linken Zeigefingers unter die Strictur zu bringen, während der Rücken der Hand und der übrigen Finger die Eingeweide zurückhalten, und schiebt an ihm Seiler's Bruchmesser flach ein, bis das an demselben befindliche Knöpfchen über die Strictur hinausgelangt ist. Jetzt richtet man dessen Schneide gegen die Strictur und drückt sie mit dem unter liegenden Finger in dieselbe ein, und zwar ohne irgend eine ziehende oder sägende Bewegung mit dem Messer zu machen.

Die Richtung dieses Einschnittes soll dem Verlaufe der *Art. epigastr.* abgewendet sein; weshalb man beim äusseren Leistenbruche nach aussen und oben, beim inneren nach innen und oben, und in einem oben angegebenen zweifelhaften Falle gerade nach oben schneidet.

Bei Lebenden ist hauptsächlich die Eröffnung des Bruchsackes mit Gefahr verbunden und erfordert deshalb viel Sorgfalt; besonders wenn derselbe degenerirt und mit dem unter liegenden Darm verwachsen ist. — Uebung im guten und sorgfältigen Aufheben und Dilatiren wird dabei von grossem Nutzen sein.

## Operation des eingeklemmten Schenkelbruches.

Entsprechend der vorhin angegebenen Lage dieses Bruches bildet man die Falte 1 Zoll vom *Tub. pubis* nach aussen, dicht unter dem *Lig. Poup.* So trifft der Schnitt gerade die Grenze der schiefen Fläche, welche seitlich am *Mons ven.* vom *M. pectin.* gebildet wird. Gegen diese schiefe Fläche hin trägt man nun alles im Grunde der Wunde befindliche Zellgewebe, sowie etwa hinderliche Drüsen dilatirend ab, bis man auf die Fascie gelangt ist, welche den *M. pectin.* überzieht.

Auf dieser Fascie schiebt man den Zeigefinger gerade nach oben, wobei man unmittelbar in den Schenkelring gelangt, an dessen innerer Seite man sogleich das scharf gespannte *Lig. Gimbernati* fühlt. Da dasselbe in der Regel den Grund der Einklemmung abgiebt, so führt man wieder den Zeigefinger wie vorhin und auf ihm Seiler's Bruchmesser ein, und drückt dessen Schneide mit dem unter liegenden Finger horizontal nach innen in das Band ein. Ein knarrendes Geräusch ist während des Einschneidens hörbar. Je nach dem Grade der Einklemmung wird man den Einschnitt 1—2 Linien tief machen, wobei man noch die Vorsicht beobachten kann, nöthigen Falles nicht an einer, sondern an mehreren Stellen einzuschneiden; auch kann man die *Fascia lata*, die, wie angegeben, eine Spannung dieses Bandes bewirkt, unter Umständen etwas einschneiden. Statt des leitenden Fingers, wegen Raumbeschränkung, eine Hohlsonde einzuführen, ist immer wegen der leicht möglichen Verletzung des Darms sehr gefährlich.

Beim Einschneiden des genannten Bandes supponirt man stets den Fall, dass die *Arteria obturatoria* aus der *Epigastrica* kommt, und dass entweder diese Arterie oder der gemeinschaftliche Stamm, aus welchem dann beide entspringen, gerade am einzuschneidenden Rande des Bandes verläuft. Welche andere Richtung man dem Schnitte auch geben wollte, die Möglichkeit der Verletzung dieser Arterie bleibt immer dieselbe.

Früher nun, wo man sich Pott's Knopfmesser zum Einschnitte bediente, musste man in einem solchen Falle unfehlbar die Arterie verletzen; denn weil man dasselbe einschob und im Zurückziehen das Band einschnitt, musste man theils schon durch diese ziehende Weise des Schnittes, dann aber auch durch das am Messer befindliche Knöpfchen die Arterie mit in die Schnittlinie ziehen.

Beiden Uebelständen weicht man aber durch das angegebene Verfahren aus. Denn einmal schiebt man mit dem an Seiler's Messer befindlichen Knöpfchen bei seinem Einführen die im lockeren Zellstoff liegende Arterie schon zurück, und bliebe sie wirklich vorliegen, so hindert doch die Weise des Einschneidens ihre Verletzung.

## C. Die Einführung des Katheters.

*Catheterismus.*

Fig. 39.

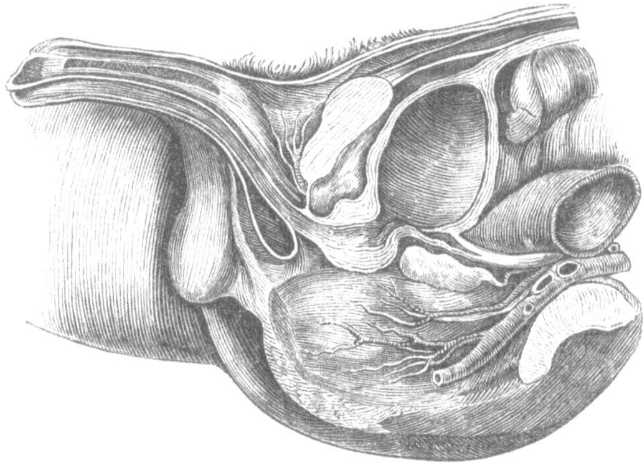

Ueber den Verlauf der 6—7 Zoll langen männlichen Harnröhre haben sich rücksichtlich des Catheterismus drei Anschauungen geltend gemacht:

1) Petit war in dem Irrthum, ihren im normalen Verhalten ∽förmigen Verlauf an seinem S förmig gekrümmten Katheter nachbilden zu müssen. Desault hingegen erkannte ganz richtig, dass, wenn man den *Penis* gegen den Bauch hinaufzieht, die vordere Krümmung schwindet und nur die hintere unter dem Schambogen an der *Pars membran.* übrig bleibt, und gab deshalb 2) den einfach gekrümmten Katheter an, der wegen dieser richtigen Anschauung am meisten angewendet wird. Die Grösse dieser Krümmung ist verschieden angegeben. Schlemm benutzt eine verhältnissmässig grosse Krümmung. Er bedient sich gewöhnlich eines elastischen Ka-

theters, den er über einen starken Draht (Mandrin) zieht; ähnlich wie die neueren braunen englischen Katheter construirt sind, bei denen man elastischen und soliden Katheter in einem besitzt. — Zieht man endlich den *Penis* straff an und zugleich etwas nach abwärts, so wird, wenn die Blase gefüllt, das *Rectum* leer, die *Prostata* gesund und sonstige Entartungen fehlen, auch die hintere Krümmung am Isthmus sich zum Theil ausgleichen und die Harnröhre einen fast geraden Gang bilden. Von dieser Anschauung ging besonders Amussat aus und empfahl deshalb 3) den geraden Katheter wieder, welchen schon Celsus benutzt hatte.

Zur Einführung des geraden Katheters lässt man daher den Kranken hart auf dem Bettrande mit nach vorn geneigtem Körper sitzen, giebt dem *Penis* mit der linken Hand die angegebene Richtung und kann dann, namentlich den elastischen, wohl erwärmten und beölten Katheter unter leicht rotirenden Bewegungen oft mit der grössten Leichtigkeit in die Blase schieben. Häufig indess bleibt man am Isthmus hängen, und dann ist die hier vorhandene Krümmung nicht ausgeglichen, sondern die Spitze des Katheters stösst auf den der Blase zugekehrten Schenkel derselben unter mehr oder weniger spitzem Winkel auf. Man muss dann *Penis* und Katheter noch mehr senken und zugleich vom Damm oder *Rectum* aus hebend nachhelfen. Durch letzteres Manöver, besonders wenn man recht behutsam und schonend verfährt, kommt man oft sogar über vergrösserte Drüsen, Schleimhautfalten, Stricturen, die alle hauptsächlich an der unteren Wand vorhanden, glücklich hinweg. Oft aber mag man's anstellen, wie man will; man mag den dünnsten oder dicksten, den geraden oder gekrümmten Katheter in der Rücken-Knieellenbogen-Lage, im Sitzen, Stehen etc. des Kranken versuchen — man kommt nicht zum Ziel, während plötzlich wie zufällig das Hinderniss schwindet. Wenn man sich unter solchen Umständen nicht mit „Krampf der Harnröhre" (der im Isthmus allerdings vorkommt) oder mit einer „Strictur" (die freilich häufig) zufrieden giebt, so wird man finden, dass es hier theils in der Harnröhre selbst, theils in der *Prostata* und der übrigen Umgebung noch eine Reihe von Zuständen und Verhältnissen giebt, die noch lange nicht sorgfältig genug erforscht und berücksichtigt sind. Deshalb muss man vor Allem eine recht genaue anatomische Anschauung der Harnröhre und ihrer Adnexen sich verschaffen, damit man das Katheterisiren jedesmal zugleich als ein Sondiren der Harnröhre, also auch als Hülfsmittel der Diagnose von pathologischen Veränderungen und nicht blos zur Entleerung der Blase vornimmt. In solchen Dingen muss man Bescheid wissen, wie wenn man in seine Westentasche greift, sagt der berühmte Kliniker P. Krukenberg. Leider aber sind unsere anatomischen Sectionssäle zur Erlangung dergleichen praktischer Kenntnisse noch gar wenig eingerichtet, es wird in denselben höchstens, wie Hyrtl sehr richtig bemerkt, „auf das gedankenlose Herausschnitzeln untergeordneter und werthloser Gefässverzweigungen mehr Gewicht gelegt, als auf eine in der Folge so oft benöthigte praktische Gewandtheit."

Ueber das Einführen des Desault'schen Katheters sei Folgendes bemerkt:

Ein leises, eben nur haltbares Fassen desselben ist Hauptregel. — Sein Griff ruhe deshalb auf den beiden ersten Fingern der rechten Hand, während der Daumen gleichsam nur zur Stütze desselben dient. Dadurch wird man verhindert, bei seinem Einführen irgendwie gewaltsam zu verfahren; im Gegentheil wird man alle Manöver leicht und ohne Nachtheil für den Kranken ausführen.

Der Kranke befindet sich während des Einführens am besten in der Rückenlage, mit etwas flectirten Schenkeln nahe am Bettrande.

Der Operateur steht auf seiner linken Seite und umfasst mit Daumen und Zeigefinger der linken Hand den *Penis* unmittelbar hinter der entblössten Eichel von der Seite her so, dass das *Frenul. praeput.* nach seiner *Vola manus* sieht, und drückt die Finger etwas zusammen, wodurch die Mündung der Harnröhre sich öffnet.

Den beölten und durch Reiben zwischen den Fingern erwärmten Katheter wie angegeben gefasst, stützt er den kleinen Finger auf die *Linea alba* in einer solchen Entfernung von der Wurzel des *Penis*, dass die Spitze des Katheters neben derselben über den Schambogen reicht. Diese Abmessung muss man nie unterlassen.

Darauf senkt er die Spitze in die Harnröhrenmündung und zieht den *Penis* bei ruhig gehaltenem Katheter so weit auf diesen herauf, bis die Katheterspitze am Schambogen einen leisen Widerstand fühlen lässt.

Jetzt hebt er den Griff des Katheters langsam, und leicht zwischen den Fingern gehalten, vom Bauche ab — in die Höhe — immer mehr nach vorn den Schenkeln zuneigend; während der *Penis* nicht wieder herabgleiten darf. Hierbei schlüpft der Katheter oft wie von selbst unter dem Schambogen durch in die Blase.

Findet er bei dieser Hebung und Durchführung unter dem Schambogen irgend einen Widerstand, so halte man sogleich inne, ziehe ihn wieder ein wenig zurück, hebe ihn dabei zugleich etwas nach oben und suche ihn darauf wieder weiter zu führen.

Letzterer Handgriff ist oft von dem besten Erfolge, besonders wenn eine an der hinteren Wand der *Pars membran.* vorgeschobene Falte ein Hinderniss abgiebt; sowie denn überhaupt die Spitze des Katheters an der oberen Wand der Harnröhre um den Schambogen herumgleiten soll.

Diese beschriebene Methode heisst *le tour sur le ventre* zum Unterschied von einer zweiten, *le tour de maître* genannt. Bei dieser steht der Operateur auf der rechten Seite des Kranken, welcher sich in derselben Lage wie vorhin befindet, fasst mit seiner linken Hand den *Penis* von oben her, stützt aber die den Katheter führende Hand zwischen den Schenkeln des Kranken so auf, dass die Convexität des Katheters nach oben sieht und die Spitze desselben bis an die Peniswurzel reicht. Darauf zieht er den *Penis* wieder über den Katheter, bis dessen Spitze sich unter der *Symphysis* befindet, lässt den Griff desselben jetzt blos auf seinen Fingern ruhen und macht mit Hand und *Penis* einen Bogen über den linken Schenkel des Kranken und der Mittellinie zu, so dass die Concavität des Katheters nach oben kommt, und eine kleine nachschiebende Bewegung lässt den Katheter sogleich in die Blase schlüpfen*).

Bei Weibern hat der Catheterismus weniger Schwierigkeiten, sobald man die Spitze des Instruments in die Harnröhrenmündung gebracht. Diese ist hart unter dem Schambogen in der Mitte dicht oberhalb des *Introitus*

*) Kürzlich ist von Frankreich aus eine Art *demi-tour de maître* empfohlen. Ich habe dieselbe in Fällen von Prostatavergrösserungen werthvoll gefunden. Auch genirt bei ihrer Ausführung die Lagerung des Kranken nicht. Man stellt sich auf die eine oder andere Seite, ergreift den *Penis* wie vorhin, zieht ihn senkrecht in die Höhe, senkt die Spitze des horizontal zum *Penis* gehaltenen Katheters in die Harnröhre, führt ihn so tief ein, bis man unten am Schambogen anstösst, und macht nun mit dem Instrument einen Bogen über den Schenkel der Seite, an welcher man steht, der Mittellinie des Bauches zu, wobei man dasselbe zugleich in die Blase schiebt.

*vaginae* als kleiner knorpliger Ring zu fühlen, so dass man einen kleinen weiblichen Katheter von Desault, oder auch einen gewöhnlichen elastischen Katheter (genirt seine Länge, so schneidet man ihn halb durch) auf der Spitze des dicht unter der Harnröhrenmündung aufgestellten Zeigefingers unter der Decke einschieben kann. Oft liegt aber das *Orificium* so versteckt, besonders wenn die Genitalien nach der Entbindung noch etwas geschwollen sind, dass man das Auge nothwendig beim Aufsuchen mit zu Hülfe nehmen muss.

---

## D. Der Harnblasenstich.

*Punctio s. paracentesis vesicae urinariae.*

(Siehe Fig. 39.)

Diese Operation ist das *ultimum refugium*, wenn die Application des Katheters nicht möglich ist.

Der Methoden sind drei:

1) Ueber der *Symphysis*, von Rousset angegeben und von Merry zuerst ausgeführt.
2) Durch den Mastdarm oder die Scheide, von Flurant zuerst ausgeführt.
3) Durch den Damm, von Avicenna beschrieben, von Desault, Bell in neuerer Zeit verbessert und wieder geübt.

a. Ausführung der ersten Methode.

Ein Gehülfe legt seine Hände zu beiden Seiten der Blase flach auf, um sie zu fixiren und zugleich ein wenig zu comprimiren.

Der Operateur steht an der rechten Seite des Kranken, legt seinen linken Zeigefinger quer über die *Symph. oss. pub.*, ergreift mit der vollen rechten Hand den beölten Flurant'schen Troikart mit nach oben gerichteter Convexität, sreckt den Zeigefinger längs der Canüle aus, so dass 2 Zoll von der Spitze frei bleiben, und stösst ihn vor seinem Finger ½ Zoll von der *Symphysis* in die Blase. Er muss dabei mit der einführenden Hand einen Bogen von unten nach oben und vorn bilden, und während des Eindringens den ausgestreckten Zeigefinger nicht verrücken.

Man kann auch bei fettleibigen Kranken oder bei tief stehender Blase vorher einen 1½ Zoll langen Einschnitt von der *Symphysis* in der weissen Linie aufwärts machen und darauf das Zellgewebe zwischen den *Mm. pyramid.* trennen; nur muss man sich dabei vor Verletzung des Bauchfells hüten.

Darauf entfernt man das Stilet, lässt den Kranken sich auf die Seite neigen und den Urin in Pausen abfliessen; während man zugleich die Canüle tiefer in die Blase schiebt und sie umdreht, so dass ihre Convexität nach abwärts sieht, damit ein Abgleiten der entleerten Blase verhütet werde.

Um ferner eine Reibung der Blase am scharfen Rande der Canüle zu verhindern, schiebt man in diese das Röhrchen von Bell und befestigt beide durch Bänder an einander, schliesst endlich nach der Entleerung das Röhrchen durch einen Korkstöpsel, und befestigt die Platte, nachdem man eine gespaltene Compresse untergelegt hat, durch Heftpflaster und eine T Binde.

Bei lang andauernder Urinverhaltung, bei welcher man eine Incrustation der Canüle zu fürchten hat, was immer zu erwarten steht, wenn Crystalle aussen an der Canüle bemerkbar werden, bringt man, nach Entfernung von Bell's Röhrchen, eine elastische Bougie, oder besser die Docke von Zang in die Canüle, und zieht letztere, nachdem man die *Spina oss. ilium* zum Stützpunkt für die einführende Hand gewählt, über diese heraus, reinigt sie und schiebt sie darauf wieder zurück, entfernt die Docke und führt Bell's Röhrchen wieder ein.

b. Ausführung der zweiten Methode durch den Mastdarm.

Das *Rectum* wird vorher durch ein Klystier entleert, der Kranke wie zur *Sectio lateralis* gelagert; ein Gehülfe drückt mit flach über der *Symphysis* aufgelegter Hand die Blase ab- und hinterwärts und erhebt mit der andern Hand das *Scrotum*.

Der Operateur führt seinen linken beölten Zeigefinger in den Mastdarm, stellt ihn ½ Zoll über der *Prostata* gerade in der Mittellinie fest, und führt auf ihm den Troikart mit zurückgezogenem Stilet und mit gegen die Schambeine gerichteter Concavität ein, stösst darauf das Stilet vor und den Troikart in der Richtung nach dem Nabel 1—1½ Zoll tief in die Blase, wobei er mit dem leitenden Finger einen Druck nach der angegebenen Richtung ausübt, damit ein Verfehlen der Blase durch Verschiebung des Troikart zwischen den Häuten des *Rectum* verhütet werde.

Hierauf zieht er den linken Zeigefinger zurück, umfasst mit ihm und dem Daumen die Canüle, fixirt diese und zieht das Stilet aus. Das Uebrige mit entsprechenden Modificationen wie vorhin.

Man hat streng die Mitte des *Rectum* zu halten, um eine Verletzung der Samenbläschen etc. zu vermeiden.

Bei Weibern auf dieselbe Weise durch die Scheide zu punctiren, ist nur im Nothfall anzurathen, weil hier am leichtesten Harnfisteln zurückbleiben.

## Therapeutische Würdigung der Methoden.

Die erste hat wesentliche Vortheile vor den übrigen, denn

1) geschicht der Einstich am entferntesten von der

kranken Stelle, welche gewöhnlich ihren Sitz in der *Prostata* oder dem Blasenhalse hat;

2) kann die Canüle längere Zeit liegen bleiben, ohne grosse Unbequemlichkeiten und Beschwerden für den Kranken, der selbst dabei herumgehen kann;

3) entstehen nicht leicht Harninfiltration und Harnfisteln.

Was die zweite Methode betrifft, so sind mit ihr mehrere der genannten Nachtheile verbunden:

1) hat sie viele Beschwerden für den Kranken;

2) kann die Canüle nicht lange liegen bleiben;

3) entstehen leicht Harninfiltration und Harnfistel;

4) kann man bei ihrer Ausführung leicht die Samenbläschen, *Prostata* etc. verletzen.

Man wird die zweite Methode deshalb nur dann wählen, wenn die Blase, etwa durch Degeneration ihrer Wände, so klein ist, dass sie zu niedrig steht, so dass man unbedingt eine Verletzung des Bauchfells oder anderer Theile fürchten müsste. Die dritte Methode hingegen ist von allen die schlechteste; denn man ist am entferntesten von der Blase und eine Verletzung der *Prostata* und anderer wichtiger Theile nicht zu vermeiden, weshalb sie von den meisten Chirurgen verworfen wird. Ist das Hinderniss in der *Pars membran.*, so macht man den Harnröhrenschnitt nach Syme. Man lagert den Kranken wie vorhin, bringt eine gefurchte Leitungssonde bis zum Hinderniss, dringt ½ Zoll vom *Rectum* entfernt gerade in der Raphe zur *Pars membr.* vor, ohne den *Bulbus ureth.* zu verletzen, und sticht den hervorgetriebenen Theil derselben entweder an oder spaltet sie von hinten nach vorn.

## E. Der Blasenschnitt, Steinschnitt.

*Lithotomia, cystotomia.*

Celsus hatte den gegen den Damm gedrängten Stein bei Knaben herausgeschnitten — gleich einer verhärteten Drüse aus dem subcutanen Gewebe. Er hatte damit am männlichen Damm den Weg zur Blase angedeutet, auf dem aber in der dunklen Zeit des Mittelalters von seinen Nachfolgern roh und gedankenlos viel Unwesen getrieben ist. Erst Marianus (1510) that anatomisch einen Schritt weiter, indem er ebenfalls vom Damm nur den Isthmus der Harnröhre aufschneiden, im Uebrigen aber sich durch Dilatiren der *Pars prostatica* — das war allerdings wieder nicht anatomisch — eine ausgiebige Oeffnung verschaffen wollte. An Marianus complicirten und gefährlichen Encheiresen wurde gebessert, während Franco (1561) genöthigt war, den Weg oberhalb der *Symphysis* einzuschlagen, da er auf dem alten nicht zum Ziele kommen konnte. Er kannte aber die Umgrenzungen des Bauchfells noch nicht, verlor wahrscheinlich seine Kranken, weil er dasselbe verletzt hatte, und war ehrlich genug, deshalb von dieser seiner neuen ihm gefährlich erschienenen Methode abzurathen. Er selbst kehrte zum alten Wege zurück, den er bald besser und gefahrloser durch Angabe des eigentlichen Seitenschnittes machte. Aber erst, als nicht mehr nach dem Wissensdrange eines Vesal die Bannbulle geschleudert wurde, als die heilige Kirche mit ihrem *ecclesia abhorret a sanguine* vor Allem der Chirurgie den Scheidebrief geschrieben und die grössten Chirurgen auch als erste Anatomen zu glänzen anfingen — da fiel das eigentliche Licht auf mancher Operations-Methode dunklen Pfad und die Zahl der in allen Ländern herumziehenden mit Stein-, Bruchschnitt, Staarstechen etc. Gewerbetreibenden minderte sich. Es kamen die Scarpa's, Cooper's, Langenbeck's, Dupuytren's und beschäftigten sich vor Allem auch hier ernstlich mit der anatomischen Frage: Wie ist der Weg zum Stein am gefahrlosesten und kürzesten? Mit der immer vollständigeren Lösung dieser Frage kam man immer mehr von den complicirten Encheiresen und einem hier grösser als irgendwo anders angehäuften Instrumenten-Apparat zurück. Die Bestrebungen Foubert's, Pouteau's, Guerin's u. A., direkt unter dieser oder jener Leitung vom Damm in die Blase zu dringen, die recht sicher und gefahrlos sein sollten, erwiesen sich aus Mangel an anatomischem Hintergrund gerade umgekehrt und haben deshalb nur noch ein historisches Interesse; und die oft wunderbar anzuschauenden Werkzeuge, die man vergeblich auf einen ihnen zum Grunde liegenden Gedanken prüft, erinnern nur an die rohen Hände, welche mit ihnen die blutige Discussion der Frage anstellten, „wie viel dazu gehört, um einen Menschen chirurgisch todt zu machen." Lange nun galt der Weg vom Damm aus als der gefahrloseste, bis man einsah, dass oberhalb der *Symphysis* sich das Bauchfell ganz gut vermeiden lasse, die Trennung der weissen Linie wenig verletzend, die Blase somit hier am leichtesten und an einer in der Regel gesunden Stelle (die untere Wand und die *Prostata* ist durch den Stein gereizt und häufig entartet) erreichbar sei und hier wie nirgend anders eine Oeffnung für den grössten Stein gestatte. Allein der Fettbauch, der oft tiefe Stand der Blase bei alten Leuten, die nicht selten zurückbleibenden Fisteln und vor Allem die gefährlichen, fast immer tödtlich ablaufenden Infiltrationen haben mit Recht bis auf den heutigen Tag ihr nur wenige Anhänger verschafft. Nur bei Kindern, bei denen die Blase hoch über der Symphyse steht. ist diese Methode in neuester Zeit wiederholt mit glücklichem Erfolg ausgeführt. Bei Erwachsenen hingegen verlaufen Operationen am Bauch, welche Wunden setzen, aus denen das Wundsecret nicht fortgehend nach aussen abfliessen kann, sondern am bequemsten in die Bauchhöhle sich ergiesst, in den meisten Fällen tödtlich — das ist Schlemm's Grundsatz. Er bestätigt sich durch die Erfahrung über Nabelbruch-Operationen an der in neuerer Zeit so vielfach unternommenen Exstirpation des *Ovarium* u. A. Besonders aus letzterem Grunde giebt der Seitenschnitt am Damm bei älteren Individuen eine weit günstigere Prognose, mag er immerhin wegen der wichtigen dabei gefährdeten Theile verletzender sein. Diese sind: die *Pudenda* mit ihren Zweigen *(Transv. perin. haemorrh. extern.)*, der *Levator* und *Sphincter ani*, der *Bulbocavernosus*, besonders die samenführenden Organe. das bei alten Leuten in der Regel weite und bei Steinkranken so häufig durch Hämorrhoidenknoten und *Prolapsus* degenerirte *Rectum*, endlich die entartete *Prostata* und hier oft kranke Blase. Viele dieser wichtigen Verletzungen fallen zwar aus durch die genauen anatomischen Bestimmungen, welche Schlemm angegeben; sie haben aber früher theils zur *Proctocystotomia*, theils zu Dupuytren's Methoden geführt. Bei dem Mastdarmschnitt soll man vom *Rectum* aus den Damm in der Raphe auf einen Zoll aufscheiden, dann in der Mittellinie, also mit Vermeidung der seitlichen Partien, zur *Pars membran.* dringen und von dieser aus auf der vorher eingeführten Leitungssonde in die Blase schneiden. Allein dieser Weg hat trotz mancher Lobredner wenige Anhänger gefunden. Ma nbeschränkt sie im Allgemeinen auf den Fall, wenn der Stein abgesackt nur von hier aus erreichbar ist. Aehnlich ist es Dupuytren ergangen, der zuerst einen Zoll vom *Rectum* entfernt in der Raphe nach aufwärts schneidend zur *Pars membran.* dringen und von ihr aus nach oben mit dem verborgenen Lithotom den Blasenhals einschneiden wollte, später aber, von diesem Verfahren abgehend, 6—7 Linien oberhalb des *Rectum* einen 12—20 Linien grossen Querschnitt machte, dessen Enden sich wegen der gefährdeten *Pudenda* leicht abwärts krümmen, darauf dringt er tiefer und öffnet die *Pars membran.*, schiebt durch diese Oeffnung sein verborgenes Doppel-Lithotom in die Blase, bestimmt nach der Grösse des Steins die Grösse des Schnittes und schneidet im Zurückziehen *Prostata* und Blasenhals nach beiden Seiten hin ein (s. Fig. 40). Er schneidet auf diese Weise vom Anfangstheil der Blase ein Segment so ab, dass die samenführenden Partien unterhalb des Schnittes unversehrt liegen bleiben. Allein die Oeffnung fällt nur klein und vor Allem für die Extraction des Steins höchst unbequem aus und die *Pudenda* ist auf beiden Seiten sehr gefährdet. Diese Methode hat nur wegen der Schonung der Samengänge einige Anhänger. — So bleiben also beim Manne besonders die *Sectio lateralis* und in seltenen Fällen die *Epicystotomia.* Beim Weibe hingegen sind Steine überhaupt seltener und dann die anatomischen Verhältnisse einfacher. Hier kann man ähnlich dem Seitenschnitt, oder vertical oder horizontal auf einer Leitungssonde von der Harnröhre aus in die Blase dringen, ausserdem aber auch die *Epicystotomia* machen.

a. *Epicystotomia.*

Hier soll die Blase zwischen dem oberen Rande der Schambeine und der Falte des *Peritoneum*, die den *Fundus vesicae* überzieht (s. Fig. 39), eingeschnitten werden.

Erster Akt: Die *Sonde à flèche* wird mit zurückgezogenem Stilet wie ein Katheter in die Blase geführt und von einem Gehülfen, der auf der linken Seite des horizontal auf einem Tisch gelagerten Kranken steht, gehalten. Statt der Sonde empfehlen Einige auch das Anfüllen der Blase, was schon Rousset mit einem schleimigen Decoct that.

Zweiter Akt: Trennung der Bauchwand. Sie geschieht in der *Linea alba* zwischen Nabel und *Symphysis oss. pub.* Die Grösse des zu machenden Schnittes soll 2—3½ Zoll betragen, je nach der Grösse des Kranken, der Stärke der Bauchwandung und der Grösse des Steines. Der Operateur steht auf der rechten Seite des Kranken, spannt mit Daumen und Zeigefinger der linken Hand die Haut, und führt den Schnitt von oben bis auf die *Symphysis* durch Haut und *Fascia superficialis.*

Zwei Gehülfen, die Wundhaken flach anlegend, ziehen die Wunde auseinander.

Es kommt nun beim folgenden Schnitte hauptsächlich darauf an, das Bauchfell nicht zu verletzen. Der Operateur legt deshalb die Spitze seines linken Zeigefingers auf die *Symphysis oss. pub.*, sticht über und am Nagel desselben ein wie eine Schreibfeder gefasstes Scalpell, mit dem Rücken dem Finger zugewendet, einige Linien ein, lässt den genannten Finger ruhig liegen, führt an ihm in die gemachte Oeffnung eine Hohlsonde, schiebt dieselbe, wie beim Dilatiren, unter die Muskeln dem Nabel zu, so lang die Wunde, drückt die Sonde am Griffe nach abwärts und durchschneidet alles Aufgefasste dilatirend.

So ist man bis auf's *Peritoneum* gelangt, hat zugleich eine glatte Muskelwunde erhalten, in der man darauf mit beiden Zeigefingern abwechselnd das *Peritoneum* nach oben schiebt und es dort durch den Zeigefinger eines Gehülfen fixiren lässt.

Dritter Akt: Eröffnung der Blase. Der Operateur fasst den Griff der eingebrachten Sonde. zieht sie etwas an, damit ihr Schnabel dicht über der Schamfuge an die nicht vom *Peritoneum* überzogene Blasenwand zu stehen kommt. Hat er sich mit dem linken Zeigefinger von diesem richtigen Stand der Blase überzeugt, so stemmt er den Zeigefinger hinter der Spitze an und lässt das Stilet an demselben durchstechen. Darauf umfasst er mit Zeigefinger und Daumen der linken Hand von oben her die Spitze der Sonde, um so die Blase auf der Sonde zu fixiren und zugleich deren vordere Wand straff anzuspannen.

Während der Gehülfe die Sonde in dieser Lage fixirt, hält der Operateur die Spitze derselben und auf ihr die Blase fest, damit diese beim Einschneiden nicht herabgleite, ergreift das spitze Messer wie eine Schreibfeder, stützt die Hand auf den Schamberg, und schneidet die Blase auf der Rinne des Stilets von oben nach unten hin ein. Jetzt wird das Stilet ausgezogen, der Operateur geht mit seinem rechten Zeigefinger durch die gemachte Oeffnung in die Blase ein und fixirt diese auf demselben, während die Sonde ausgezogen wird.

Ist die erhaltene Oeffnung nicht gross genug, so kann man sie noch etwas erweitern, um endlich im vierten Akt den Stein, im kleinsten Durchmesser gefasst, herausnehmen zu können.

b. *Sectio lateralis.* (Fig. 40.)

Nachdem das *Rectum* vorher durch ein Klystier entleert worden, geschieht die Lagerung des Kranken so, dass er horizontal auf einem Tische und mit dem Steiss am Rande desselben liegt; der Kopf etwas erhöht, die Schenkel stark abducirt und im Knie flectirt. Ausserdem soll er seine Füsse mit den Händen fassen, und Hände und Füsse sollen an einander befestigt werden. In dieser Lage wird er durch Gehülfen sicher fixirt. —

Fig. 40.*)

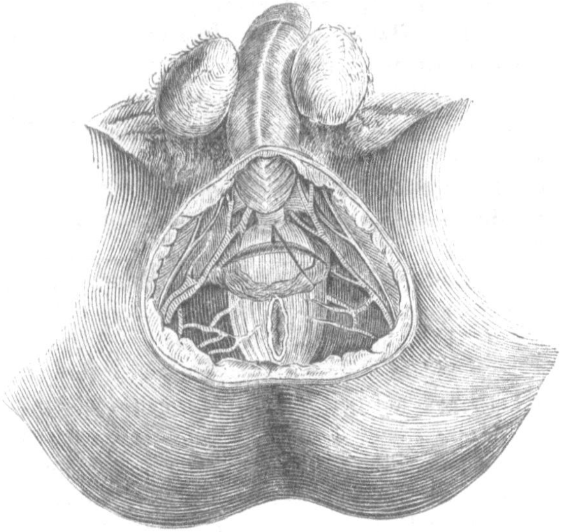

Erster Akt: Die Leitungssonde wird beölt wie ein Katheter eingeführt und einem an der rechten Seite des Kranken stehenden Assistenten übergeben, der sie

*) Die Perinäalgegend freigelegt, der vordere Theil des *Sphincter* und *Levator ani* sind fortgenommen, und in der *Pars membran.* und in der *Prostata* sieht man Dupuytren's Schnitte und den Seitenschnitt. Man sieht oben den *Bulb. urethrae* vom *M. bulbo-cavernos.* bedeckt, seitlich den *Ischio-cavernos.* und den Verlauf der *Art. pudenda* mit ihren Seitenzweigen, ebenso den *Nerv. pudend.* Bemerken wir noch, dass der *M. tranvers.* jederseits die ganze Gegend in eine vordere Damm- und hintere Aftergegend theilt. Nach vorn zu bildet derselbe mit den seitlichen *Ischio-* und *Bulbo-cavernos.* einen triangulären Raum *(Triangulus pubo-urethralis)*, in welchen seitlich am *Ischio-cavernos.* die *Pudenda* tritt; nach hinten begrenzt er zum Theil das zwischen Sitzknorren und *Anus*

parallel mit dem rechten Schenkel und mit nach der anzugebenden Schnittlinie gerichteter Rinne ruhig und sicher hält, während er zugleich mit der andern Hand das *Scrotum* ergreift und es straff nach oben zieht.

Zweiter Akt: Der Operateur sitzt vor dem Kranken, reinigt das Perinäum von den vorhandenen Haaren und bestimmt an ihm Ort und Richtung des Schnittes auf folgende Weise:

Die beiden Höcker der Sitzbeine, die auf- und absteigenden Aeste der Sitz- und Schambeine bilden zusammen ein Dreieck, dessen Spitze am *Scrotum* in der Raphe, dessen Basis zwischen den angegebenen beiden Höckern liegt. Dieses grosse Dreieck wird durch die Raphe wieder in zwei kleine rechtwinklige getheilt, von denen der Operateur das ihm zur Rechten liegende durch den zu führenden Schnitt halbiren soll. Dieser muss demnach von der Spitze (1—2 Linien von der Raphe entfernt) bis zum Halbirungspunkte der entsprechenden Grundlinie (nach der Mitte zwischen After und Sitzbeinhöcker) geführt werden.

Hat sich der Operateur Ort und Richtung des Schnittes genau gemerkt, so spannt er mit Daumen und Zeigefinger der linken Hand die Haut und führt denselben von oben nach unten mit einem bauchigen Scalpell aus.

---

vom *Levator ani* nach innen und vom *Obturator internus* nach aussen gebildete *Cavum recto-ischiadicum*, welches viel Fett und die Hämorrhoidalgefässe enthält und für Dammabscesse von Bedeutung ist. Der Fascien sind drei: die *superficialis*, die *perinaea*, mit ihrem oberflächlichen und tiefen Blatt die zum Theil übereinander liegenden Muskeln überziehend, und die *F. pelvis*, welche eine Art Diaphragma im kleinen Becken bildet und von dem austretenden *Rectum* und dem Blasenhalse durchbohrt wird; Blasenhals und *Prostata* umhüllend, bildet sie das *Lig. pubo-prostaticum* und das *pubo-vesicale* jederseits.

Der erste Schnitt trennt Haut und Fascie; der zweite den *M. transvers. perin.* und den vorderen Theil des *Levator ani*, worauf auf der inneren Seite der *Bulbo-*, auf der äusseren der *Ischio-cavernosus* sichtbar werden. Ersterer wird mit dem Zeigefinger der linken Hand, mit dem man jetzt schon die Rinne der Sonde fühlt, nach innen und oben geschoben und dort zurückgehalten; während man unter diesem Finger, den man wiederholt zur Exploration der Sonde benutzt, mit dem Messer tiefer in die Wunde (unter dem *Bulbus* fort zur *Pars membran.*) dringt, bis endlich die Rinne deutlich in letzterer gefühlt wird.

Dritter Akt: Seitliche Eröffnung der Blase. Nachdem der Operateur mit seinem untersuchenden Finger die Rinne der Sonde noch einmal deutlich gefühlt, setzt er in dieselbe den Nagel des genannten Fingers, ergreift Rust's oder Langenbeck's Steinmesser so, dass der Daumen auf den Rücken, der Zeigefinger in die an am Griffe befindliche Vertiefung zu liegen kommt, und sticht dessen Spitze neben dem Fingernagel in die Rinne. Dass dieselbe sicher und vollständig eingedrungen ist, fühlt er an ihrer Berührung mit der Sonde.

Die rechte Hand ruhig haltend, nimmt er mit der linken dem Gehülfen die Leitungssonde ab, indem er die Hand desselben langsam von unten nach oben von der Sonde herunterschiebt, damit er durch Bewegung und Verrückung des Standes der Sonde nicht mit dem Messer aus der Rinne wieder herausgleite. Hat er den Griff der Sonde fest und sicher gefasst, so wendet er dessen Fläche genau nach der Richtung der äusseren Wunde, neigt ihn zugleich mehr nach sich, um den Schnabel der Sonde tiefer in die Blase zu schieben, hebt sie mit ihrer concaven Fläche gegen den Schamberg in die Höhe, um mehr vom After abzukommen, hält sie in dieser Richtung und Stellung fest und ruhig, und schiebt das Steinmesser, indem er dessen Griff immer mehr senkt, in der Rinne fort in die Blase. Der Schnitt fällt also möglichst seitlich, damit die Samengänge nicht verletzt werden, zum Theil durch die 8 bis 9 Linien lange *Pars membran.*, durch die 10 Linien bis 1 Zoll lange *Pars prost.* in den Blasenhals, und wird deshalb mindestens 1½ Zoll betragen.

---

## F. Operation der Phimosis.

Die Methoden richten sich hier nach den vorhandenen Ursachen und der durch diese bedingten Art des Uebels.

Die Verengerung kann nämlich ihren Grund haben:

1) Indem der Uebergang der äusseren in die innere Lamelle gleichsam einen Ring und damit eine zu enge Oeffnung der Vorhaut bildet, oder beide Lamellen auf grössere Strecke zu eng sind.

Hier wird man häufig mit der Incision des Ringes auskommen, oft wird man beide Lamellen weiter, ja bis zur *Coron. gland.* spalten und mitunter noch die so entstandenen Lappen abtragen müssen.

2) Im inneren Blatt des *Praeputium*, so dass dasselbe nur über einen kleinen Theil der *Glans* zurückgezogen werden kann.

Hier macht man die Incision der inneren Lamelle.

3) Die Vorhaut liegt trichterförmig verlängert vor der Eichel und ist wohl zugleich krankhaft entartet.

Hier macht man die Circumcision.

a. Incision beider Lamellen.

Der Operateur retrahirt mit seiner linken Hand das äussere Blatt der Vorhaut möglichst gegen die Wurzel des *Penis*, und führt darauf entweder das **Rust**'sche Fistelmesser mit zurückgezogener Spitze flach unter die Vorhaut bis zur *Corona glandis*, richtet die Schneide nach oben, stösst die Spitze durch, und durchschneidet. das Messer nach sich ziehend, die Vorhaut in einem Zuge; oder man lässt die Retraction durch einen Gehülfen ausführen — führt eine geölte Hohlsonde, mit der Furche der Eichel zugekehrt (damit die Spitze derselben keine Falte der inneren Lamelle fasse), unter die Vorhaut bis zur *Corona glandis*, dreht die Sonde jetzt mit ihrer Furche nach oben, schiebt die Spitze etwas nach aussen gegen die Vorhaut, damit dieselbe an dieser Stelle noch etwas gespannt wird. Darauf fasst man ein spitzes Fistelmesser wie zum Dilatiren, sticht es an der Spitze der Sonde durch die gespannte Vorhaut bis in die Rinne. schiebt es in derselben, indem man zugleich den Griff des Messers senkt, nach vorwärts, und durchschneidet so die Vorhaut.

Man spaltet die Vorhaut auf der Hohlsonde auch wohl von vorn nach hinten; allein der Kranke zuckt beim Beginn des Schnittes stets zurück und verhindert dadurch nicht selten die Operation. Dagegen mag er bei dem angegebenen Verfahren immer zurückziehen, er wird dadurch nur selbst zur Spaltung der Vorhaut mitwirken.

Sind nun die entstandenen Lappen sehr aufgewulstet oder anderweitig entartet, so trägt man sie mit der Scheere oder dem Messer ab (**Rust**) und vereinigt beide Lamellen durch einige Hefte, da deren Auseinanderweichen eine sehr grosse Wundfläche giebt. Das Nähen beider Lamellen ist überhaupt auch bei jeder anderen Methode anzurathen. — Oft genügt es, blos den angegebenen Ring durch eine kleine Scheeren-Incision einzuschneiden.

b. Incision der inneren Lamelle.

Der Kranke sitzt auf einem Stuhl; vor ihm steht der Operateur, spannt die enge Oeffnung der Vorhaut gegen die Eichel und schneidet den vorliegenden scharfen Rand der inneren Lamelle entweder mit einer guten Scheere oder dem Bistouri ein, zieht die Haut noch mehr zurück, wodurch sich das innere Blatt wieder deutlich über die Eichel spannt, und schneidet dasselbe wieder ein, und so fort, bis alle Spannung gehoben ist und die Vorhaut sich leicht über die Eichel zurück- und wieder vorschieben lässt. Auf diese Weise entsteht eine gleichsam subcutane Incision der inneren Lamelle.

c. Circumcision (Celsus).

Ein Gehülfe retrahirt mit einer Hand an der Wurzel des Gliedes die Haut, Daumen und Zeigefinger der anderen legt er von oben und unten an die Eichel, dass sie deren Spitze einige Linien überragen. Der Operateur fasst nun das verlängerte *Praeputium* zwischen Daumen und Zeigefinger seiner linken Hand oder auch mit der Balkenzange, und durchschneidet es zwischen seinem und des Gehülfen Finger in einem Zuge. Dabei bleibt die innere Lamelle in der Regel etwas gegen die äussere vorstehen, weshalb man den vorstehenden Theil entweder noch mit der Scheere abträgt oder blos der Länge nach einschneidet.

Nach der Operation lässt man kalte Umschläge machen und berücksichtigt den Zustand der Eichel.

Ricord hat in neuerer Zeit eine Zange mit durchbrochenen Branchen angegeben, welche theils das, besonders beim Scheerenschnitt, Ungetrenntbleiben der inneren Lamelle verhindern, theils das Anlegen der Hefte erleichtern soll. Mit der Zange soll (Fig. 41. *a*) der abzutragende Theil der Vorhaut erfasst, dann sollen die Hefte durchgelegt und nun der vor der Zange befindliche Theil

Fig. 41.

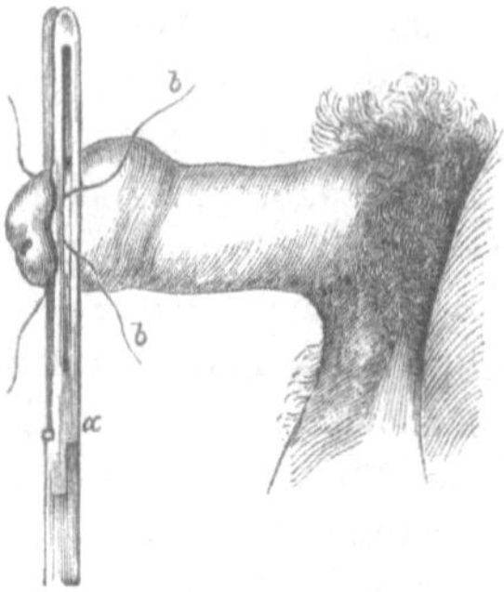


weggeschnitten werden. Darauf werden die auf der Eichel liegenden Hefte *b b* durchschnitten, wodurch aus je einem zwei Hefte werden (eins auf jeder Seite. Fig. 42).

Fig. 42.

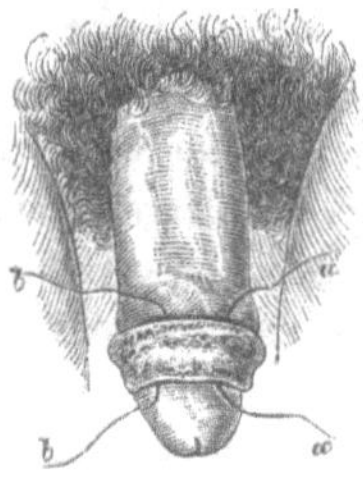


Eine ähnliche Idee ist schon früher von Rau bei der Operation des *Entropium* in ähnlicher Weise ausgeführt. Wir sind der Meinung, dass eine ungleiche Abtragung der Lamellen dadurch nicht verhindert wird. —

**Anmerkung.** Das Abtragen der Lamellen geschieht schräg von oben nach unten und vorn parallel dem Eichelrande und mit Schonung des *Frenulum*, aus dessen verletzter Arterie sonst, namentlich bei Kindern (Beschneidung), gefährliche Blutungen entstehen können.

---

## G. Operation der Paraphimosis.

Der vorhin angegebene Ring des *Praeputium* bewirkt hier in der Regel dicht hinter der *Corona glandis* die Einschnürung, während sich das innere Blatt ödematös aufgewulstet und die Einschnürung überdeckt hat (Fig. 43).

Fig. 43.

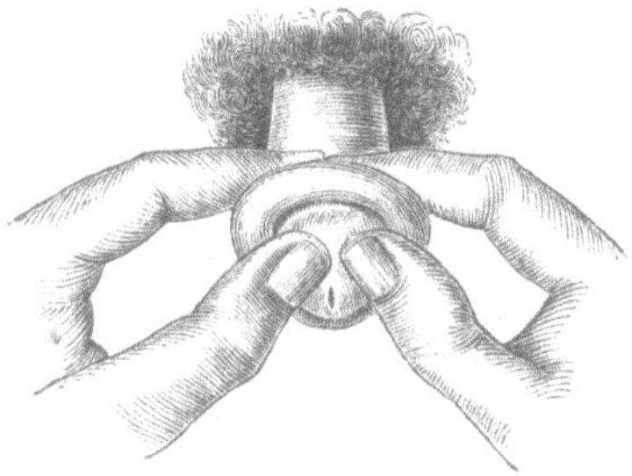

Um nun dieselbe zu heben, muss man den Ring des *Praeputium* an der einschnürenden Stelle durchschneiden, was man nach Richter auf folgende Weise ausführt:

Man hebt dicht hinter der Einschnürung und zur Seite des *Penis* mit der Pincette eine kleine Hautfalte auf, durchschneidet sie, führt von der entstandenen Oeffnung aus eine Hohlsonde unter die Strictur und durchschneidet diese auf der Sonde. Die Sonde soll offenbar die *Corp. cavern.* schützen; indess man wird bei ihrem Einführen dieselben nothwendig zerbohren.

Deshalb verfährt man einfacher und zweckmässiger nach Bell, wenn man auf folgende Weise aus freier Hand einschneidet:

Ein Gehülfe legt seinen Zeigefinger an der betreffenden Stelle auf die Aufwulstung und zieht diese von der Einschnürung ab, wodurch er zugleich die Haut spannt. Der Operateur spannt die Haut hinter der Strictur an und durchschneidet diese mit kräftigen Messerzügen.

Eine Verletzung der *Corp. cavern.* braucht man nicht zu fürchten, weil der feste fibröse Ueberzug derselben sie dagegen schützt. Nur muss man seitlich am *Penis* einschneiden und nicht in der Mitte desselben, wegen der dort verlaufenden Gefässe und Nerven.

Anmerkung. Vorher versucht man natürlich die Reposition, welche in den meisten Fällen gelingt. Es sind verschiedene Repositionsmanöver angegeben. Das Fig. 43 abgebildete ist das gebräuchlichste. Einige rathen, die Verkleinerung der Eichel durch vorhergehende comprimirende Umwickelung mit einer schmalen Binde zu bewirken. Ich empfehle, an der Einschnürung die Stelle aufzusuchen, wo der ödematöse Wulst am kleinsten ist, und hier mit Hülfe der Fingernägel zuerst die Strictur über den Wulst zu bringen. Gelingt dies (und ich habe es in schwierigen Fällen verhältnissmässig leicht zu Stande gebracht), so schlüpft der übrige Theil sehr leicht zurück.

---

## H. Amputatio penis.

Die Trennung des *Penis* vom Körper geschieht entweder 1) durch die Ligatur oder 2) durch den Schnitt.

Das Abbinden wurde zuerst von Ruysch vorgeschlagen, von Heister u. A. ausgeführt und in neuerer Zeit von Gräfe verbessert und empfohlen. Letzterer benutzte dazu sein Ligaturstäbchen, nachdem er vorher einen silbernen Katheter durch die Harnröhre in die Blase geführt hatte.

Diese Methode soll eine gute Wunde und einen schönen Stumpf geben, hat aber wohl nur wenig Anhänger.

Für die Amputation mit dem Messer haben wir zwei Methoden, je nachdem nämlich der *Penis* entweder dicht hinter der Eichel und in der Mitte, oder an der Wurzel abgeschnitten werden soll.

a. Dicht hinter der Eichel und in der Mitte.

Ein Gehülfe umfasst, ohne Verziehung der Haut, den hinteren Theil, der Operateur mit seiner linken Hand oder mit einer Balkenzange den abzuschneidenden Theil des *Penis*. Darauf fasst er das Amputationsmesser in die volle rechte Hand, setzt es mit seiner Schneidenspitze unter dem *Penis* an die gewählte Stelle (Rust), so dass also der *Penis* auf der horizontalen Schneide des Messers ruht, und schiebt dasselbe vorwärts bis zum Griffende. Durch diesen einen Zug (aber er muss kräftig und immer mit dem Amputationsmesser geführt werden, weil der *Penis* sich schwerer durchschneiden lässt, als man glaubt) wird gewöhnlich das Glied durchschnitten. Bleibt aber noch ein Theil nach oben undurchschnitten, so trennt man denselben dadurch, dass man das Messer wieder nach sich zieht.

Anmerkung. Von unten nach oben schneidet man deshalb, weil man beim umgekehrten Verfahren Gefahr läuft, dem Kranken in die Schenkel zu schneiden.

b. Am hinteren Theil.

Nach Langenbeck. Ein Gehülfe fixirt den *Penis* an der Wurzel, der Operateur am vorderen Theil, und durchschneidet darauf mit senkrecht aufgesetztem Messer den *Penis* von oben nach unten zur Hälfte. Durch das vorliegende *Septum* der *Corp. cavern.* zieht er jetzt eine Schlinge und übergiebt diese dem Gehülfen.

Darauf erhebt der Operateur den *Penis* senkrecht, legt das Messer wieder in den ersten Schnitt und schneidet ihn jetzt horizontal vollständig durch.

Durch das Anlegen der Ansa wird das Wegschlüpfen des *Penis* in den Hodensack, was immer geschehen würde, und Bluterguss in denselben verhütet.

Die Gefässe werden nach der Amputation unterbunden und nicht, wie Schreger, der in abgesetzten Zügen schneiden will, angerathen, vor und während der Operation.

Es ist wohl schwierig, in der tiefen und stark blutenden Wunde die Gefässe aufzufinden und zu unterbinden.

Anmerkung. Um sich nach der Operation das erschwerte Einführen des Katheters zu ersparen, kann man vorher einen elastischen in die Blase schieben, bei der Operation mit durchschneiden und nachträglich etwas vorziehen. In Bezug auf die Vorhaut ist noch zu bemerken, dass man weder mit Schonung noch Verschwendung derselben operirt. Ueberhängt sie nach der Operation den Stumpf zu sehr, so trägt man sie nachträglich ab.

---

## I. Die Castration.

Bei der Entfernung eines kranken Hoden hat man zweierlei Rücksichten zu nehmen:

1) auf den Zustand des Samenstranges, seine Theilnahme an dem vorhandenen Krankheitsprozess;
2) auf die Beschaffenheit der äusseren Scrotalhaut;

a. Berücksichtigung des Samenstranges.

Man spaltet zuerst die äussere Haut in der Länge des Samenstranges und des kranken Hoden, und zwar mittelst Bildung zweier Hautfalten. Die erste wird wie beim Leistenbruch gebildet, nur dass man hier das *Tub. pubis* als oberen Grenzpunkt annimmt. Nach ihrer Durchschneidung legt man an den unteren Wundwinkel beide Zeigefinger, beide Daumen auf den Grund des Hoden, hebt die Falte auf und durchschneidet sie in der Richtung von innen und oben nach aussen und unten, so dass beide Schnitte jetzt einen bilden.

Die Isolirung des seiner ganzen Länge nach vorliegenden Samenstranges geschieht nun von oben nach unten auf folgende Weise:

Daumen und Zeigefinger, mit ihren Spitzen genähert, setzt man seitlich neben den Samenstrang und schiebt denselben durch Entfernung beider Finger von einander entweder nach innen oder aussen, und kommt seiner Lösung von dem ihn umgebenden lockeren Zellstoff durch seichte Messerschnitte zu Hülfe. So verfährt man erst auf der äusseren, dann auf der inneren Seite. Jetzt überzeugt man sich von seinem Zustande. Findet man ihn bis hoch oben in den Krankheitsprozess hineingezogen, so kann man ihn total unterbinden; oder dies ist nicht der Fall, und man will die *Art. spermatica* isolirt unterbinden. Letzteres ist wohl immer vorzuziehen, weil bei totaler Unterbindung fast immer Nervenzufälle entstehen. —

Im ersten Falle führt man eine Aneurysmanadel mit einer Ligatur versehen an der bestimmten Stelle unter ihm durch und unterbindet ihn, wozu man sich auch Gräfe's Ligaturstäbchen bedienen kann.

Im zweiten Falle fasst ihn oben ein Gehülfe, der Operateur unterhalb, in gehöriger Entfernung vom Hoden; der Gehülfe hält ihn sicher und fest (er schlüpft leicht in die Bauchhöhle), während der Operateur das Messer flach unterführt, die Schneide nach oben richtet und ihn mit einem Zuge durchschneidet.

b. Berücksichtigung des *Scrotum*.

Will man den Hoden 1) mit Erhaltung des *Scrotum* entfernen (Celsus), so hält der Operateur sogleich den abgeschnittenen Theil fest, zieht ihn stark an und schält den Hoden durch Schnitte, die immer gegen denselben gerichtet sind, aus.

Oder 2) man will den entsprechenden Scrotaltheil mit fortnehmen (Zeller, Rust).

Hier kann man gleich nach der Durchschneidung des Samenstranges erst die Unterbindung der Arterie vornehmen. Ist dies geschehen, so umfasst der Operateur mit beiden Händen die Hoden und zieht sie etwas auseinander, wodurch er das ganze *Scrotum* gleichmässig anspannt, lässt den gesunden darauf von einem Gehülfen zurückhalten, so dass dieser zugleich die Scheidewand schützt, während er selbst den kranken mit dem umfassten Scrotaltheil in seiner linken Hand behält. Beide ziehen das Gefasste gleichmässig an; der Operateur greift unter seiner Hand durch nach dem Griff des ihm von einem Gehülfen vor seiner linken Hand und vor dem Schenkel des Kranken gereichten Amputationsmessers, und den hinteren Theil desselben ansetzend, schneidet er den Hoden mit dem gefassten Scrotaltheil in einem Zuge und mit sorgfältiger Berücksichtigung der Scheidewand ab. — Bei ausgedehnter Verwachsung und grosser Geschwulst wird man ihn indess besser und vorsichtiger wie eine degenerirte Drüse herausschälen.

# VI. Capitel.

## Operationen an den Extremitäten.

---

### A. Amputatio artuum.

Allgemeines über die Amputationen.

a. Rücksichtlich der Technik.

Wenn der Operateur sich überhaupt bei jeder Operation mit einer gewissen Gewandtheit oder dass ich so sage Gelenkigkeit bewegen soll, die jedoch weit entfernt von einer affectirten Behändigkeit sein muss: so kommt dies besonders bei den Amputationen und Exarticulationen in Betracht.

Die Erlangung technischer Fertigkeiten ist nun zwar für den Einen mit weit grösseren Schwierigkeiten verknüpft als für den Anderen, dem eine gewisse Gewandtheit und vor Allem eine manuelle Fertigkeit mehr oder weniger angeboren ist. Allein es kommt auch hier nur darauf an, dass das Regelnde mit dem eigentlichen Interesse erfasst, dass man, je grösser das ursprünglich Widerstrebende, mit um so mehr Sorgfalt auf Einzelheiten und scheinbar unwesentliche Kleinigkeiten achtet.

Selbst dem oft vorhandenen Mangel an Gelegenheit zu hinlänglicher Uebung kann man dadurch begegnen, dass man die hier erforderlichen Fertigkeiten und Handgriffe zum Theil für sich auf der Stube, oder der Eine am Anderen sich einüben kann. Mag man immerhin einwenden, dass das Genie sich nicht an die Regel kehre. dass man bei einer Operation sich um so weniger an Regel und Methode binden könne, als im nächsten Augenblick schon eine Veränderung beider nothwendig werden kann; dies gerade ist es, was die vollkommene Beherrschung beider so nothwendig macht, und gerade diese Beherrschung, diese zur natürlichen Fertigkeit gewordene Regel wird Veranlassung, dass das Handeln den Anschein von Regellosigkeit erhält.

Wir wollen versuchen, folgende hierher gehörige Punkte zur übersichtlichen Beachtung zusammenzustellen. Beim Studium dieser Operation selbst wolle man sich der praktischen Uebersicht wegen die Fragen: weshalb. wann, wo, wie soll amputirt werden und wie ist die Nachbehandlung zu leiten? vollständig beantworten.

Hat der Operateur sich über die Wahl einer auszuführenden Methode ontschieden, so hat er

1. seine Assistenten anzustellen (conf. S. 11). Bei der Amputation grösserer Glieder braucht er deren fünf, von denen zwei bei der Operation thätig sind. einer das Chloroformiren, der vierte das Tourniquet besorgt und der fünfte Instrumente reicht.

2. Hat er seine Stellung zum Kranken während der Operation zu berücksichtigen. Er kann sich oft selbst im Wege stehen und beachte deshalb die allgemeine Regel, dass das zu amputirende Glied ihm zur rechten Hand abfallen soll. Hiervon macht nur die Amputation des linken Unterschenkels nach Verduin eine Ausnahme (s. diese), und wenn man bei der Amputation des linken Oberschenkels etwa aus Raumbeschränkung

nicht zwischen den Schenkeln des Kranken stehen könnte. Ferner hat er in der Regel den einen oder den anderen Fuss vorgesetzt, weil dadurch die Bewegungen des Körpers mehr Sicherheit und Gewandtheit erhalten.

3. Ist der richtige Gebrauch seiner assistirenden Hand von Wichtigkeit.

Er wisse stets, wie und wozu er sie brauchen will, was besonders bei den Lappenschnitten, hauptsächlich aber auch bei den Exarticulationen in Betracht kommt.

4. Die Haltung und Führung des Messers. Besonders im Anfange fasst und führt man dasselbe, selbst unbewusst in der Regel, mit einer gewissen krampfhaften Muskelspannung, wodurch die nothwendige Beweglichkeit, vor Allem im Handgelenk, beeinträchtigt und die Ausführung der Operation ausserordentlich erschwert wird. Dies krampfhafte und ungelenke Fassen und Halten gilt auch zum Theil von der assistirenden Hand. Man operirt gleichsam mit dem ganzen Körper und darf sich deshalb nicht wundern, nach einer an sich so geringen Kraftanstrengung wie im Schweiss gebadet zu sein.

Man wolle berücksichtigen, dass fast keine Operation eines grossen Kraftaufwandes bedarf; die stärksten Muskelpartien durchdringt ein gewandt und regelrecht geführtes Messer mit der grössten Leichtigkeit und scheint sich dabei gleichsam spielend in der kunstgeübten Hand zu bewegen.

Man fasse demnach das Messer, wenn auch sicher, so doch nie krampfhaft, was man daran prüfen kann, dass die nöthige Beweglichkeit im Handgelenk unbeeinträchtigt ist, und werfe von Zeit zu Zeit einen relaxirenden Blick auf die unnöthige Theilnahme seines gesammten Körpers.

Man beginne die Schnitte stets nach den angegebenen

Regeln und achte darauf, dass sie immer mit der nöthigen Ruhe zu einem bestimmten Zwecke und mit gehörigem Erfolge geführt werden.

In den meisten Fällen soll das Messer immer im Zuge schneiden, wobei darauf zu achten, dass man während des Schnittes dasselbe nicht zu stark aufdrücke, wozu man besonders Neigung hat, weil dadurch sein freier Zug gestört wird.

Daher kommt es denn auch, dass man z. B. bei den Zirkelschnitten das Messer mit aller Gewalt um das Glied herumführt, und sich trotzdem wundern muss, kaum ein Drittel des Beabsichtigten, und dies wiederum mit Brücken, durchschnitten zu haben. Hier hat man aber das Messer immer andrückend um den Knochen gleichsam herumgewälzt, statt dasselbe in einem freien, leichten, immer gegen sich gerichteten Zuge herumzuführen.

Sticht man behufs der Lappenbildung das Messer ein, um es in sägenden Zügen nach aussen zu führen, so ist darauf zu sehen, dass diese Züge immer möglichst lang ausfallen, dass dabei das Messer stets in perpendiculärer Richtung zum Gliede bleibt, dass es sich beim Zurückziehen und Vorwärtsschieben nicht von den vorderen Wundwinkeln entferne, weil sonst leicht Zacken entstehen. Denn man beabsichtigt

5. überall eine glatte Schnittfläche zu erhalten, besonders aber an den Theilen, die sich später wieder vereinigen sollen. Deshalb vermeide man das wiederholte Einschneiden der genannten Theile und Flächen, was leicht beim Umschneiden der Knochen, besonders der zweiröhrigen, und beim Gebrauch der Säge geschehen kann.

6. Nach der Trennung der Weichgebilde hat man die Retractionsbinde anzulegen, die für einröhrige Knochen zwei-, für zweiröhrige dreiköpfig ist.

Der ungetheilte Kopf derselben soll beim einfachen Lappen am Vorderarm und Unterschenkel stets auf den gebildeten Lappen zu liegen kommen. Hiernach richtet sich die Einführung des mittleren Bindenkopfes, der mit der Pincette an seiner Spitze gefasst, zwischen den beiden Knochen durchgeführt wird, und zwar am Unterschenkel von hinten nach vorn, am Vorderarm von der Volar- nach der Dorsalseite hin. Durchgeführt soll er nach der Axe des Gliedes an demselben hinaufgelegt und darauf die beiden äusseren Köpfe auf ihm scharf gekreuzt angelegt werden. Bei Anlegung der zweiköpfigen Binde lässt man den ungetheilten Kopf nach unten fallen, und kreuzt die beiden anderen so, dass auch hier der Stumpf vollständig gedeckt ist. Der Gehülfe umfasst darauf über der Binde selbst den Stumpf und führt zugleich die Retraction der Weichgebilde aus, während der Operateur den Knochen nahe an der Binde behufs der Trennung der Beinhaut umschneidet und darauf

7. zum Gebrauch der Säge schreitet. Diese setze man stets senkrecht und mit ihrem hinteren Theil zuerst auf, und zwar an dem aufgesetzten Nagel des linken Daumen, dessen man sich dabei als Leitung und zugleich zum Schutze der Weichgebilde bedient. Jetzt zieht man sie in einem langen Zuge nach sich und schiebt sie ebenso zurück, lässt darauf die Züge schneller, und wenn man beinahe durchgedrungen ist, wieder langsamer werden; während der das abfallende Glied haltende Gehülfe dasselbe zuletzt ein wenig hebt.

Der Knochen soll horizontal zur Axe des Gliedes, vollständig und glatt durchschnitten werden und möglichst hoch an den Weichtheilen, damit er nicht vorsteht, sondern nach Entfernung der Retractoren gleichsam in die Weichtheile hineinschlüpft.

8. Ist dann die Unterbindung der Gefässe und die

Anlegung des Verbandes vorzunehmen. Zu unterbinden hat man zuerst die Hauptarterie und deren Hauptäste, ohne das Tourniquet zu lüften. Darauf merkt man sich bei Lüftung des Tourniquet den Ort eines spritzenden Gefässes, und unterbindet so lange, bis keins mehr spritzt. Den einen Ligaturfaden schneidet man dicht am Knoten ab, der andere wird auf dem kürzesten Wege aus der Wunde herausgeführt.

Anmerkung. Kluge pflegte mit Recht viel Gewicht darauf zu legen, dass sich der Operateur kurz vor einer Operation, wenn irgend möglich, auf keine Weise anstrengen müsse, wozu er z. B. durch Tragen oder Lagerung des Kranken etc. leicht veranlasst werden könne, weil ihm daraus ein Zittern der Hand und somit eine störende Unsicherheit entstehe.

b. Rücksichtlich der Methoden.

Im Allgemeinen kann über die Verschiedenheit der für ein und dieselbe Operation angegebenen Methoden, so wie über den dazu gehörigen Instrumentenapparat gesagt werden, dass der hellblickende Verstand des Operateurs durch einen speziellen Fall geleitet sie hervorrief, und der günstige Erfolg ihnen in der Ausführung und Ueberlieferung einen dauernden Platz sicherte. Der therapeutische Zweck, der durch sie realisirt werden soll, entscheidet über ihren Werth oder Unwerth und tritt vernichtend dem Spiele der Eitelkeit gegenüber, die hier, wie überall, nur zu gern ihre Rechnung zu finden gesucht hat.

Für das Studium aber ist uns die Beachtung der geschichtlichen Entwickelung der genannten Methoden von Wichtigkeit und Interesse erschienen, und wir wollen deshalb rücksichtlich der hier in Betracht kommenden versuchen, eine kurze historische Uebersicht derselben zu geben, sowie ihre therapeutische Würdigung kurz anzuführen. Die Beschreibung jedoch wird bei der Amputation der einzelnen Glieder gegeben werden.

Den therapeutischen Zweck, welchen wir als das leitende Prinzip ausgesprochen und auch hier durch die einzelnen Methoden hindurch zu verfolgen haben, können wir rücksichtlich des operativen Eingriffes selbst darin setzen: der Wunde eine angemessene Form zu geben, um die schnelle und vollständige Heilung und eine hinreichende Bedeckung für den entblössten Knochen zu erzielen. Hiernach sind zwar die Methoden auf verschiedene Weise ausgeführt, jedoch im Wesentlichen nicht verändert worden.

Dieser Hauptmethoden giebt es drei: der Zirkelschnitt, der Lappenschnitt und die Ovalärmethode.

1. Der Zirkelschnitt.

Er zerfällt zunächst in den einfachen und doppelten oder zweizeitigen *(en deux temps)*.

a. Der einfache Zirkelschnitt, auch der Celsische genannt, ist die älteste und mehr als 1500 Jahre allein geübte Methode. Man durchschneidet in einer Kreislinie, $1\frac{1}{2}$ bis $2\frac{1}{2}$ Zoll unterhalb der Durchsägungsstelle, sämmtliche Weichtheile bis auf den Knochen, lässt sie dann stark zurückziehen und durchsägt jenen dicht an den zurückgezogenen Muskeln. — Von diesem Schnitt hat man behauptet, dass er in vielen Fällen dem Knochen keine hinreichende Bedeckung gewährt, so dass ein späteres Hervorragen und Durchtreten desselben entstehe, und ihn deshalb höchstens angewendet bei mageren und entkräfteten (daher leicht verwundbaren) Individuen, mit schlaffer und sehr dehnbarer Haut und Muskulatur, und bei mehreren Amputationen kleinerer Gliedmassen.

Den genannten Uebelständen sollte nun

b. der zweizeitige Zirkelschnitt *(amputation en*

*deux temps)* abhelfen, welcher von Cheselden und Petit zugleich ausgeführt worden sein soll. Hier soll man zuerst den Hautschnitt (nach Petit 1 Zoll unter der Durchsägungsstelle des Knochens) ausführen, diese darauf stark retrahiren lassen und dicht am Rande derselben die Muskeln durchschneiden.

Hierdurch werden nun zwar schon mehr Weichgebilde zur Deckung des Stumpfes erhalten; jedoch die Ersparung der Muskulatur und die durch diese gebotene Bedeckung für den Stumpf ist in vielen Fällen, besonders aber bei den zweiröhrigen Knochen, doch noch zu gering. Für die einröhrigen begegnete deshalb Boyer diesem Mangel durch das nachträgliche Herausschneiden des Muskelkegels, wodurch der Stumpf mehr die Trichterform erhält. Dieser Muskelkegel soll nämlich nach der Durchschneidung der Muskeln durch deren starke Retraction gebildet und am Rande derselben durchschnitten werden.

Anwendung: Ihre Anwendung findet diese Methode bei rigiden, nicht zu muskulösen, aber leicht verwundbaren Individuen; an den beiden unteren Drittheilen des Oberarms; am Oberschenkel nahe über dem Knie; am Unterschenkel über und unter der Wade; am Vorderarm knapp über dem Handgelenk, sowie in allen den Fällen, wo die Amputationswunde durch Eiterung (?) geheilt werden soll.

Für die zweiröhrigen Knochen, besonders für den Unterschenkel, musste jedoch, wie schon bemerkt, bei den genannten Methoden die Deckung des Stumpfes noch oft besondere Schwierigkeiten darbieten, zumal da der Boyer'sche Kegel hier nicht in Ausführung kommen kann. Deshalb lag es wohl nahe, diese Bedeckung hauptsächlich am Unterschenkel aus der Wade zu nehmen, und so kam

2. der Lappenschnitt in Anwendung, dessen Er-

findung für die zweiröhrigen Knochen deshalb auch der des zweizeitigen Zirkelschnittes voranging, und zwar hat Lowdham den einfachen Lappenschnitt nach der Mitte des 17. Jahrhunderts in Ausführung gebracht.

Der doppelte Lappenschnitt war ursprünglich für den Unterschenkel berechnet, wurde aber im ersten Drittheil des vorigen Jahrhunderts von Ravaton und Vermale auch auf den Oberschenkel übertragen.

Diese Methode bildet eine vorzügliche Fleischdecke für den Knochen und begünstigt die schnelle Vereinigung der Wunde vor allen andern.

Anwendung:

a. des einfachen Lappenschnittes. Dieser soll im Allgemeinen angewendet werden am fleischigen Theile des Vorderarms und am Unterschenkel in der Gegend der Wade, an welchen Theilen Haut und Muskulatur wegen der festen Verwachsung mit den doppelten Knochen und dem *Lig. inteross.* nicht stark genug retrahirt werden können; und am Oberarm und Oberschenkel in den Fällen, wo die Haut an der einen oder anderen Seite höher hinauf destruirt ist;

b. des doppelten Lappenschnittes. Dieser hingegen soll angewendet werden bei nicht zu vulnerablen und entkräfteten Subjecten und wo durch schnelle Vereinigung geheilt werden soll; besonders am oberen Drittheil des Oberschenkels und Oberarms, wo der Nachblutung durch Tamponade mittelst der Lappen vorgebeugt werden soll. Letzteres ist besonders im Kriege wichtig, wo durch den Transport Nachblutungen aus der Markhöhle häufig sind.

Wir sehen also beim Zirkelschnitt und seinen verschiedenen Variationen als Hauptzweck den verfolgt, ein hinlänglich grosses Polster und zugleich eine durchweg glatte Trichterwunde zu bekommen. Diesen Forderungen wollte Celsus' Schnitt nicht genügen. Aber auch mit der Wundform des zweizeitigen Zirkelschnittes war man nicht zufrieden, und suchte den Trichter durch mehrmaliges Durchschneiden der Muskulatur (Treppenschnitt) oder Allanson durch seinen Hohlschnitt zu verbessern, bis endlich Boyer dies durch den angegebenen Fleischkegel am besten leistete, weshalb auch die Bestrebungen von Treppen-, Hohl- oder Trichterschnitt so gut als verlassen sind.

In Bezug auf die Zirkelmethode endlich sind die Bemerkungen Bierkowski's (Chir. Erfahrungen I. Heft. Berlin, 1847) nicht ohne Interesse. Er giebt auf einer Tabelle ideelle Abbildungen von Längsdurchschnitten des Zirkelschnittes und zeigt den Unterschied der Wunde auf, welche man an lebenden und todten Stümpfen erhält. Der Grund dieses Unterschiedes liegt nach Bierkowski in der eigenthümlichen Kraft, vermittelst der sich der Muskel des Lebenden beim Durchschneiden contrahirt, während an der Leiche die Schnittwunden bleiben, wie sie der Operateur gemacht hat. Besonders stark sollen sich die dem Knochen zunächst gelegenen Muskeln contrahiren, während die an der Peripherie des Gliedes dies nur sehr wenig thun, weil sie daran durch die gegenseitigen Verbindungen der Haut mit der Fascie und dieser mit den Muskelscheiden etc. gehindert werden. Indem nun so die Fleischmassen von der Peripherie zum Knochen eine stufenweis zunehmende Contraction machen, soll man bei Celsus' Zirkelschnitt eine sehr schöne gleichmässige Trichterwunde erhalten, in deren Tiefe der Knochen liegt. Schlechter schon falle die Wunde beim zweizeitigen Zirkelschnitt aus und am schlechtesten beim Trichterschnitt. Dies habe man bei dem Studium dieser Methoden an der Leiche übersehen und deshalb Celsus' Schnitt mit Unrecht den anderen nachgesetzt.

Auch der Lappenschnitt hat rücksichtlich der beiden Hauptbedingungen: gutes Polster und schöne Wunde, seine Variationen erfahren. Man hat nach der Oertlichkeit des Gliedes und der örtlichen Beschaffenheit der Weichgebilde bald 1—2—3 Lappen gebildet; man hat ihre Grösse verschieden ausfallen lassen, besonders Langenbeck, dessen Lappenform Scoutetten 1827 zu seiner Ovalärmethode für die Exarticulationen geführt haben dürfte, während endlich Blasius' Schrägschnitt sich als ein auf die Amputationen übertragener Ovalschnitt ansehen lässt, bei dem nur die Wundenvereinigung anders ausfällt.

3. Die Ovalärmethode steht gleichsam in der Mitte zwischen Zirkel- und Lappenschnitt und vereinigt so vielleicht die Vortheile beider. Schliesslich sei bemerkt, dass man der einen oder anderen Methode im speziellen Fall immer, im Allgemeinen niemals den Vorzug geben darf.

---

# Amputation der einzelnen Glieder.

## 1. Amputatio brachii.

### a. Zweizeitiger Zirkelschnitt nach Rust.

Haut- und Muskelschnitt werden in zwei Halbzirkelschnitten vollendet.

Assistenten. Ein Gehülfe umfasst den ausgestreckten und etwas flectirten Oberarm oberhalb, ein zweiter dicht über dem Ellenbogengelenk, so dass sie die Haut spannen und die gleichmässige Rundung des Armes durch sanften Druck vermehren.

Der Operateur tritt mit dem rechten Fuss vor, legt seine linke Hand auf die Hände des oberen Assistenten, greift mit dem nicht ganz in die volle Hand gefassten Messer unter den Arm und so weit durch, dass seine Schulter fasst unter das zu amputirende Glied zu stehen kommt.

1. Hautschnitt. Er setzt den hinteren Theil des Messers senkrecht auf die Haut, schiebt es etwas vor, so dass es die Haut durchschneidet, zieht es nun von innen nach aussen ohne Druck herum, und lässt in der Mitte die Spitze nach oben ausstreichen. Darauf geht er über den Arm hin, setzt es wieder im Anfangspunkt des ersten Schnittes senkrecht auf und zieht es wieder nach unten und aussen, so dass beide Schnitte vereinigt werden.

Anmerkung. Man achte beim Herumführen des Messers darauf, dass immer sein möglichst hinterer Theil schneidet, dann wird man am besten am Herumwälzen desselben gehindert.

Ist auf diese Weise die Haut überall durchschnitten, so zieht sie sich durch die Spannung der Gehülfen weit genug zurück. Findet sich jedoch noch irgendwo eine Adhärenz, so trennt man dieselbe durch einen leichten Schnitt mit demselben Messer.

Anmerkung. Das Lospräpariren der Haut nach dem Hautschnitte dürfte nur dann zu rechtfertigen sein, wenn dieselbe nicht verschiebbar wäre, weil dadurch hauptsächlich ihre Gefässe und somit ihre Ernährungsquellen zerstört werden.

2. Muskelschnitt. Am Rande der zurückgewichenen Haut wiederholt man die beiden angegebenen Messerzüge, welche die Muskeln bis auf den Knochen trennen.

und deshalb etwas kräftiger geführt werden müssen. Man setzt das Messer demnach wieder wie vorhin mit dem hinteren Theile auf, schiebt es bis an's Griffende durch die Muskeln bis auf den Knochen und vollführt nun wie vorhin die beiden Schnitte. Um darauf dem Stumpfe die Trichterform zu geben, lässt man die durchschnittenen Muskeln desselben stark nach oben ziehen, umfasst mit dem linken Zeigefinger und Daumen den hervorragenden Muskelkegel, durchschneidet ihn dicht an den assistirenden Fingern durch zwei wie oben geführte Schnitte, und schiebt das Durchschnittene sogleich mit den angelegten Fingern nach abwärts, um den Knochen frei zu machen.

Darauf legt man

3. die Retractionsbinde an, durchschneidet die Beinhaut durch gleiche Messerzüge und sägt endlich den Knochen durch.

Zu unterbinden hat man die *Arteria brachialis* und *brachialis profunda*, und bei abnorm hoher Spaltung der *brachialis* statt ihrer die *radialis* und *ulnaris*.

b. Zweizeitiger Zirkelschnitt nach Cheselden, Petit.

Haut- und Muskelschnitt werden in einem Zuge um das Glied vollendet.

Assistenten wie vorhin.

Der Operateur fasst mit Daumen und Zeigefinger der linken Hand den Rücken des Messers in der Mitte, so dass der Griff nach oben sieht, tritt mit dem rechten Fusse vor, setzt die Schneide an der respectiven innern oder äussern Seite des Gliedes senkrecht auf, greift, sich auf das rechte Knie niederlassend, mit der rechten Hand zwischen Pro- und Supination unter dem Gliede durch nach dem Griffe des Messers, denselben mit Daumen und den drei ersten Fingern erfassend, schiebt darauf das Messer nach abwärts bis an's Heftende durch die Haut, und zieht es nun nach oben, unten und, sich wieder erhebend, nach sich, so dass der Schnitt im ersten Wundwinkel endet.

Die Finger der linken Hand ruhen anfänglich auf dem Rücken des Messers, dann werden sie auf die Hand des oberen Assistenten gelegt.

Die Haut wird darauf, wie bei der vorigen Methode, zurückgezogen, und am Rande derselben der eben beschriebene Schnitt zur Trennung der Muskeln wiederholt, der auch hier wieder kräftiger ausgeführt werden muss. Alles Uebrige wie vorhin.

Anmerkung. Rust sagt wohl mit Recht über diese Methode: „es sei unnütz, sich mit Einem Schnitte zu quälen, wenn man auf eine leichtere Weise und in kürzerer Zeit mit zwei Schnitten denselben Zweck erreichen könne, ganz abgesehen davon, dass man mit Einem Schnitte schwerlich immer die Trennung der Haut in gleichmässiger Tiefe zu bewirken im Stande ist, und es auch einige Uebung voraussetzt, wieder genau in den Anfang des Schnittes zu kommen. Ferner biete sein Schnitt noch die Bequemlichkeit, dass der Wundarzt stehend operiren könne."

### c. Doppelter Lappenschnitt nach Vermale.

Beide Lappen sollen gleich gross werden, 2 Zoll Länge erhalten, oder ein Drittheil des Umfanges des Gliedes betragen, und der äussere soll zuerst gebildet werden. Nach der Bildung der Lappen trennt ein zweizeitiger Zirkelschnitt nach Rust, an der Basis der Lappen herumgeführt, die noch vorhandenen Weichgebilde.

#### 1. Bildung der Lappen.

Assistenten. Der Arm wird abducirt, so dass die Hand zwischen Pro- und Supination steht. Ein Gehülfe, am Kopfende des Armes und dem Operateur gegenüber stehend, umfasst den Arm so, dass er die Streckmuskeln nach aussen, die Beugemuskeln nach innen presst. Dies bewirkt er dadurch, dass er die Daumen nach oben und parallel zur Axe des Armes, die übrigen Finger nach unten legt, so dass beim Zusammendrücken die Daumen neben den Knochen zu liegen kommen.

Ein zweiter fixirt den mässig flectirten Arm über dem Ellenbogengelenk.

Der Operateur umfasst vor der Hand des Assistenten die nach aussen gedrückte Muskelpartie mit der linken Hand, den Daumen nach oben, zieht sie noch mehr vom Knochen ab, fasst das zweischneidige Messer wie einen Dolch, den Daumen auf dem Griffe, setzt die Spitze senkrecht mitten auf das Glied, sticht ein und führt das Messer an der äusseren Seite des Knochens herum, auf der unteren wieder heraus, richtet die Schneide jetzt schräg nach aussen und schneidet in sägenden Zügen den Lappen rund aus. Darauf fasst die assistirende Hand auf dieselbe Weise die innere Muskelpartie; der Operateur setzt die Spitze des Messers wieder in den oberen Wundwinkel, geht behutsam an der innern Seite des Knochens herum — im unteren Wundwinkel wieder aus, und bildet wie vorhin den zweiten Lappen.

Der obere Assistent schlägt darauf die Lappen zurück und der Operateur vollführt an deren Basis

2. den Zirkelschnitt.

Hierauf wird

3. die Retractionsbinde von unten her angelegt, so dass der ungetheilte Kopf den einen, die andern beiden Köpfe den zweiten Lappen bedecken.

4. Trennung des *Periosteum* und Durchsägen des Knochens wie oben.

d. Doppelter Lappenschnitt nach Langenbeck.

Der erste Lappen wird an der Seite gebildet, an welcher der Operateur steht.

Bildung der Lappen.

Assistenten wie bei c.

Der Operateur fasst den Griff des Messers mit dem Daumen und den drei ersten Fingern der rechten Hand, tritt mit dem linken Fusse vor, und umfasst mit Daumen und Zeigefinger (Daumen unten, Zeigefinger parallel über ihm, die übrigen Finger ausgestreckt) die respective äussere oder innere Muskelpartie etwas schräg von unten nach oben. Jetzt setzt er die Spitze des Messers mit schräg gegen den Knochen gerichteter Schneide an, schiebt es vor und parallel zu den aufgelegten Fingern nach oben, und zieht es darauf zur Erde, so dass oberer und unterer Wundwinkel correspondiren.

Durch diese beide Bewegungen muss er bis auf den Knochen gedrungen und so der Lappen gebildet sein.

Hierauf greift er mit der assistirenden Hand in einem Bogen über den Arm nach der anderen Seite, umfasst (den Daumen nach oben) die Muskelpartie dieser Seite wieder schräg von unten nach oben, geht mit dem Messer unter dem Arm durch und bildet auf gleiche Weise den zweiten Lappen, bleibt darauf gleich mit dem Messer an dieser Seite und vollführt, nachdem der Gehülfe die Lappen zurückgeschlagen, den Zirkelschnitt.

Alles Uebrige wie bei c.

Langenbeck nennt dies Verfahren zur Unterscheidung von der Amputation durch den Zirkelschnitt *Exstirpatio ossis.* Denn die Lappen sollen nicht gross werden; die sie deckende Haut muss einen Bogen bilden, wodurch diese Methode eine sehr gute Wunde giebt, der besonders bei der seitlichen Compression der Weichgebilde im oberen und unteren Winkel die wulstigen Ränder fehlen, die beim Zirkelschnitt immer vorhanden sind.

### e. Ovalärschnitt nach Langenbeck.

Die Assistenz wie beim Zirkelschnitt.

Der Operateur ergreift das kleine Langenbeck-sche Amputationsmesser zwischen Daumen und Mittelfinger, der Zeigefinger ruht auf dem Rücken. Er setzt den rechten Fuss vor, umfasst mit seiner linken Hand dicht oberhalb der Amputationsstelle den Arm, setzt das Messer schräg zum Knochen und schräg zur Längenaxe des Gliedes auf und führt es in einem Zuge bis zum Knochen nach abwärts, so dass es ausstreicht. Darauf umgeht er mit dem Messer den Arm, setzt es auf der entgegengesetzten Seite wie vorhin auf, führt es auch hier bis zum Knochen und nach abwärts, lässt es aber nicht ausstreichen, sondern führt diesen Schnitt in den ersten über, so dass das Oval, welches unten, wo sich die Schnitte begegnen, etwas querer ausläuft, beendet wird. Um die Trennung der Weichtheile noch zu vervollständigen, schiebt er das Messer von unten sofort in der Wunde wieder nach oben, und zwar stets in schräger Richtung zum Knochen. Im oberen Winkel angekommen, führt er das Messer in einen Zirkelschnitt über, nachdem man vorher die Weichtheile mit der assistirenden Hand zurückgezogen hat, lässt es ausstreichen und greift zur Säge.

---

## 2. Amputatio antibrachii.

### a. Doppelter Zirkelschnitt nach Rust, Cheselden, Petit.

Diese Methoden werden hier ganz wie oben beschrieben ausgeführt, jedoch mit folgenden Modificationen:

1) kann nach Haut- und Muskelschnitt kein Kegel gebildet werden, wegen des zweiröhrigen Knochens;
2) kann der Muskelschnitt das zwischen den Knochen befindliche Fleisch nicht treffen; weshalb man dies nach demselben mittelst der Catline auf folgende Weise durchschneidet:

Man setzt die Catline mit der Schneide auf den Rand des Radius, zieht sie, so alles Fleisch vor sie fassend und durchschneidend, nach sich und lässt ihre Spitze am Knochen herabstreifen und zugleich in das *Interstitium interosseum* eindringen, und zieht sie dann nach unten auf dem Rande der *Ulna* wieder aus.

Jetzt setzt man sie wieder wie vorhin von unten her auf den unteren Rand der *Ulna*, nimmt auch hier das undurchschnittene Fleisch auf, lässt wieder die Spitze in das *Interst. inteross.* eindringen und zieht sie nach oben und am Rande des Radius wieder aus.

So verfährt man erst an der einen. dann an der andern Seite, und durch diese vier Messerzüge muss alles noch undurchschnittene Fleisch, sowie die Zwischenknochenhaut getrennt sein.

Darauf führt man den Zeigefinger in das *Interstitium* ein und schneidet zu beiden Seiten desselben an jedem Knochen die *Membr. inteross.* nach oben etwas ein, damit man, nachdem die Retractionsbinde jetzt, wie oben angegeben, eingeführt und angelegt ist, diese mit Zeigefinger und Daumen hoch genug hinaufschieben könne. Hierauf umschneidet man. behufs der Trennung der Beinhaut, jeden Knochen in Zirkelschnitten mit dem Beinhautmesser, bringt den Arm in Supination und sägt beide Knochen zugleich durch.

Zu unterbinden sind: die *Art. radialis*, *ulnaris* und *interossea int.* an der Volarfläche; die *Art. interossea ext.* an der Dorsalseite.

b. Einfacher Lappenschnitt nach Verduin.

Bildung des Lappens.

Assistenten. Ein Gehülfe umfasst den Arm am Handgelenk und hält ihn zwischen Pro- und Supination, indem er, die Daumen auf dem *Radius*, die Finger auf der *Ulna*, beide in dieser Lage fixirt. Ein zweiter, dem Operateur gegenüber stehend, umfasst den Arm oberhalb der Einstichsstelle so, dass er so viel als möglich alles Fleisch nach der Vorlarseite drückt.

Der Operateur fasst mit der linken Hand, den Daumen nach oben gewendet, das Fleisch der Volarseite, zieht es noch mehr vom Knochen ab, und sticht das zweischneidige, wie einen Dolch gefasste Messer zwischen Knochen und Muskeln hart am Rande des *Radius* ein und am unteren Rande der *Ulna* wieder aus, so dass Ein- und Ausstichspunkt correspondiren. Jetzt wendet er die Schneide schräg nach aussen und bildet in sägenden Zügen den 2 bis 2½ Zoll langen Lappen. Dieser wird darauf vom Gehülfen zurückgezogen und der Operateur umgeht den Arm mit einem Zirkelschnitt, der die Wundwinkel des Lappens trifft.

Alles Uebrige wie bei a. beschrieben.

c. Einfacher Lappenschnitt nach Langenbeck.

Bildung des Lappens.

Assistenten. Der Arm wird in Supination gehalten. Ein Gehülfe umfasst den Arm so, dass seine beiden Daumen an der Volarseite des Armes liegen; ein zweiter, dem Operateur gegenüber stehend, umfasst oberhalb den Arm von der Dorsalseite her so, dass er alles Fleisch nach der Volarfläche hindrückt und dabei zugleich die Haut spannt.

Der Operateur fasst mit Daumen und Zeigefinger der linken Hand, die übrigen Finger nach oben hin ausgestreckt, dicht vor *Radius* und *Ulna* das Fleisch, streicht an beiden Knochen etwas nach oben hinauf, um sich die Grösse des Lappens abzumessen, und zieht das gefasste Fleisch stark vom Knochen ab.

Darauf fasst er dass Messer zwischen Daumen und den drei ersten Fingern, setzt es horizontal zur Axe des Armes und mit der Schneide schräg seinen Fingern zugewendet auf, schiebt es vor und zieht es zurück, und bildet so den Lappen. Diesen richtet er sogleich mit dem Messer auf, wobei er die Schneide desselben dem Knochen zuwendet, um auf der Volarseite sogleich den Zirkelschnitt zu vollführen, den er darauf an der Dorsalseite vollendet. Der Lappen wird dabei natürlich vom Gehülfen zurückgehalten.

Alles Uebrige wieder wie oben.

---

### 3. Amputatio femoris.

Alles bei der Amputation des Oberarms Gesagte gilt auch hier; nur müssen, der stärkeren Muskelpartien wegen, die Schnitte weit kräftiger geführt werden.

Bei der Methode von Vermale, der den äusseren Lappen, wie angegeben, zuerst bildete, verdient noch die zweckmässige Modification von Rust Erwähnung, welcher hier den inneren Lappen zuerst bildete. Dies Rust'sche Verfahren verdient deshalb den Vorzug, weil man nach Bildung des inneren Lappens das Muskelfleisch mehr nach aussen ziehen und so weit besser um den etwas nach aussen gebogenen Knochen herumgehen kann, um an der äusseren Seite einen gleich grossen Lappen zu erhalten.

Zu unterbinden sind: die *Art. cruralis*, die *Art. profunda femoris* und strark spritzende Muskeläste.

---

## 4. Amputatio cruris.

### a. Einfacher Lappenschnitt nach Langenbeck.

Der einfache Lappenschnitt ist, wie schon oben bemerkt, besonders incidirt, wenn in der Gegend der Wade amputirt werden soll; während unter- und oberhalb derselben der doppelte Zirkelschnitt gemacht werden kann.

1. Bildung des Lappens.

Assistenten. Der Schenkel wird fast in einen rechten Winkel zum Körper gebracht.

Ein Gehülfe, am rechten Schenkel etwas nach aussen, am linken etwas nach innen und zugleich unter demselben stehend, umfasst mit einer Hand unten die Ferse, die andere legt er auf's Knie, und hält so den Unterschenkel gestreckt.

Der Operateur tritt dem Assistenten gegenüber hinter den aufgehobenen Fuss, umfasst die Wade mit der linken Hand so, dass die Finger an die Stelle zu liegen kommen, die der Basis des zu bildenden Lappens entspricht, und er den inneren Rand der *Tibia* und diesem gerade gegenüber die *Fibula* deutlich fühlt. Das Gefasste sicher haltend und dadurch zugleich die Haut spannend, setzt er das Messer mit schräg gegen die Wade gerichteter Schneide in angemessener Entfernung von seiner linken Hand an, um im Vorwärtsschieben und Zurückziehen desselben den ungefähr 3 Zoll langen Lappen zu bilden.

Darauf wird der Schenkel wieder niedergelassen; ein Gehülfe fixirt ihn an der Ferse, ein anderer mehr oben und hält zugleich den Lappen zurück.

Der Operateur stellt sich so zur Seite, dass ihm das zu amputirende Glied rechts abfällt und bildet

2. den Zirkelschnitt. Dieser soll jedoch nicht, wie am Vorderarm, die Wundwinkel des gebildeten Lappens treffen, weshalb er das Messer ½ Zoll von denselben entfernt ansetzt, um einen kleinen Lappen zur Deckung der *Tibia* zu erhalten. Nachdem nun

3. das Fleisch zwischen den beiden Knochen und die *Membr. interossea* wie beim Vorderarm getrennt sind, hat er hier noch die *Fascia cruris* an der äusseren Seite etwas einzuschneiden. Er schiebt dazu den linken Zeigefinger mit nach oben gerichteter Volarfläche unter dieselbe und schneidet auf ihm mit der eben gebrauchten Catline die Fascie ein, damit die Haut, die hier in der Regel etwas fest aufsitzt, gehörig zurückgezogen und die Retractionsbinde hoch genug angelegt werden kann.

4. Die Einführung der genannten Binde, Durchschneidung des *Periosteum* an beiden Knochen und deren Absägen geschieht wie am Vorderam: nur muss man darauf sehen, dass die *Fibula* etwas früher als die *Tibia* durchschnitten wird.

Zu unterbinden sind: die *Art. tibialis antica* und *postica* und die *Art. peronea.*

b. Einfacher Lappenschnitt nach Verduin.

Bildung des Lappens.

Assistenten. Zwei Gehülfen fixiren oben und unten den ausgestreckten und nach innen gerollten Fuss.

Der Operateur steht an der äusseren Seite des Unterschenkels, umfasst von innen her mit der linken Hand die Wade so, dass der Daumen auf den inneren Rand der *Tibia*, und diesem gerade gegenüber auf den unteren Rand der *Fibula* der Zeigefinger zu liegen kommt. Jetzt soll er die Hand so zusammendrücken, dass er, besonders bei starker Wade, nicht das ganze Muskelfleisch in den Lappen erhält, wohl aber möglichst viel Haut von vorn nach hinten zieht.

Von der *Fibula* aus sticht er an dieser vor dem angelegten Finger das Messer unter rechtem Winkel ein und schiebt es, einen Hohlstich bildend, an dem inneren Rande der *Tibia* wieder aus (Graefe bediente sich dieses Hohlstiches wegen eines eigenen Bogenmessers), so dass Ein- und Ausstichspunkt correspondiren. Er richtet darauf die Schneide schräg nach hinten und bildet in sägenden Zügen den Lappen. Diesen schlägt der Gehülfe zurück, der Operateur macht den Zirkelschnitt, und vollendet nun die Operation ganz wie vorhin beschrieben.

### c. Amputation im Fussgelenk nach Syme.

Nach der *Amput. cruris* im unteren Drittheil geht der Kranke entweder auf einem künstlichen Fuss, der so construirt und bis zum Knie hin befestigt ist, dass der Stumpf selbst mit seiner schlechten Decke möglichst wenig dabei auftritt; oder er bedient sich einer Stelze, die ihre Befestigung an den Condylen des Oberschenkels hat, so dass er auf dem Knie geht, wobei ihm dann der frei nach hinten fortstehende Stumpf nicht blos überflüssig, sondern vielfach störend und lästig ist.

Der künstliche Fuss ist wegen der häufigen Reparaturen kostspielig, besonders aber wegen des Auftretens „nur für solche Personen, die auf demselben so lange stehen und gehen können, als es ihnen gefällt."

Der Arme ist also zumeist auf die Stelze angewiesen; und da sich gar Viele wegen der angegebenen Uebelstände noch einmal zur nachträglichen Amputation des Oberschenkels entschlossen, so bestimmten manche Chirurgen die Amputationsstelle für den Unterschenkel in allen Fällen dicht unterhalb der *Cond. tibiae.* Unter solchen Umständen kam der Edinburger Chirurg auf die Idee, bei Fussaffectionen die Amputation innerhalb der Condylen des Fussgelenkes mit Lappenbildung aus der Ferse zu machen, welche ein festes, derbes Polster giebt, was durch den späteren Druck dick, callos, aber nicht durch Entzündung und Absorption, wie im unteren Drittheil, verdünnt und excoriirt wird.

Syme's Verfahren, durch Chelius jun. 1846 nach Deutschland gebracht, hat die allgemeinste Anerkennung gefunden, und ist in einer grossen Zahl von Fällen mit dem günstigten Erfolge ausgeführt worden.

Ausführung: Lagerung des Kranken und Assistenten wie vorhin.

Fig. 44.

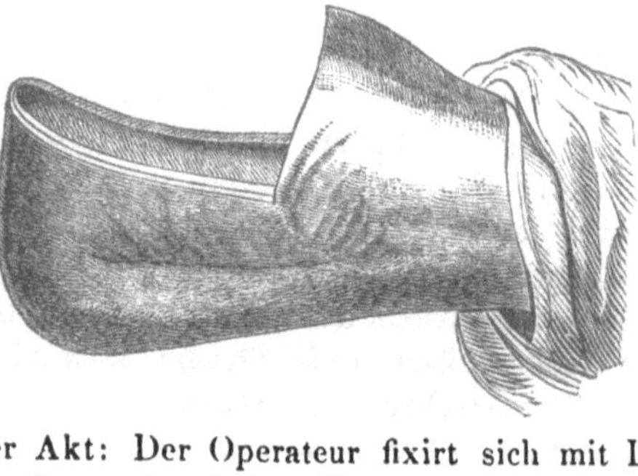

Erster Akt: Der Operateur fixirt sich mit Daumen und Zeigefinger der linken Hand auf der Mitte beider Knöchel die Haut und setzt ein grosses Scalpell oder ein kleines Amputationsmesser am linken Fuss am äusseren, am rechten an dem inneren Knöchel auf der grössten Erhabenheit desselben in der Mitte auf, dringt bis auf den Knochen und führt das Messer in einem kräftigen Zuge in gerader Linie nach unten über die *Planta pedis* und, sich etwas wendend, bis zu derselben Höhe am entgegengesetzten Knöchel hinauf. Sind so alle Theile bis auf den Knochen getrennt, so fixirt ein Gehülfe den vorderen Theil des Fusses und der Operateur beginnt, wie bei der *Exart. hallucis*, von dem einen oder anderen Wundwinkel aus die Weichtheile genau von dem Knochen nach hinten bis zum Ansatz der Achillessehne loszulösen. Jetzt ergreift der Operateur den Fuss von oben, verbindet die beiden Endpunkte des ersten Schnittes durch einen quer über das Gelenk laufenden zweiten, mit dem er sogleich in den vorderen Theil des Fussgelenkes eindringt, dann, den Fuss stark nach abwärts drückend, exarticulirt er denselben vollständig und vollendet darauf von oben her die Loslösung des Fersenlappens, damit derselbe vollständig nach hinten zurückgeschlagen werden kann. Dabei muss mit besonderer Vorsicht die *Art. tibialis post.* möglichst weit für den Fersenlappen erhalten werden, weil derselbe sonst leicht brandig wird.

Anmerkung. Dies Verfahren erleichtert die Operation wesentlich, während es nach Syme's Angabe weit schwieriger ist, von unten her den Fersenlappen bis über das Gelenk hinaus mit Durchschneidung der Achillessehne loszupräpariren, und dann erst, nachdem der Lappen zurückgeschlagen werden kann, die Exarticulation des Fusses vorzunehmen. Ja es erleichtert die Präparation des Fersenlappens ausserordentlich, wenn man zu dieser erst schreitet, nachdem man dem ersten Schnitt sofort den zweiten quer über das Fussgelenk hinzugefügt hat.

Zweiter Akt: Die Weichtheile werden nun vom Gehülfen nach oben zurückgehalten; der Operateur macht einen Zirkelschnitt ungefähr eine Linie höher als die vertiefte Gelenkfläche der *Tibia* und *Fibula*, wenn die Zerstörung der Knochen nicht eine höhere Abtragung nöthig macht, und durchsägt in diesem Schnitt beide Knochen (Fig. 44).

Dritter Akt: Nachdem die *Art. tibialis ant.*, *post.* und *peronea* unterbunden und die Wunde gereinigt ist, wird nun die durch die Haut der Ferse gebildete Kappe über die Knochenwundfläche nach oben geschlagen und mittelst blutiger Nähte mit dem entsprechenden Wundrande vereinigt. Man unterstützt durch Heftpflaster, welche zuerst von hinten nach vorn und oben und dann von einer zur anderen Seite über den Stumpf geführt werden.

Die geheilte Stumpfform zeigt nachstehende Figur.

Fig. 45.

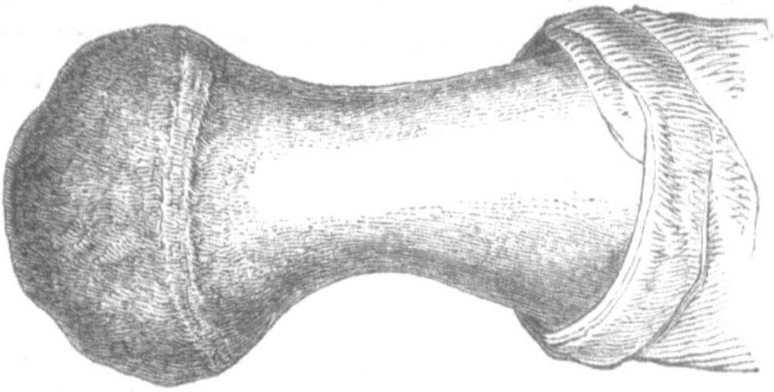

## B. Von den Exarticulationen.

### Allgemeines über die Exarticulationen.

Es verdient zunächst bemerkt zu werden, dass wir oft die Amputation nicht mehr ausführen können, während wir in der Exarticulation noch ein Mittel zur Lebenserhaltung besitzen; dass durch dieselbe ferner dem Kranken oft wichtige Theile gerettet und erhalten werden, die durch die Amputation nothwendig verloren gehen würden. Grund genug, um das Verdienst anzuerkennen, was sich besonders die französische Chirurgie nach dem Beispiel von Brasdor und Larrey dadurch erworben, dass sie die Exarticulation, die bis dahin fast gänzlich verworfen wurde, wieder in Aufnahme gebracht hat. Ebenso einseitig war es aber auch von dieser, die Exarticulation zur alleinigen Methode erbeben zu wollen, während doch nach der Verschiedenheit des Falles bald die eine, bald die andere den Vorzug verdient.

Die hier in Betracht kommende Technik übertrifft an Schwierigkeit bei Weitem die der Amputationen. Man muss daher um so mehr auf die einzelnen Wendungen und Bewegungen des Messers und der assistirenden Hand achten, weil sich diese oft kaum zeigen, geschweige denn sagen und beschreiben lassen.

Wir wollen versuchen, folgende hierher gehörige Punkte zusammenzustellen.

1) Die Anstellung der Assistenten. Alles hierüber bei der Amputation Gesagte gilt auch hier; nur dass man bei der Operation selbst in der Regel nur einen, höchstens zwei Gehülfen braucht.
2) Die Stellung des Operateurs zum Kranken. Hierüber können wir nur bei der speziellen Ausführung das Nöthige angeben.
3) Von besonderer Wichtigkeit ist aber die sorgfältige Berücksichtigung der anatomischen Verhältnisse; wohin hier hauptsächlich die Construction der Gelenke, ihre Form, die Weise der Verbindung und Befestigung und deren nachbarliche Begrenzung gehören, worauf man besonders bei ihrer Blosslegung und Eröffnung zu achten.
4) Der richtige Gebrauch der assistirenden Hand ist hier ebenfalls von Wichtigkeit. Man hat mit derselben zwar sicher, aber nicht krampfhaft

zu fassen und zu halten, und sich hauptsächlich die nöthige Beweglichkeit im Handgelenk zu erhalten.

5) Es concentrirt sich gleichsam aber Alles in der richtigen Haltung und Führung des Messers.

Zunächst hat man zu berücksichtigen, dass die Heilung der entstehenden Wunde schon an sich durch die zurückbleibenden überknorpelten Gelenkenden bedeutend erschwert wird, weshalb in neuester Zeit auch die nachträgliche Resection derselben wieder empfohlen ist; dass die das Gelenk umgebenden Weichgebilde zum Theil aus Sehnen und Bändern bestehen, deren Verletzung gefährlicher und die im Ganzen eine schlechte Decke bilden; weshalb man um so mehr darauf zu achten, dass die Wunde selbst so glatt als möglich erhalten wird.

Hat der Operateur mit beiden Händen zu operiren, so beginne er mit der linken, um nach einmaligem Wechsel mit der rechten die Operation beenden zu können. Er fasse das Scalpell wie zum Incidiren, halte es sicher, aber nicht krampfhaft, führe es, ohne stark aufzudrücken, immer im Zuge, blicke immer vorher hin, wohin er schneiden will, wodurch das Abgleiten des Messers und falsche Schnitte verhütet werden.

Hauptsächlich aber wolle er sich hüten, die Spitze desselben einzubohren, wozu man in der Regel besondere Neigung hat.

Bei der Umschneidung eines Gelenkes, um dasselbe blosszulegen, ist bei der Richtung der Schnitte die Kugelform desselben zu berücksichtigen, weshalb nicht gerade, sondern Bogenschnitte, als wolle man eine Kugel umschneiden, gegen dasselbe zu führen sind, und bei der Eröffnung dringt man immer im Querdurchmesser (stumpfen Winkel) der Kugel ein.

Nachdem das Gelenk ganz frei gelegt ist, soll es

eröffnet werden. Der Operateur ziehe das zu exarticulirende Glied stark an, wodurch er die dasselbe befestigenden Bänder spannt, und führe nun an der rechten Stelle einen leichten, ruhigen Zug, so wird er sich wundern, mit welcher Leichtigkeit man in ein Gelenk zu dringen im Stande ist; während man durch bohrende oder stossend-drückende Bewegungen leicht üble Verletzungen anrichtet.

Als letztes Ziel hat man sich bei jeder Exarticulation die allerdings schwierige Aufgabe zu stellen, dabei nie auf einen Knochen zu schneiden, welche Aufgabe man selbst bei den complicirtesten Gelenken oft so glänzend von der Meisterhand des Lehrers gelöst sieht.

---

# Exarticulation der einzelnen Glieder.

## 1. Exarticulatio humeri.

### a. Nach Lisfranc mit einem oberen und unteren Lappen.

Nach Fixirung des Kranken fasst ein Gehülfe den Arm über dem Ellenbogengelenk und hält ihn etwas vom Körper abgezogen. Er steht dabei am rechten Arm an der äusseren, am linken an der inneren Seite desselben.

Der Operateur tritt dem Assistenten gegenüber und braucht seine linke Hand so: am rechten Arme legt er, an dessen innerer Seite stehend, den Daumen vor dem *Proc. coracoideus* und greift mit den übrigen Fingern unter dem *Acromion* quer nach der anderen Seite hinüber bis an den Grenzrand des *M. deltoideus*, und zieht den so möglichst breit gefassten Lappen ab. — Am linken Arm legt er den Zeigefinger dieser Hand vor den *Proc.*

*coracoideus* und greift mit dem Daumen nach der anderen Seite hinüber.

Darauf setzt er das zweischneidige Messer am rechten Arm vor dem *Proc. coracoideus* mit der einen Schneide nach abwärts und etwas nach vorn gerichtet auf, und sticht es ein wenig schräg von oben und vorn nach unten und hinten flach unter dem *Acromion* durch und vor seinem Zeigefinger aus.

Am linken Arm setzt er es unter und etwas vor seinem Daumen auf, und sticht es etwas von hinten und unten nach vorn und oben unter dem *Acromion* durch und vor dem *Proc. coracoideus* aus. Darauf führt er es in sägenden Zügen flach über den Knochen zum Ansatz des *M. deltoideus* herab, und schneidet hier den Lappen rund ab. Dieser wird nach oben zurückgeschlagen und dem sich jetzt nach oben stellenden Gehülfen übergeben.

Der Operateur greift darauf respective von der äusseren oder inneren Seite mit den Fingerspitzen der linken Hand quer in die Achselgrube, legt den Daumen dieser Hand oben auf den blossen Knochen und zieht den Arm so hebelartig nach abwärts und vorn aus seinem Gelenk.

Hierauf legt er das Messer mit voller Schneide quer über den Gelenkkopf und schneidet die Gelenkkapsel durch. Ist er hinter den Kopf gelangt, so fasst er mit der linken Hand weiter nach unten, zieht den Arm nach abwärts und vorn und führt das Messer in sägenden Zügen längs des Knochens nach unten, um den zweiten Lappen zu bilden, den er dem Ausschnittspunkte des ersten gegenüber ebenfalls ausschneidet.

Zu unterbinden sind: die *Art. axillaris* und *circumflexa humeri*.

b. Bildung eines oberen und unteren Lappens nach Bell.

Beide Lappen sollen Form und Grösse wie vorhin erhalten.

Assistent und Anstellung desselben, sowie die Stellung des Operateurs wie vorhin.

Der Operateur umfasst mit seiner linken Hand, so dass der kleine Finger nach der Schulter des Kranken sieht, den *M. deltoid.* in einiger Entfernung von seinem Ansatzpunkte, hebt ihn zusammendrückend in die Höhe, setzt das Messer am rechten Arm mit nach aussen, am linken mit nach innen gerichteter Spitze schräg auf, und es in dieser Richtung in sägenden Zügen nach oben bis zum *Acromion* hinaufführend, bildet er den oberen Lappen. Hier angekommen, schiebt er es erst an der Seite, welcher die Spitze zugekehrt ist, hoch genug hinauf und lässt es im Zurückziehen seitlich etwas höher hinauf einschneiden; ebenso macht er es auf der anderen Seite, indem er es mit dem Griffe nach oben wendet und dort mit der Spitze ausstreichen lässt.

Darauf übergiebt er den gebildeten Lappen dem Gehülfen, öffnet die Gelenkkapsel und bildet den unteren Lappen wie vorhin.

c. Ovalschnitt nach Scoutetten.

Assistenten. Zwei Gehülfen spannen von der Brust und dem Rücken aus die Haut durch Auflegen ihrer flachen Hand.

Der Operateur, am rechten Arm an der inneren, am linken an der äusseren Seite desselben stehend, umfasst mit seiner linken Hand den Arm in der Mitte, den Daumen der Länge nach oben, die Finger quer unten zusammendrückend, wodurch er die Haut spannt und den Arm zugleich abzieht. Das Messer in der vollen

Hand, setzt er es mit seinem Heftttheil **mitten vor** und **an** dem *Acromion* auf und führt es anfänglich in der Axe des Armes, dann, allmälig von derselben abweichend, von oben nach unten um den Arm herum und an der unteren Seite seinen Fingern entgegen, indem er zugleich den Arm nach der dem Schnitte entgegengesetzten Seite rollt. Der Ansatz des *M. deltoid.* bestimmt wieder die untere Grenze des Schnittes (und denkt man sich vom Ansatz dieses Muskels zum *Proc. coracoid.* eine Linie, so müssen für eine entsprechende Grösse des Ovals die seitlichen Schnitte diese halbiren). Dort angekommen, zieht er das Messer nach der anderen Seite zu aus, legt den Zeigefinger in die Wunde, rollt den Arm zugleich etwas respective nach aussen oder innen, geht mit dem Messer über den Arm hinweg, nimmt, mit dem hintern Theile desselben beginnend, das Ende des Schnittes wieder auf, führt denselben von unten nach oben schräg hinauf zum Anfangstheil, muss ihn aber schon ½ Zoll vor dem *Acromion*, mit der Spitze des Messers endend, in den ersten übergehen lassen.

Ist der Schnitt gut geführt, so muss alles Fleisch, besonders seitlich, bis auf den Knochen durchschnitten sein.

Um nun den Kopf des Armes frei zu legen, präparirt man die ihn bedeckende Spitze des Lappens ab und schlägt diese nach unten zurück. Die Gehülfen ziehen darauf die Wundränder auseinander, während der Operateur den Kochen unter dem Kopfe mit drei Fingern umfasst, ihn nach abwärts zieht, um die Eröffnung des Gelenks vorzunehmen.

Zu diesem Zwecke sticht er die Spitze des Messers quer in die Gelenkkapsel und geht, sie so eröffnend, mit kleinen Sägezügen um den Kopf herum. Ist die Kapsel hinlänglich eröffnet, so umfasst er mit seiner linken

Hand den Arm wieder in der Mitte, legt das volle Messer hinter den Kopf und führt es an den Wundrändern nach abwärts, wobei er den gefassten Arm zugleich etwas hebt.

Es giebt diese Methode eine schöne Wunde, durch deren Vereinigung zugleich, besser noch als bei den beiden anderen, die entstandene Höhle sehr gut ausgefüllt wird. Sie verdient deshalb auch bei den anderen Gelenken empfohlen zu werden.

Anmerkung. Es giebt nun ausser diesen drei Hauptmethoden noch eine grosse Anzahl von Verfahren, welche in anderer Form und Weise die Stumpfbildung zu beschaffen suchen. Für die Beurtheilung derselben kann man zwei Momente als leitende Gesichtspunkte festhalten: einmal nämlich, dass man unter allen Umständen die Decke hier beschaffen muss, welche Zerstörung der Weichgebilde, z. B. bei Schussverletzungen, auch gleichzeitig vorhanden sein mag, weil man nicht, wie bei den Amputationen, höher hinauf gehen kann; zweitens, dass man bei der zu wählenden Methode auf die *Art. axill.* etwa wegen mangelhafter Assistenz, z. B. im Kriege, besondere Rücksicht zu nehmen genöthigt ist. — So haben wir verschiedene Variationen der beschriebenen Lappenbildung; ferner die Bildung eines Lappens von der Achselhöhle her, dann den unter allen Umständen wohl unpassenden Zirkel- und Trichterschnitt und die Bildung von drei Lappen nach Rust; endlich die Bildung eines vorderen und hinteren Lappens nach Larrey, Dupuytren, Desault, die als Kriegs-Chirurgen besonders die Arterie berücksichtigten.

## 2. Exarticulatio manus.

### a. Mit Bildung eines Lappens nach Langenbeck.

Assistent. Ein Gehülfe umfasst den Arm oberhalb der in Pronation befindlichen Hand mit beiden Händen so, dass beide Daumen nach oben der Länge nach neben einander liegen, und spannt die Haut stark nach oben über das Gelenk.

Der Operateur umfasst mit seiner linken Hand die Hand des Kranken so, dass dieselbe mit ihrer Volarfläche in seiner *Vola manus* ruht, und hält sie so gestreckt und gegen sich angezogen.

Darauf setzt er das Messer an dem respectiven Radial- oder Ulnarrande mit dem hinteren Theil einen Finger breit vor dem Gelenke auf, führt es quer über den Rücken der Hand von der einen zur anderen Seite herüber und schneidet so bis auf die Muskeln. Jetzt beugt er die Hand und schiebt das Messer hart am Rande der nach oben zurückgewichenen Haut wieder zurück, wodurch er die Muskeln bis auf's Gelenk durchschneidet. Darauf dringt er, mit Berücksichtigung der vorspringenden *Proc. styloidei*, mit einem Bogenschnitt in's Gelenk und durch dasselbe durch, und bildet jetzt den unteren Lappen auf folgende Weise:

Mit seiner linken Hand über den Rücken der Hand fassend, drückt er sie zusammen und so alles Muskelfleisch nach ihrer *Vola*, hält sie gebeugt und geht mit dem vollen Messer vom Gelenk aus um die Knochen herum und unter denselben fort nach vorn, wobei er sich hütet, das *Os pisiforme* stehen zu lassen.

So bildet er in sägenden Zügen und mit dem Messer immer den Knochen ausweichend einen 2 Zoll langen Lappen, während er zugleich die Hand wieder immer mehr horizontal richtet, sie anzieht, und endlich den Lappen quer und mit etwas schräg nach vorn und unten gerichteter Messerschneide in einem Zuge abschneidet.

Zu unterbinden sind: an den *Proc. styloidei* die *Art. radialis* und *ulnaris* und die *Aa. interosseae*.

b. Mit zwei Seitenschnitten zur Bildung zweier Lappen nach Rust.

Assistent wie vorhin.

1. Bildung der Seitenschnitte.

Der Operateur hat hier mit beiden Händen zu operiren, weshalb er zur Führung des ersten Schnittes das Messer in die linke Hand nimmt; mit der rechten umfasst er die Hand des Kranken so, dass die Seite, an welcher er den Schnitt führen will, frei bleibt (also von der entgegengesetzten Seite her), hält sie horizontal und spannt zugleich die Haut straff an.

Das Messer in der linken Hand, erforscht er mit dem Zeigefinger derselben die Lage des *Proc. styloideus* und sticht das Messer dicht vor diesem und dem Rande der *Vola manus* möglichst nahe unter rechtem Winkel ein, legt es dann mit der Schneide an den genannten Rand, zieht es längs desselben nach sich und bildet einen 2 bis 2½ Zoll langen Schnitt nach vorn.

Jetzt wechselt er Hand und Messer, um auf der anderen Seite den Seitenschnitt auf dieselbe Weise zu bilden. —

2. Eröffnung des Gelenks, Bildung des oberen und unteren Lappens.

Der Operateur fasst darauf die Hand so, dass sie in seiner *Vola manus* ruht, und greift mit Daumen und Zeigefinger nach den *Proc. styloidei*, zieht von ihnen die Finger 1 Zoll in der Schnittwunde zurück und hält sie hier ruhig.

Jetzt schneidet er wie vorhin erst quer über den Rücken der Hand, dann die Muskeln durch und in's Gelenk, und nimmt darauf zur Bildung des 1½—2 Zoll langen unteren Lappens die Seitenschnitte als Richtung bestimmend für den Schnitt.

---

### 3. Exarticulatio pollicis.

Mit Hinwegnahme des Mittelhandknochens nach Scoutetten.

Assistent. Der Arm wird zwischen Pro- und Supination gehalten.

Ein Gehülfe, an der äusseren Seite desselben stehend, umfasst mit einer Hand die Finger der kranken Hand so, dass deren Rücken in seiner *Vola manus* ruhen; mit der anderen Hand von innen her den Arm dicht oberhalb des Handgelenks so, dass der Daumen über und vor dem *Proc. styl. radii* zu liegen kommt, und spannt mit letzterem die Haut nach oben an.

Der Operateur stellt sich vor die Hand des Kranken und erfasst den kranken Daumen mit den beiden ersten Fingern und dem Daumen seiner linken Hand so, dass der Daumen nach unten auf der Volar-, die Finger nach oben auf der Dorsalseite liegen*).

Die Basis *Oss. metacarpi pollicis* markirt sich nun durch eine Erhabenheit, an welche sich der *M. abductor pollicis longus* ansetzt. Auf diesem Höcker setzt der

---

*) Man ist gewohnt, wenn man etwas mit Daumen und Zeigefinger fasst, ersteren dabei nach oben zu halten, weshalb man um so mehr auf die Veränderung bei diesem hier wichtigen Handgriffe zu achten hat. Anders gefasst würde man sich später beim Schnitt sehr im Wege sein.

Operateur den hinteren Theil des Messers, zieht dasselbe gegen sich an und weicht dabei zugleich schräg von der Axe des Fingers nach dessen linken Seite hin ab.

Die Gelenkfalte, welche den Daumen hauptsächlich an der Volarseite umgiebt, ist Richtung bestimmend für den Schnitt. Ist man mit demselben nach unten bis zur Mitte gelangt (immer sehe man, wohin man schneidet), so zieht man das Messer aus, geht mit demselben unter der assistirenden Hand durch, setzt es einige Linien vom oberen Wundwinkel mit dem hinteren Theil wieder in den ersten Schnitt, führt es nach vorn und zur Seite des Daumen und so diesen Schnitt in den ersten über.

Jetzt hebt man den Daumen in die Höhe, trennt mit schräg gegen den Knochen gerichteter Schneide (immer in leichten Zügen) unten und auf beiden Seiten die Muskeln bis zur Gelenkanschwellung hinauf, abducirt den Finger noch mehr, geht von unten her mit Bogenschnitten um den Gelenkkopf und dort, wo der stumpfe Winkel an demselben bemerkt wird, in's Gelenk, trennt dasselbe vollständig und schneidet endlich mit flach hinter gelegtem Messer das Glied vollständig heraus.

---

## 4. Exarticulatio digiti medii.

Nach Scoutetten.

Die Finger sollen durch einen ◇Schnitt aus dem Gelenke genommen werden.

Der Assistent steht an der inneren oder äusseren Seite der kranken Hand und umfasst diese mit seiner einen Hand so, dass sein Daumen auf deren Rücken einen Zoll nach oben vom entsprechenden Gelenk zu liegen kommt, und spannt mit demselben die Haut. Mit der anderen Hand fasst er jedesmal die nicht vom Operateur gehaltenen Finger und zieht sie vom kranken Finger ab.

Der Operateur hat zuerst mit seiner linken Hand zu operiren, um mit der rechten die Operation beenden zu können.

Er fasst deshalb mit seiner rechten Hand von der Seite her quer nach dem kranken Finger, und die übrigen Finger, die ihm dabei an der entsprechenden Seite in die Hand kommen, hält er zugleich mit — den Daumen soll er nach oben auf's Ende der ersten Phalanx, den Zeigefinger unten quer vor's Gelenk legen — so kann er jetzt die Finger abziehen und zugleich hebelartig beugen.

Das Messer fasst er darauf mit dem Daumen und den drei ersten Fingern der linken Hand, setzt dessen Spitze mit schräg nach der Mittellinie des Fingers gerichteter Schneide ungefähr 1—2 Linien vor der gespannten Zwischenfingerhaut hart an den Finger, schiebt es in dieser Richtung, während er die Finger flectirt, nach der Mittellinie des Gelenks, geht in die Hautwunde wieder zurück, wobei er die Finger wieder streckt, und schneidet an der *Vola manus* die Theile schräg nach innen ein <. Jetzt nimmt er das Messer in die rechte Hand, wechselt mit dem Assistenten die Hände und macht auf der andern Seite denselben Schnitt, jedoch so, dass er auf der Dorsalseite etwas früher in die erste Wunde fällt ◇. (Hautbrücken werden dadurch vermieden, dass man das Messer immer schiebend und ziehend und ohne stark aufzudrücken führt.)

Jetzt fasst er den Mittelfinger besonders, biegt ihn über die Dorsalfläche der übrigen Finger hinüber, macht Bogenschnitte mit dem vorderen Theil des Messers quer gegen das Gelenk, dringt am stumpfen Winkel in dasselbe ein, rollt den Finger etwas um seine Axe, damit dessen Beugesehne angespannt und durchschnitten werden kann, legt das Messer hinter den Gelenkkopf, den Finger über dasselbe, und schneidet ihn wieder langsam heraus.

Anmerkung. Auf dieselbe Weise exarticulirt man den Goldfinger.

---

## 5. Exarticulatio digiti minimi.

Mit Hinwegnahme des *Os metacarpi* nach Walther.

a. An der linken Hand.

Der Operateur hat mit beiden Händen zu operiren.

Ein Assistent abducirt die drei übrigen Finger der in Pronation befindlichen Hand; mit der anderen Hand umfasst er die Hand von der Ulnarseite her über ihrem Gelenke so, dass der Daumen nach oben die Haut spannt.

Der Operateur fasst mit Daumen und Zeigefinger seiner rechten Hand den kranken Finger und abducirt ihn.

Das Messer wie vorhin mit der linken Hand gefasst, setzt er es senkrecht zur Fläche der kranken Hand mit seiner Spitze gerade in die Mitte der gespannten Zwischenfingerhaut, führt es mitten im Knochenzwischenraum so weit hinauf, bis er oben auf einen Widerstand stösst, hebt dann den Griff des Messers, wobei er die Spitze senkt, und lässt diese ausstreichend die Haut über dem Gelenke durchschneiden.

Jetzt wechselt der Operateur mit Hand und Messer, tritt auf die äussere Seite, umfasst mit Daumen und Zeigefinger seiner linken Hand den kleinen Finger so, dass der Zeigefinger hebelartig auf die Ulnarseite zu liegen kommt, abducirt ihn und dringt mit kleinen Bogenschnitten dort, wo der stumpfe Winkel erscheint, in's Gelenk.

Das volle Messer darauf hinter den Gelenkkopf legend, bildet er hinter dem Knochen, in sägenden Zügen abwärts gehend und den Finger immer anziehend, den äusseren Lappen, den er zuletzt dem Anfangspunkte des ersten Schnittes gegenüber langsam rund ausschneidet.

b. An der rechten Hand.

Hier operirt man nur mit der rechten Hand, umfasst demnach den kleinen Finger sogleich, wie zuletzt beschrieben, und braucht also weder die Hände zu wechseln noch die Stellung zu ändern.

Anmerkung. Auf dieselbe Weise kann man auch den Zeigefinger exarticuliren. Man kann aber auch die Ovalärmethode wählen, wenn man bei Arbeitern von der späteren Narbe in der Hand Nachtheile besorgt.

---

## 6. Exarticulatio phalangis.

Ein Assistent hält die Hand in Pronation und die übrigen stark flectirten Finger zurück.

Der Operateur umfasst mit Daumen und Zeigefinger, ersteren auf der Dorsal-, letzteren auf der Volarseite, den Finger und setzt die Spitze des wie vorhin gefassten Messers 1—2 Linien unter dem Gelenk (in der Gelenkfalte) auf, schiebt es durch die Haut nach der anderen Seite hinüber, flectirt das Glied und zieht das Messer hart an der zurückweichenden Haut wieder nach sich zurück, wobei er in der Regel schon in's Gelenk dringt. Nachdem dies vollständig getrennt ist, umfasst er den Finger seitlich, um nach unten das Fleisch zu einem runden Lappen zusammenzudrücken, den er $\frac{1}{4}$—$\frac{1}{2}$ Zoll lang bei gestrecktem Gliede rund abschneidet.

---

## 7. Exarticulatio femoris.

Wir haben hier dieselben Methoden, wie bei der *Exart. humeri*, weil dieselben Verhältnisse und Rücksichten vorhanden sind, nur dass die Prognose entschieden ungünstiger ist.

Man wählt je nach diesen Rücksichten bald die Lappenbildung (man hat mittelst eines inneren — vorderen — äusseren — inneren und äusseren Lappens operirt), zieht aber, wenn es irgend geht, den Ovalschnitt vor, und legt das Oval, ähnlich wie bei der Schulter, so an, dass seine obere Spitze nahe der *Spin. ant. sup.*, sein unterer Theil 3—4 Querfinger vom Sitzbeinknorren fällt.

Der Kranke liegt fast horizontal auf einem Tisch, so dass die *Nates* dessen Rand überragen.

Ein sicherer Assistent comprimirt die *Art. crur.* auf dem Schambein; ein zweiter, an der äusseren Seite des Kranken stehend, spannt die Weichtheile; ein oder zwei andere halten den Schenkel von unten horizontal.

Der Operateur, an der inneren Seite stehend, beginnt so am linken Schenkel den inneren Schnitt, ähnlich wie bei Langenbeck's Lappenbildung, von vorn und oben nach innen und unten, greift wie dort mit der assistirenden Hand über, mit dem Messer unter den Schenkel und setzt letzteres mit dem vorderen Theil in das Ende des ersten Schnittes, schiebt es nach vorn und oben zur oberen Schnittspitze und dringt mit Vor- und Zurückschieben schräg bis zum Knochen. Jetzt wird der Schenkel stark abducirt, von innen her die Kapsel eröffnet, die *Lig. teres* durchschnitten, der hintere Theil der Kapsel, den Kopf umgehend, getrennt, und endlich der Trochanter bei stark abducirtem Schenkel herausgeschält.

Zu unterbinden sind hier zuerst die Zweige der *Hypogastrica*, deren Compression nicht möglich, also die *Ischiadica*, *Glutea sup.*, *Obturatoria*, dann die *Arteria cruralis* und ihre Zweige, die *Profunda femoris*, *Circumflexa int. et ext.*, sowie endlich die *V. crural.*

---

## 8. Exarticulatio pedis in tarso. — Chopart.

Sie geschieht in der Verbindung des *Talus* und *Calcaneus* mit dem *Os naviculare* und *Cuboideum*.

### a. Nach Langenbeck.

Ein Assistent umfasst das Fussgelenk von vorn und spannt dadurch die Haut.

Der Operateur umfasst mit seiner linken Hand den Fuss so, dass seine *Vola manus* auf dem Rücken desselben ruht, und setzt am rechten Fusse den Zeigefinger auf den Höcker des fünften Mittelfussknochens, den Daumen auf das *Tuber oss. navicularis*.

(Am linken Fusse hat umgekehrt der Daumen den ersten, der Zeigefinger den zweiten Punkt einzunehmen.)

Diese beiden Punkte fixirend, setzt er am rechten Fuss am äusseren, am linken am inneren Fussrande den hinteren Theil des Messers vor dem dort befindlichen Finger auf und führt dasselbe quer über den Rücken des Fusses nach der anderen Seite herüber, so dass der Schnitt dicht vor dem zweiten Finger endet.

Hart am Rande der so getrennten und vom Gehülfen zurückgezogenen Haut schiebt er das Messer sogleich wieder zurück, durchschneidet so die Muskeln, drückt den Fuss nach abwärts, um so die Bänder anzuspannen, und dringt durch einen leichten, am äusseren Rande etwas nach oben, am inneren etwas nach vorn gerichteten Zug in's Gelenk, trennt alle Bänder, geht endlich mit dem vollen Messer um die vorderen Gelenkköpfe herum, streckt den bis jetzt nach abwärts gerichteten Fuss, indem er dessen Rücken und *Planta pedis* umfasst, und bildet, das Messer in Sägezügen hin und her schiebend und immer am Rande der *Planta pedis* bleibend, den ungefähr vier Finger breiten Plantarlappen. Dabei muss das Messer immer von den Knochen abgewendet und mit besonderer Vorsicht unter dem Höcker des fünften Mittelfussknochens durchgegangen werden.

Den gebildeten Lappen kann man gegen das Gelenk halten und so die Grösse desselben abmessen, und muss ihn endlich mit schräg nach unten und vorn gerichteter Schneide in einem Zuge quer abschneiden, wobei man den Fuss besonders stark anzieht.

b. Mit Seitenschnitten und Bildung zweier Lappen nach Walther, Rust.

Assistent wie vorhin.

Der Operateur hat mit beiden Händen zu operiren. Er umfasst deshalb zuerst mit der rechten Hand von der dem zu führenden Seitenschnitt entgegengesetzten Seite den Fuss so, dass der Daumen längs des Fussrückens, die Finger unter der Fusssohle liegen, und spannt nun die Haut.

Das Messer in der linken Hand, fasst er mit deren Zeigefinger am rechten Fuss nach dem vorderen Rande des *Malleolus externus*, am linken nach dem vorderen Rande des *Malleolus internus*, zieht sich mit der Fingerspitze von den bezeichneten Punkten senkrecht nach der Fusssohle eine Linie, die vom *Malleolus externus* 1½ Zoll, vom *Malleolus internus* aus 1 Zoll betragen soll. (Am äusseren Rande muss der Schnitt besonders tief nach der *Planta pedis* zu geführt werden.)

Sich den Endpunkt der Linie durch einen Nageldruck bezeichnend, sticht er hier die Spitze des Messers mit nach sich gerichteter Schneide unter einem rechten Winkel zum Fussrande ein, zieht es, die ganze Schneide an den Fussrand legend, nach sich, und macht längs desselben diesen Seitenschnitt ungefähr fünf Querfinger lang.

Nachdem er darauf die Hände gewechselt und den zweiten Seitenschnitt auf dieselbe Weise ausgeführt hat, umfasst er die *Planta pedis* mit seiner linken *Vola manus*, setzt am rechten Fuss den Daumen in der Schnittwunde auf den Höcker des fünften Mittelfussknochens, den Zeigefinger auf das *Tuber oss. navicularis*, hält den Daumen ruhig, den Zeigefinger aber zieht er einen Zoll nach vorn — am linken Fusse nehmen die Finger wieder umgekehrt diese Punkte ein, und der Daumen wird einen Zoll nach vorn gezogen — führt den Querschnitt, der Haut und Muskel trennen soll, wie vorhin angegeben, von einem Längenschnitt aus über den Fussrücken nach der anderen Seite, so dass er hier vor dem anderen Finger in den Längenschnitt übergeht. Hier mit dem Messer angekommen, lässt er dasselbe sogleich stehen, erfasst mit Daumen und Zeigefinger der linken Hand den entsprechenden Winkel des Lappens, präparirt diesen, so dass er mit der Haut auch die Muskeln enthält, mit langen und vorsichtigen Zügen los, bis der Kopf des *Astragalus* frei zu sehen ist, und lässt ihn darauf vom Gehülfen nach oben halten.

Der Operateur legt seine linke Hand wieder auf den Fussrücken und dringt wie vorhin in's Gelenk, trennt alle Bänder, bis er mit voller Messerschneide in beide Längenschnitte gelangt ist.

Jetzt wendet er die Schneide wieder um die Gelenkköpfe nach vorn und bildet längs der Schnittränder, unter den Knochen fortgehend wie vorhin, den vier Finger breiten Lappen.

Diese Methode verdient wohl deshalb den Vorzug vor der vorigen, weil hier die Strecksehnen in grösserer Ausdehnung im Dorsallappen erhalten werden und den Contractionen des Achill, wodurch der Stumpf leicht die Form des *Pes equinus* erhält, grösseren Widerstand entgegensetzen.

### Praktische Uebersicht beider Methoden.

Langenbeck umfasst den Rücken des Fusses, setzt einen Finger auf den Höcker des fünften Mittelfussknochens, den anderen auf das *Tub. oss. navicularis*, und macht gleich den Querschnitt.

Rust macht erst die Seitenschnitte, dazu senkrechte Linien vom vorderen Rande der *Malleoli* nach der Fusssohle, und zwar vom *internus* 1, vom *externus* 1½ Zoll.

Zum Querschnitt umfasst er die *Planta pedis* — der eine Finger auf dem Höcker des fünften Mittelfussknochens bleibt stehen, der andere kommt vom *Os naviculare* einen Zoll nach vorn — präparirt den oberen Lappen bis zur Anschwellung.

---

## 9. Exarticulatio hallucis.

Mit Hinwegnahme des Mittelfussknochens nach Scoutetten.

Der Assistent, an der äusseren Seite stehend, fasst mit der einen Hand die übrigen Zehen und abducirt sie, mit der anderen vom inneren Rande aus den Fuss so, dass der Daumen auf dem Rücken vor dem Gelenke liegt und die Haut retrahirt.

Der Operateur fasst mit dem Daumen und den beiden ersten Fingern seiner linken Hand die Zehe so, dass der Daumen nach unten, die Finger nach oben zu liegen kommen (wie bei der gleichen Operation am Daumen).

Das Messer in der rechten Hand, fühlt er mit deren Zeigefinger nach dem Kahnbeinhöcker, zieht von demselben den Finger in schräger Richtung 1½ Zoll nach vorn bis auf den Rücken des Fusses, wo er sich dann ziemlich genau über dem Gelenke befindet.

Hier sticht er die Spitze des Messers ein, zieht dasselbe gegen sich an und zugleich von der Mittellinie abweichend, und zwar am rechten Fuss nach der inneren Seite hin um den Ballen herum, am linken nach dem Zwischenraum der grossen und nächstfolgenden Zehe hin.

Die Gelenkfalte, welche die Zehe an der Plantarseite umgiebt, ist auch hier wieder Richtung bestimmend.

Unter der Zehe etwas über die Mittellinie gelangt, zieht er das Messer aus, greift mit demselben über den Rücken der Zehe, wobei er sich zugleich etwas nach der entgegengesetzten Seite dreht, nimmt den Schnitt wieder auf und führt ihn schräg nach oben in den ersten über. Einige Linien vor dem Anfangspunkte des ersten Schnittes falle der zweite unter spitzem Winkel in den ersten hinein.

Darauf trennt er den *Interosseus* und übergiebt die Zehe dem Gehülfen, der sie in starker Streckung erhalten muss. Der Operateur lässt sich auf ein Knie nieder, fasst mit Daumen und Zeigefinger (Daumen nach oben, Zeigefinger nach unten) die Ballenhaut und präparirt den Plantarlappen bis unter die *Ossa sesamoidea* los. Ist dies allseitig geschehen, so trennt er mit schräg gegen die Mittellinie der Zehe gerichteter Schneide dicht hinter der vorderen Anschwellung das Muskelfleisch vom Knochen, und zwar allseitig bis zur oberen Gelenkanschwellung hinauf.

Ist der Knochen so unten und seitlich frei gelegt, so fühlt man an der Verbindungsstelle des *Os metatarsi* und *Os cuneiforme primum* eine Rinne senkreckt vom innern Fussrande nach dessen Rücken hin verlaufen. Hat man diese gefühlt, so erfasst man die Zehe mit der vollen linken Hand, zieht sie stark gegen sich an, fühlt nochmals nach der Rinne, und schneidet in der Linie, welche man von ihr nach dem Rücken des Fusses gezogen hat, auf diesem die Sehne durch leichtes Hin- und Herschieben des Messers durch, wobei man sogleich in's Gelenk kommt (NB. wenn man genau die Linie berücksichtigt hat). Ein Gehülfe spannt dabei die Schnittwunde vor dem Messer auseinander.

Bei starker Dehnung der Zehe durchschneidet man das Gelenk vollständig, indem man vom Zwischenraum aus in einem Bogenschnitt um den Gelenkkopf herumgeht. Nach der Trennung der Sehne des *Peronaeus* muss die Zehe entfernt werden können.

---

10. Die Exarticulation der mittleren Zehen ist analog der gleichen Operation an der Hand.

---

### 11. Exarticulatio digiti minimi aus dem Mittelfussgelenke, nach Walther.

a. Am rechten Fusse.

Ein Assistent abducirt die übrigen Zehen und spannt die Haut.

Der Operateur fasst die kleine Zehe mit Zeigefinger und Daumen der linken Hand, setzt das Messer senkrecht in den Zwischenraum der vierten und fünften Zehe. schiebt es gegen die Mittellinie zum Gelenke aufsteigend von innen nach aussen und zieht es nach der Fusssohle hin zurück, so einen Bogenschnitt bildend. Die Zehe jetzt hebelartig abducirend, öffnet er mit Bogenschnitten und wieder am stumpfen Winkel das Gelenk, geht mit dem Messer um den Gelenkkopf herum und bildet den äusseren Lappen, der dem Anfangspunkte des ersten Schnittes gegenüber langsam und rund ausgeschnitten wird. —

b. Am linken Fusse.

Der Operateur steht an der äusseren Seite des Fusses, setzt die Spitze des Messers zuerst nach der Fusssohle gerichtet an, macht den untern Plantarschnitt und führt darauf den vorhin zuerst gemachten Schnitt aus. Das Uebrige wie vorhin.

Anmerkung. Auf dieselbe Weise kann man auch die grosse Zehe, den Daumen, Zeigefinger und den kleinen Finger exarticuliren.

---

## C. Von der Resectio et Exstirpatio ossium.

Die Resection eines kranken Stückes vom Ende oder der Diaphyse eines Knochens und die Exstirpation eines ganzen Knochens sind in neuester Zeit vielfach und oft mit glänzendem Erfolge gemacht. Man zieht deshalb natürlich diese Operationen der Amputation und Exarticulation vor, sobald man nach Entfernung des kranken Knochens noch ein, wenn auch nur einigermaassen brauchbares Glied zurückbehalten kann.

Für die Ausführung gilt in Bezug auf den Ort und die zu wählende Schnittform, um zum kranken Knochen zu gelangen, der Grundsatz: dass man möglichst dort eindringt, wo die Decke am dünnsten, wo man wichtige Gefässe, Nerven, Muskeln, Sehnen am meisten schont. Dies ist im Allgemeinen die Streckseite der Glieder, und unter den verschiedenen Formen von Längs-, +-, T-, V-, L-, ⊔-, H-Schnitt ist der Längsschnitt parallel der Gliedaxe der vortheilhafteste.

### 1. Resection der Knochenenden.

a. Des Oberarmkopfes.

Von den Schnittformen ist besonders empfohlen die Lappenbildung aus dem *M. deltoid.*, wie bei der Exarticulation, und der Längsschnitt; letzterer verdient entschieden den Vorzug.

Ausführung:

Die Assistenten fixiren den Arm in seiner natürlichen Stellung.

Der Operateur setzt ein starkes Scalpell hart am vorderen Rande des *Acromion* auf und führt, gleich in's Gelenk dringend, den 4—5 Zoll langen Schnitt, welcher den vorderen Rand des *Tub. maj.* trifft, gerade nach abwärts, hebt dann mittelst eines starken Hakens den *Tend. bicip.* aus seiner Furche und lässt ihn zur Seite und die Wunde auseinander halten. Ein Gehülfe rollt darauf den Arm nach aussen und der Operateur trennt vom *Tub. minus*, was dann in die Wunde kommt, den *M. subcap.* und *ter. maj.*, darauf wird der Arm nach innen gerollt, um das *Tub. maj.* in die Wunde zu bringen und von ihm die *Mm. ter. minor, supra- et infraspinatus* abzutrennen; jetzt mit geknöpftem Scalpell in's Gelenk eingehend, trennt der Operateur den Rest der Kapsel, hebt den Kopf aus der Wunde, den ein Gehülfe mit einer Knochenzange fixirt, während er mittelst einer gewöhnlichen oder Stichsäge decapitirt. Zu unterbinden ist höchstens die *Art. circumflexa humeri.*

Muss man die *Cav. glenoid.* mit fortnehmen, so macht man aus dem Längs- einen T-Schnitt mit möglichster Schonung des langen Kopfes des *Biceps.*

Hat man einen oberen Lappen gebildet. so ist die weitere Operation noch leichter.

Man sucht nun stets *prim. intent.* zu erzielen. Deshalb hinlängliche Suturen und Heftpflaster — und der Arm wird wie bei Desault's Verband für den Clavicularbruch am Thorax befestigt. Die Heilung ist nach 2—3 Monaten so weit vorgeschritten, dass der Kranke seinen Arm brauchen kann, in Blasius Fall zu allen Arbeiten, wobei der Arm abwärts gerichtet sein musste; doch muss man anfänglich mit dem Gebrauch noch vorsichtig sein. weil leicht Pseudarthrose entstehen kann. Eine Regeneration des *Humerus* findet nicht statt. längere oder kürzere fibrös-zellige Bandmasse stellt die Verbindung her (Textor).

b. Am Ellenbogengelenk.

Man nimmt entweder die eine oder andere Gelenkfläche der hier in Betracht kommenden Knochen fort. oder muss alle Enden derselben entfernen.

In der Bauchlage des Kranken ist von der Dorsalseite das Gelenk am besten zugängig.

Der Operateur führt am Ulnarrande des *Olecranon* einen 2—3 Zoll langen Schnitt, dessen Mitte das Gelenk trifft; von diesem Längsschnitt aus trennt er die Weichtheile nach innen und aussen, und schont nach innen vor Allem den *Nerv. ulnar.*, ohne ihn indess blosszulegen oder zu zerren (was sich selbst beim ⊥- oder H-Schnitt vermeiden lässt, welche Schnittformen übrigens wegen der späteren Zerrung in der Narbe nicht gut sind). (Der *N. ulnar.* versieht. ausser dass er einige Zweige zum *Flex. carp. ulnar. et digit. profundus* und zum Handgelenk giebt, vorzugsweise den vierten und fünften Finger.) Ebenso trennt er die *Ligg. lateralia* und die Kapsel und sägt dann die entsprechenden Enden ab.

Verband und Nachbehandlung theils wie oben, theils nach allgemeinen Regeln. Nach 6—8 Wochen ist die Heilung erfolgt und man beginnt mit den Bewegungen, die, besonders wenn die Beuger des Vorderarms erhalten sind, ziemlich vollständig werden. Die anatomische Untersuchung solcher neu gebildeten Gelenke hat ergeben, dass die resecirten Knochenenden etwas anschwellen, sich abrunden und bisweilen selbst wieder eine der normalen Form des Gelenkendes analoge Gestalt annehmen. Die Gelenkhöhle fehlt; eine fibrös-zellige Masse verbindet die Knochen, und je grösser dieselbe, um so freier die Bewegungsfähigkeit. Tritt Ankylose ein, so muss sie unter rechtem Winkel und zwischen *Pro-* und *Supinatio* erfolgen. — Auch am Handgelenk hat man die Vorderarmknochen resecirt, und zwar von einem Längsschnitt an der Radial- oder Ulnarseite aus, wobei man die Strecker nach der Dorsal-, die Beuger nach der Volarseite zieht. Ebenso sind oft mit günstigem Erfolge die *Oss. metacarpi* resecirt.

c. Am Hüftgelenk.

Man führt von der *Spina ant. inf.* aus einen 4—6 Zoll grossen Längsschnitt über den *Trochanter maj.* fort, dringt in's Gelenk, trennt Kapselband und *Lig. ter.* und hebt den Kopf aus der Wunde (auch ⋀-, +-, T-Schnitt sind empfohlen). Alles Uebrige wie beim Oberarm.

Ebenso hat man am Unterschenkel und Fuss die verschiedensten Knochen resecirt.

2. Resection der Diaphysen und Exstirpation eines ganzen Knochens sind bei *Caries*, *Necrosis*, Zer-

schmetterung etc. mit überraschend günstigem Erfolge an den verschiedensten Knochen des Sceletts gemacht. Es kommt dabei hauptsächlich auf die Erhaltung des *Periost.* an, weil, wenn dasselbe durch einen Längsschnitt gespalten, mittelst zweier gekrümmter Schabeisen so vom Knochen abgezogen, dass dieser herausgeschält werden kann, man in 6—8 Wochen eine vollständige Regeneration desselben beobachtet hat. Aber wenn dasselbe auch bei Verletzungen zerstört war, hat man dennoch den Knochen sich wieder erzeugen sehen. Ueberraschende Resultate in dieser Beziehung sind von B. Langenbeck und uns selbst nach Extraction necrotischer. cariöser Phalangen gewonnen.

Man hat Stücke von 6—8 Zoll Länge aus den Diaphysen herausgeschnitten. und z. B. die ganze *Clavicula* und *Ulna* exstirpirt.

Viel Sorgfalt hat man auf Construction von Sägen verwendet, man wird indess mit einer Stichsäge, Meissel und einer Liston'schen Knochenzange in der Regel auskommen.

Das Verfahren ist im Allgemeinen. wie bereits bemerkt, dass man den Knochen von der Seite her angreift. wo die wenigsten Weichgebilde liegen. — Wir lassen hier beispielsweise die Exstirpation der Kiefer folgen.

a. Exstirpation des Oberkiefers.

Die vorhandene Degeneration verlangt entweder die Fortnahme des ganzen Kiefers. oder man kann einzelne Theile desselben (am liebsten den Thränenkanal, das *Planum orbitale*, das *Septum narium*) erhalten. oder hat nur nöthig, einen Theil (gewöhnlich aus dem Alveolarfortsatz) keilförmig zu excidiren.

Der Kranke sitzt auf einem Stuhl; ein hinter ihm stehender Assistent fixirt den Kopf und comprimirt die *Maxillares ext.*

Je nach der Ausdehnung macht man den Schnitt durch die Weichtheile, um diese vom Knochen abzutrennen, und schont dabei hauptsächlich den *Fascialis* und den Speichelgang. Mit Rücksicht auf letztere spaltet man die Gesichtshälfte, indem man das Messer auf den Nasenrücken dem inneren Augenwinkel gegenüber aufsetzt, es auf dem Rücken der Nase herab durch die Spitze derselben, sowie durch das *Philtrum* der Oberlippe hindurch führt, und nun vom obersten Punkt dieser Wunde durch einen Querschnitt die innere Lidcommissur spaltet, um so durch Zurückschlagen des grossen, aus der Nasenhälfte, dem unteren Lide, der halben Oberlippe und der Wange bestehenden Lappens den Kiefer blosszulegen (Dieffenbach). Kann man das *Planum orbitale* schonen, so nimmt man das untere Lid nicht in den Lappen, sondern macht den oberen Querschnitt auf dem Orbitalrande unterhalb des Lides bis zur Schläfe. Kann man ferner das *Septum narium* erhalten, so führt man den ersten Schnitt nicht durch die Nase, sondern vom inneren Augenwinkel senkrecht an der Grenze der Nase bis in den Mundwinkel herab, und kann bei diesem Schnitt dann sogar den oberen Querschnitt ersparen. Ist dagegen eine gleichzeitige Degeneration der Weichtheile vorhanden, so muss man diese zuerst so umschneiden, dass sie mit fortfallen, und dann von den erhaltenen Schnitten aus die Abtrennung in der angegebenen Richtung vornehmen. — Nach der Blosslegung des Knochens beginnt man die Durchsägung desselben im Gesunden vom Alveolarrande aus, nimmt Hammer und Meissel zu Hülfe, und kann man den Thränenkanal erhalten, so durchsägt man den Nasenfortsatz an seiner Basis. Ist so der Knochen vollständig entfernt, alles Degenerirte mit fortgenommen, die Blutung theils durch Ligatur, im Nothfall durch das Glüheisen gestillt, so schreitet man zur Vereinigung der Wunde, sowie zur Plastik etwaiger Hautdefecte durch Lappenverschiebung oder Transplantation und stellt den Unterkiefer durch ein herumgelegtes Tuch ruhig. Die Hautwunde muss *prim. intent.* heilen; in der Tiefe bleibt Eiterung zurück, die wiederholtes Ausspritzen täglich mit Camillenthee etc. verlangt. — Ist blos die Excision eines Stückes aus dem Alveolarfortsatz nöthig, so ist keine Trennung der Weichgebilde, höchstens die Spaltung des Mundwinkels erforderlich. — Man hat selbst beide Oberkiefer mit Erfolg exstirpirt.

b. Exstirpationen am Unterkiefer.

Kleinere Stücke des Alveolarfortsatzes lassen sich mittelst Stichsäge, Hammer und Meissel ohne Verletzung der äusseren Weichgebilde entfernen. Bei Ausschneidung von Stücken aus der ganzen Dicke des Knochens dringt man durch einen Längsschnitt am Rande desselben auf ihn ein, oder man nimmt die Spaltung der Unterlippe in der Mitte mit zu Hülfe. Sind Zähne störend, so werden sie vorher extrahirt. Der Knochen wird darauf an seiner äusseren Seite von Weichgebilden blossgelegt, das Periost getrennt und auf beiden Seiten entweder ganz oder fast ganz durchsägt, bevor man die Abtrennung der Weichtheile auf seiner Mundseite vornimmt. Soll die ganze eine Hälfte des Kiefers exstirpirt werden, so macht man an der Durchsägungsstelle einen Längsschnitt, am Kieferrande wie vorhin, dringt von diesem aus zum Knochen vor und durchsägt ihn. Darauf fühlt man den Gelenkkopf dicht am *Tragus* — führt von ihm aus einen Schnitt längs des unteren Kieferrandes bis zur Durchsägungsstelle und trennt in ihm die Weichtheile erst auf der äusseren, dann auf der inneren Seite, den *M. temporal.* am *Proc. coron.* zuletzt durchschneidend. Die *Maxill. ext.* wird unterbunden. Man hat am Kiefer jetzt eine Handhabe, spannt sich das Gelenk und eröffnet es zuerst an der äusseren Seite, weil hart an der inneren die *Maxill. interna* verläuft. Deshalb richtet man bei der weiteren Exarticulation die Schnitte stets gegen den Gelenkkopf. Nach der Entfernung des Knochens vereinigt man durch Suturen und legt ein Kinntuch an.

Die totale Exstirpation endlich beginnt in der Kinngegend mit der Durchsägung des Knochens an dieser Stelle wie vorhin. Darauf wird auf beiden Seiten wie eben angegeben verfahren. Noch ist zu bemerken, dass durch das Umschlagen der Zunge nach Durchschneidung der *Mm. genioglossi, styloglossi* und *hyoglossi* Erstickungsgefahr entstehen kann, weshalb vorher eine starke Ligatur mittelst einer krummen Nadel durch ihre Spitze oder unterhalb derselben durchgeführt und aussen durch Klebpflaster befestigt werden muss.

# Anhang.

## Skizze der wichtigsten Augen-Operationen.

### A. Operatio cataractae.

Inhalt der Operation ist: Entfernung der getrübten Linse aus der Sehaxe. Die Linse bleibt dabei entweder innerhalb des Auges, oder wird sofort aus demselben entfernt. Im ersten Fall dislociren wir sie mittelst der Staarnadel (Dislocations-Methoden), im zweiten Fall ziehen wir sie aus einer gemachten Hornhautwunde (Extraction).

Vorfragen: 1. Wann soll der Staar operirt werden? Die meisten Augenärzte antworten: Wenn er reif ist, d. h. wenn der die Linsentrübung bedingende Prozess (im Allgemeinen als entzündlicher angesprochen) abgelaufen und damit die Trübung mehr oder weniger vollständig geworden ist. Der Kranke hat dann keinerlei chronische Entzündungserscheinungen mehr (keine Licht- und Farbenerscheinungen, keine Schmerzempfindungen, keinen Druck im Auge, kein zeitweiliges Hervorstürzen heisser Thränen), wie sie während des Ablaufes des Prozesses vorhanden sind. Er kann noch hell und dunkel und bei vortheilhaftem Lichte die Umrisse grösserer Gegenstände erkennen.

2. Darf die Operation eines cataractösen Auges unternommen werden, wenn das andere noch gesund ist? Die meisten Autoritäten antworten: Nein, und statuiren höchstens bei jugendlichen Individuen der Entstellung wegen eine Ausnahme.

3. Darf die Operation an einem bereits vollständig cataractösen Auge unternommen werden, wenn die Cataractentwickelung auch am anderen schon begonnen, oder soll man bis zur vollkommenen Reife beider Staare warten? Die Meinungen sind ziemlich gleich getheilt. Man richtet sich nach der Sohnelligkeit des Ablaufes und nach den individuellen Umständen.

4. Darf man beide Augen zugleich operiren, oder ist es vorzuziehen, eins nach dem anderen zu operiren? Auch hier sind die Ansichten getheilt. Die Meisten lassen sich von individuellen Verhältnissen bestimmen. Die Vorsicht gebietet offenbar, den zweiten Grundsatz anzunehmen.

5. Verlangt das Alter des Kranken Berücksichtigung? Man soll die klimakterischen Jahre der Frauen berücksichtigen und Kinder mit angebornem Staar früh vor dem Zahnen oder gleich nach dem zwölften Monat operiren.

6. Soll die Jahres- und Tageszeit beachtet werden? Bei gichtischen, rheumatischen Individuen soll man den Frühling und Herbst meiden und die constantere Witterung des Frühsommers und Frühwinters wählen. In Bezug auf die Tageszeit wählt man den Vormittag, um im Verlauf des Tages die nachträglichen Ereignisse überwachen zu können.

7. Soll der Kranke einer speziellen Vorkur unterworfen werden? Nein — es sei denn, es wären locale oder allgemeine Erkrankungen vorhanden, die nothwendiger Weise erst berücksichtigt werden müssten. Man soll ihn ausserdem möglichst bei seiner gewohnten Lebens-

weise lassen; nur dass man kurz vor der Operation den Darmkanal frei macht, um gleich nach derselben durch ein Opiat für einige Tage die Stuhlentleerung verhindern zu können.

Anmerkung. Für die Uebungen am Phantom empfehlen wir die kürzlich von Wien her empfohlenen Masken, die einen sehr geeigneten Augenträger enthalten. Freilich kann auch jede andere Maske benutzt werden. Ferner empfehlen sich die Schweinsaugen zu diesem Zweck am besten, die aber vor dem Brühen des Thieres herausgestochen werden müssen. Etwas störend ist an ihnen die ovale Hornhaut. Man muss aus diesem Grunde sie so einspannen, dass der Längsdurchmesser des Ovals perpendiculär steht.

Vorbereitung zur Operation im Allgemeinen.

1. In Bezug auf den Kranken. Ungefähr drei Stunden (nach Einigen schon Tags vorher) vor jeder Staaroperation muss die Pupille hinlänglich erweitert werden. Man wählt jetzt am besten das schwefelsaure *Atropin* (Gr.iv auf ℥j *Aq. dest.*), von dem ein Tropfen schon eine hinlängliche Erweiterung bewirkt. Oder man benutzt ein Infus von *Hyoscyamus* (ʒβ auf ℥β), oder das *Extr. Hyoscyami* (℈j auf ʒij *Aq. dest.*), oder die Belladonna in etwas schwächerer Dose. Letztere Mittel kann man, um ihre örtlich reizende Wirkung zu vermeiden, mittelst Compressen auf das geschlossene Auge anwenden.

Ferner soll der Kranke auf einem passenden Stuhl sitzen, dessen Seitentheile er anfässt, und seine Füsse zwischen die des Operateurs ausstrecken. Bei der Wahl des Stuhles kommt es darauf an, ob man stehend oder sitzend operiren will; denn des Kranken Auge soll ungefähr mit unserem Kinn in gleicher Höhe sich befinden. Operirt man stehend, so muss man sich einen stellbaren Stuhl halten, der zugleich eine Vorrichtung für den hinter dem Kranken stehenden Assistenten hat. Dieser muss nämlich während der Operation über den Kopf des Kranken fort das Auge bequem und vollständig übersehen können. — v. Gräfe giebt bei allen seinen Operationen dem Kranken eine bequeme Rückenlage auf einem passenden Sopha oder dem Bett des Kranken. Für das linke Auge sitzt er dann auf dem Rande desselben, für das rechte auf einem Stuhl am Kopfende des Kranken. Er kann so stets mit der rechten Hand operiren; der Kopf des Kranken ist weit vortheilhafter fixirt; Iris- und Glaskörpervorfall kommen bei der Extraction weit schwerer zu Stande; der Kranke bleibt gleich in seinem Bette. — Ausserdem muss hinlänglich Licht sein, nur darf nicht grelles Sonnenlicht in's Auge fallen oder durch Vorhänge etc. störenden Reflex machen. Bemerken wir für die Lagerung noch, dass das Licht stets vor der operirenden Hand in's Auge fallen, und dass das nicht zu operirende Auge jedesmal mit einer grösseren Compresse verhängt werden muss. Einige empfehlen endlich noch als Vorbereitung, ein reizbares Auge vorher durch Berührung an den Reiz des Instruments zu gewöhnen. Es ist aber wohl zweckmässiger, sich in solchen Fällen immer das Auge mittelst eines Ophthalmostaten zu fixiren. Pamard wollte zu diesem Zweck einem Gehülfen seinen Spiess übergeben. Rumpel fixirte die Spitze dieses Spiesses auf einem Fingerhut, den der Operateur auf seinen Mittelfinger stecken, die Spitze in die Conjunctive senken und so den *Bulbus* fixiren sollte. Dieffenbach sah ich zu diesem Zwecke ein scharfes Conjunctivahäkchen anlegen. Am zweckmässigsten fixirt man durch Erfassen einer Conjunctivafalte mittelst einer feinen verschliessbaren Pincette, oder mittelst v. Gräfe's Ophthalmostat. Jäger hat ebenfalls einen Ophthalmostaten in Form einer Doppelpincette angegeben. v. Gräfe's

Instrument ist in Form einer einfachen Pincette construirt, welche nicht, wie Jäger's Instrument, eine Querfalte, sondern eine zum Querdurchmesser des Auges senkrecht stehende Falte fasst, und ausserdem auf jeder äussern Pincettenbranche einen abschraubbaren Lidhalter besitzt. Jäger's Instrument lässt sich schwerer handhaben und man kann gewöhnlich nur die eine Pincette brauchen. — Der Ophthalmostat wird am besten an der inneren Seite des *Bulbus* angelegt — und deshalb der nach innen liegende Lidhalter abgeschraubt — und vom Operateur fixirt, der zugleich das Lid mit demselben abzieht; es sei denn, dass man das rechte Auge in der Rückenlage des Kranken operirt, dann hat der Assistent das untere Lid und den Ophthalmostat.

2. Anstellung des Assistenten. Man bedarf im Allgemeinen nur eines Assistenten, welcher eins der Lider vom *Bulbus* abzieht. Das Darreichen der Instrumente von einem zweiten ist unnöthig, wenn man sich dieselben vorher geordnet zur Hand legt. Nur wenn man den Kranken chloroformiren will, was Einige anrathen, bedarf man eines dasselbe besorgenden Assistenten. Indess nach v. Gräfe ist die Narcose selten bis zu dem Grade zu führen, dass die Augenmuskeln vollkommen erschlafft werden, und das oft hartnäckige Erbrechen nach der Narcose ist gewiss immer sehr störend, ja sogar oft gefährlich, deshalb widerräth derselbe im Allgemeinen die Narcose für die Staaroperationen.

Der das Lid fixirende Assistent stellt sich hinter den Kranken, wenn derselbe sitzt, und nimmt mit seiner linken Hand das linke, mit der rechten das rechte obere Lid, nachdem er die jedesmal freie Hand unter das Kinn des Kranken gelegt und dessen Kopf gegen seine Brust fixirt hat (Beides fällt fort, wenn der Kranke liegt). Er nimmt das Lid am besten so, dass er von der Mitte der

Braue aus abwechselnd mit Zeige- und Mittelfinger dasselbe nach oben zieht, bis er endlich die Cilien unter seine Fingerspitzen erhält und diese den Tarsalrand eben erreichen, um denselben dann sanft, aber sicher, gegen den Orbitalrand anzudrücken. Der Kranke wird dann durch diese Lidhaltung keinerlei Reizung des Auges erfahren. Sollte dem Assistenten im Verlauf das Lid entgleiten, so muss er es ruhig und besonnen besser fassen. Ist eine schweissige Hand im Sommer daran Schuld, so reibt er sich dieselbe vorher mit etwas Kreidepulver ab. Kneift der Kranke die Lider ausnahmsweise unüberwindlich fest zusammen, so muss ein Lidhalter auf der äusseren Lidhaut angesetzt, in den seltensten Fällen unter das Lid gebracht und so dasselbe fixirt werden.

## 1. Die Dislocationen oder Nadeloperationen.

Man kann dieselben entweder von der *Sclerotica* aus *(Scleroticonyxis)* oder von der *Cornea* aus *(Keratonyxis)* ausführen.

Instrumente. Die jetzt gebräuchlichen Nadeln haben eine lancettförmige Spitze, welche entweder gerade oder gebogen ist. Von dieser abweichend hat auch die Sichelnadel des verstorbenen v. Gräfe noch Anhänger. Die Entwickelung des Instruments angehend, so bediente sich Celsus einer runden, wahrscheinlich dem Gebrauch des gewöhnlichen Lebens entnommenen Nadel, und viele berühmte Operateure sollen, vielleicht eingedenk dieser Entstehung, im Fall der Noth mit Stopf- und grösseren Nähnadeln Staare gestochen haben. Ebenso sind kürzlich von England aus, besonders für die *Keratonyxis*, die feinen englischen Nähnadeln empfohlen, unter denen man die wählen soll, welche neben ihrer Sprödigkeit doch einige Biegsamkeit besitzen, nur dass man dann noch statt der runden eine breite Spitze soll anschleifen lassen (*Stop-needle*). Mit Celsus Nadel haben die späteren Staarstecher operirt, während längst die Lancettspitze als weit weniger verwundend und dem Operationszweck entsprechender erkannt ist. Auch die Troikartspitze, die noch weniger verwundet, ist versucht worden; indess die dreikantige Form ist im Auge störend. Ausserdem ist die Spitze gerade oder gekrümmt; gerade ist die Beer'sche Nadel, gekrümmt die Scarpa-Jüngken'sche. Die gekrümmte Nadel soll den Vorzug haben, dass man mit ihrer Concavität besser die Linse erfassen und mit der Convexität schonend an den gefährdeten Gebilden (*Iris*) vorbeigehen kann. Endlich ist die Sichelnadel für die Discision besonders empfohlen. — Diese Formen haben sicher weniger Wichtigkeit, als ihnen zum Theil beigelegt wird. Es kommt wohl nur darauf an, mit welcher man sich eingeübt hat. Ausserdem ist noch zu merken, dass das Heft vielkantig, nicht mit breiten Flächen gearbeitet sein muss, weil man ersteres leichter fixiren und rotirend bewegen kann, als letzteres. Das Heft hat ein Pünktchen am Nadelende, an dem man sich über die Stellung der Flächen im Auge orientirt.

a. *Scleroticonyxis.*

Allgemeine Regeln: 1. Man hält sich beim Einstich bis 1½ Lin. vom Hornhautrande entfernt. Man vermeidet dann das *Lig. ciliare s. M. tensor choroideae* (Fig. 46), welches, 1,3 Lin. breit und höchst verwundbar, eine gefährliche Entzündung setzt. 2. Man vermeidet den Querdurchmesser des Auges als Einstichsstelle, weil hauptsächlich die *Art. cil. post. long.* im Querdurchmesser verläuft (was zwar einige Anatomen nicht anerkennen). 3. Man sticht die Nadel senkrecht zur Convexität des *Bulbus* durch die Häute (der senkrechte

Fig. 46.

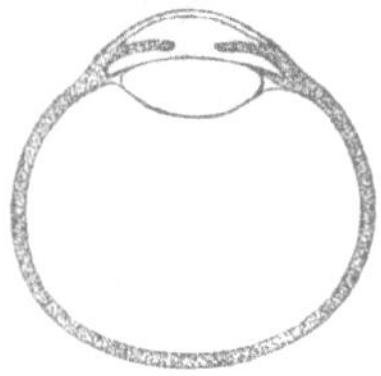

Weg ist der kürzeste, also mit der geringsten Verletzung verbunden). 4. Man sticht die Nadel mit ihren Flächen parallel dem Durchmesser oder nach oben und unten gerichtet ein. So dringt sie mit ihren Flächen parallel den eintretenden Gefässen und den Fasern des *Rectus extern.* ein und wird offenbar am wenigsten von beiden verletzen. In Bezug auf die angegebene Stellung der Spitze und Richtung der Flächen ist nun die Handstellung richtig zu wählen. Die einfach gerade Nadel setzt man mehr senkrecht auf. Bei der convex-concaven kommt es darauf an, ob man die convexe Fläche beim Einstich nach ab- oder aufwärts richten will; im ersten Fall ist die einstechende Hand etwas nach oben gewendet, im zweiten mehr nach abwärts; die erstere Einstichsweise möchte vortheilhafter bei der Reclination, die letztere hingegen bei der Depression sein. Im Allgemeinen indess ist es mehr Sache der Gewohnheit. Beim Gebrauch der Sichelnadel ist Heft und Hand mehr nach der Schläfe gerichtet und die convexe Schneide der Sichel sieht nach vorn. 5. Für die convex-concave Nadel gilt noch die Regel, dass die Convexität im Auge den gefährdeten Gebilden zugekehrt werden muss. 6. Ein- und Ausgehen mit der Nadel ist jedesmal ein besonderer Akt, der so ausgeführt wird, dass Stellung und Richtung der Nadel dabei gleich sind. Endlich ist 7. in Bezug auf die Haltung und Führung der Nadel zu merken, dass man sie einen starken halben Zoll vom Heft mit den drei ersten Fingern erfasst, den Goldfinger einschlägt, den kleinen Finger aber auf des Kranken Wangengegend stützt. Beim Einstich hält man dann die Nadel wie eine Schreibfeder; später bei den Bewegungen im Auge aber ruht sie auf den beiden ersten Fingern, während sich der Daumen auf das Heft stützt. In dieser Haltung bewegt man sie entschieden leichter und schonender, als wenn man die Schreibfederhaltung beibehält, in der man leicht radirende und somit verletzende Bewegungen macht. Es kommt nämlich Alles darauf an, das Instrument so leicht als möglich zu halten und zu führen; es soll dem Operateur aus der Hand „gepust werden" können. Zu dem Zweck ruht die Nadel nach dem Einstich gleich einem doppelarmigen Hebel auf dem Stichpunkt wie auf dem Hypomochlion, und zwar nur mit ihrer eigenen Schwere (man darf nie auf den Stichpunkt drücken), während der vordere Arm dieses Hebels lediglich durch Bewegungen des hinteren längeren alle drückenden Bewegungen ausführt. Aber auch bei den schneidenden Bewegungen muss die Nadel mit derselben leichten Hand geführt werden. Diese Leichtigkeit in der Hand hat man sich anzueignen. Wem sie abgeht, oder wer das unangenehme Zittern seiner Hand überwinden will, der thut gut, ein so feines Instrument bei unfixirter Handstellung viel nach einer Richtung hin zu bewegen. Dabei sind entweder blos die Finger thätig, oder es wirkt die Hand mittelst der möglichen Bewegungen in ihrem Gelenk gleichzeitig mit, oder auch allein; oder endlich es kommen die Pro- und Supinationsbewegungen mit hinzu, oder wirken allein. Ausserdem sind diese Uebungen, sowie die Augenoperations-Uebungen am Phantom, sehr gute Uebungen für die leichte und geschickte Ausführung anderer Operationen.

1. *Depressio.* Lagerung der Linse auf dem Boden der hinteren Kammer, so dass ihr oberer Rand nach vorn und oben, ihr unterer etwas nach hinten und unten sieht. — Diese Methode kommt wegen des leichten Wiederaufsteigens der Linse nur selten zur Ausführung. Jüngken beschränkt sie auf die Fälle, wo die vordere Kapselwand getrübt ist und Adhäsionen zwischen ihr und der *Iris* vorhanden sind, weil man die Kapsel mit deprimiren und die Adhäsionen leicht trennen könne.

Vorbereitung zur Operation. Die entsprechenden Rücksichten auf den Kranken sind genommen. Er wird in der angegebenen Weise gelagert. Der Asisstent nimmt seine Stellung und das obere Lid. Der Operateur ergreift die Nadel, die er kurz vorher noch einmal auf ihre Schärfe prüft, so nämlich, dass sie, ohne einen Widerstand oder ein leichtes Knacken zu verrathen, durch ein Goldschlägerhäutchen dringen muss. Er operirt das linke Auge mit der rechten, das rechte mit der linken Hand. Dann nimmt er seine Stellung und mit der freien assistirenden Hand das untere Lid so, dass er z. B. am linken Auge mit dem linken, am rechten mit dem rechten Zeigefinger das Lid in der Mitte so ergreift, wie für den Assistenten angegeben wurde, und es schonend aber sicher gegen den unteren Orbitalrand drückt; den Mittelfinger legt er zur Hülfe parallel neben den ersten oder benutzt ihn, um beim Einstich das Abweichen des *Bulbus* nach innen durch einen leichten Gegendruck zu verhindern; den Goldfinger schlägt er ein; den kleinen Finger stemmt er jenseits der Nase auf die Wange; den Daumen legt er neben oder unter das Kinn. — So giebt er seiner Hand, ja gewissermassen dem ganzen Körper, einen Stützpunkt.

Erster Akt: Einführung der convex-concaven Nadel. Man hat sich bereits den Einstichspunkt (1¼ Lin.

vom Hornhautrande und 1/4 Lin. oberhalb des Querdurchmessers) gemerkt, giebt dem Kranken auf, etwas schräg, also nach seiner Nase, zu sehen, und sticht die Nadel schnell so tief ein, dass die Lanze verschwindet, und zwar mit einer leichten Bewegung des Heftes nach aufwärts, wenn man die convexe Fläche nach oben (Fig. 47. *a*).

Fig. 47.

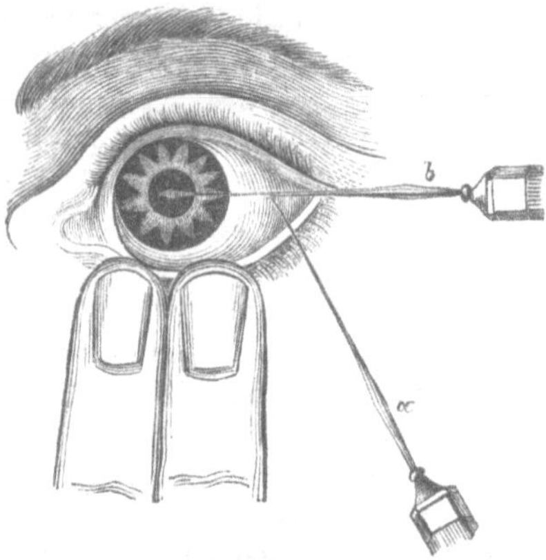


oder nach abwärts, wenn man dieselbe nach abwärts gerichtet hat. Nach dem Einstich wendet man die convexe Fläche der Nadel nach vorn, das Heft horizontal nach der Schläfe und führt die Nadel langsam und mit Vorsicht durch das *Corpus ciliare* zwischen *Iris* und Linse in die hintere Kammer so tief ein, dass die Spitze derselben den inneren Pupillarrand erreicht (Fig. 47. *b*). Zugleich ist bei dieser Wendung das Instrument zwischen den Fingern aus der schreibfederartigen Stellung und Haltung in die oben beschriebene übergegangen.

Zweiter Akt: Man wendet die Nadel durch Senkung des Heftes mit ihrer c o n c a v e n Fläche auf den oberen

Linsenrand und macht einige leichte deprimirende Bewegungen, um die Linse möglichst sammt der Kapsel aus der Verbindung zu lösen, und folgt dieselbe den Bewegungen, so drückt man sie langsam und in senkrechter Richtung nach abwärts in den Glaskörper so tief, bis die Nadel am unteren Pupillarrande verschwinden will. Hier angekommen, hält man das Instrument einige Augenblicke ruhig, dann verändert man schnell durch Rotation der Nadel um ihre Axe die Flächen, so dass die convexe Fläche auf die Linse zu liegen kommt und deprimirt mit dieser die Linse bis zum unteren Ciliarrande der *Iris*. Hier angekommen, hält man wieder die Nadel einige Augenblicke ruhig, damit der Glaskörper Zeit hat, sich gehörig über die Linse zu legen, zieht sie dann in derselben Stellung und etwas rotirend zurück und von der Linse ab, während man gleichzeitig wieder die convexe Seite der *Iris* zukehrt, und schiebt sie endlich zur Ueberwachung des Erfolgs wieder in die hintere Kammer. Man darf nämlich die Nadel nicht direct wieder von der Linse ab und in die hintere Augenkammer erheben, weil dies das Wiederaufsteigen der Linse befördern würde.

Bleibt die Linse deprimirt, so führt man die Nadel im dritten Akt wieder auf demselben Wege aus dem Auge, wie man sie eingeführt, d. h. man zieht sie zuerst, mit der convexen Seite der *Iris* zugekehrt, an dieser vorbei, giebt dann der Hand und gleichzeitig der Nadel die Stellung wie beim Einstich und zieht sie schnell aus dem Auge, welches man sofort mit einem Klebpflaster verschliesst, oder vorläufig während der Operation des andern Auges mit einem Tuche verhängt.

Anmerkung 1. Man soll zur Ueberwachung des Erfolges die Nadel immer noch einmal wieder in die hintere Kammer bringen (präsentiren), um beim Wiederaufsteigen der Linse die Depression sofort wiederholen zu können.

Anmerkung 2. Die geschilderte Operationsweise erleidet keine Veränderung, ob man mit der linken oder rechten Hand operirt.

Anmerk. 3. Operirt man mit der geraden (Beer-schen) oder mit der Sichelnadel, so fällt die bei der Beendigung der Depression angegebene Veränderung der Flächen fort; wohl aber führt man auch diese Instrumente stets mit ihren breiten Flächen an der *Iris* vorbei.

Anmerk. 4. Die verschiedenen sehr zahlreichen Varianten verfolgen speziell folgende Zwecke: Sie beabsichtigen entweder eine leichtere oder zuverlässigere Depression der Linse, um deren Wiederaufsteigen zu verhindern, und wollen zu diesem Zweck theils die Nadel erst hinter die Linse führen, um dieselbe möglichst aus ihrer Verbindung mit dem Glaskörper erst zu lösen und dann zu deprimiren (man sticht 2 Zoll vom Hornhautrande ein, wendet nach dem Einstich die Flächen der Nadel nach vorn und hinten, schiebt sie hinter die Linse, wendet sie dann über den oberen Rand derselben in die hintere Kammer und deprimirt); oder sie sind besonders darauf bedacht, die Kapsel zu entfernen, und wollen dieselbe deshalb erst discidiren, damit sie nachträglich, wenn sie nicht mit deprimirt wird, keinen Nachstaar bilden kann. Zu letzterem Zweck gehen sie entweder gleich mit der Nadel statt in die hintere Kammer in die Linse ein, oder sie führen die Discision von der hinteren Kammer aus. Diese Praxis ist wohl die rationellste. Denn erwägen wir den Einstichspunkt und den dadurch bedingten Weg, welchen die Nadel bis in die hintere Kammer zu machen, sowie endlich die Räumlichkeit derselben überhaupt (s. Fig. 46), so erscheint es unmöglich, ohne Verletzung der Kapsel die Nadel in die hintere Kammer zu führen. — Als gänzlich verworfen ist wohl das Verfahren von Desmarres anzusehen, mit einer Art Lanze die *Sclerotica* zu eröffnen und die Depression mittelst einer löffelförmigen Lanze auszuführen, weil das Auge dabei zu stark leidet.

2. *Reclinatio.* Die Linse soll so von vorn nach hinten und abwärts zwischen dem äusseren und unteren schiefen Muskel in den Glaskörper gelagert werden, dass ihre vordere Fläche nach oben und ihr oberer Rand nach hinten sieht.

Vorbereitung wie bei der Depression.

Erster Akt: Einführung der concav-convexen Nadel im Allgemeinen wie bei der Depression, nur dass man den Einstichspunkt wieder 1¼ Lin. vom Hornhautrande, aber ½—1 Lin. unterhalb des Querdurchmessers wählt und beim Einstich die convexe Fläche der Nadel nach abwärts richtet, also Handstellung von oben her.

Zweiter Akt: Reclination. Man führt die Nadel in der Stellung, welche sie in der hinteren Kammer einnimmt, schräg zur oberen Hälfte der Linse nach aufwärts, ergreift dieselbe mit der concaven Fläche der Nadel und drückt sie durch Bewegungen des Heftes vom äusseren Augenwinkel nach der Nasenwurzel zu von vorn nach hinten in den Glaskörper. Die ersten zwei bis drei Bewegungen haben die Lösung der Linse aus ihren Verbindungen zum Zweck und müssen deshalb anfänglich schwach, dann immer stärker ausgeführt werden. Bemerkt man dabei Adhärenzen zwischen *Iris* und Linse, so trennt man sie durch die scharfen Nadelränder. Hat die Linse nach ihrem Austritt durch die hintere Kapselwand und theilweisen Eintritt in den Glaskörper ihre Lage in der oben genannten Weise erhalten, so pausirt man wenige Augenblicke, wechselt schnell die

Flächen der Nadel und lagert die Linse tiefer im unteren Theil des Glaskörpers zwischen dem unteren und äusseren geraden Augenmuskel. Hier mit der Linse angekommen, pausirt man wieder, damit der Glaskörper sich vollständig um die Linse herumlegen kann, zieht dann die Nadel rotirend in derselben Richtung, die sie zuletzt hat, von der Linse ab, und ihre convexe Fläche der *Iris* zukehrend, präsentirt man sie wie bei der Depression.

Bleibt die Linse reclinirt, so führt man im dritten Akt die Nadel wieder aus wie bei der Depression.

Die oben bei der Depression gegebenen Anmerkungen gelten auch hier. Nur kommt zu Anmerk. 4 noch die *Depressio-Reclinatio* von Jüngken hinzu, der zur sicheren Mitentfernung der vorderen getrübten Kapselwand die Linse erst bis zum unteren Pupillarrand deprimiren will, und statt nun die Depression zu vollenden, zur Reclination derselben in der beschriebenen Weise übergeht. Andere, Malgaigne, Roser, Desmarres endlich sind der Meinung, dass man den beabsichtigten Erfolg dieser Manöver der Depression und Reclination niemals sicher erwarten könne, dass sich z. B. bei bezweckter Depression die Linse wie bei der Reclination lagere und umgekehrt, und dass es endlich fast nie gelinge, die Kapsel durch diese Manöver mit zu entfernen. Es ist deshalb wohl gerathener, vorher die Discision der Kapsel durch einen Querschnitt auszuführen (vergl. oben Anmerk. 4). — Erwähnen wir endlich noch der Sublations-Methode Pauli's. Dieser Operateur ging von der Idee aus, dass die Linse wegen ihres so häufigen Wiederaufsteigens specifisch leichter sein müsse, als der Glaskörper; man müsse dieselbe deshalb nach aufwärts, statt nach abwärts lagern, und zu diesem Zweck oberhalb der Linse den Glaskörper erst quer einschneiden und dann die Linse aufheben und hineinlegen. Dieses Verfahren hat indess keine Aufnahme gefunden.

3. *Discisio.* Die Linse soll *per Scleroticonyxin* zerstückelt und dann durch den *Humor aqueus* resorbirt werden. Für die beiden vorigen Methoden ist Hauptbedingung, dass der Staar nicht zu weich ist, hier kann, ja soll er dies sein, damit er sich zerstückeln lässt.

Vorbereitung wie oben.

Erster Akt: Einführung der Nadel wie bei der vorigen Methode.

Zweiter Akt: Zerstückelung. Die meisten Operateure sind der Ansicht, dass es hauptsächlich auf Discision der Kapsel ankomme; ja in neuester Zeit hat man gemeint, dass dies der eigentliche Zweck der Operation sein müsse, dass man dabei auf die Linse gar nicht Rücksicht nehmen brauche. Die älteren Operateure indess wollen behufs der schnelleren Resorption eine sorgfältige Zerstückelung der Linse. Dieser Ansicht folgend, muss man sich folgende vier Schnittrichtungen einüben, von denen man in verschiedenen Fällen wohl nicht erheblich abweichen braucht: 1) einen geraden Schnitt durch die Mitte der Linse von oben nach unten; 2) einen Diagonalschnitt von innen und unten nach aussen und oben; 3) einen zweiten desgleichen von innen und oben nach aussen und unten; 4) einen Transversalschnitt von innen nach aussen. Ferner führt man diese Schnitte zweckmässiger Weise zuerst durch die Kapsel und dann noch einmal tiefer durch die Substanz der Linse. Demnach wird die bereits eingeführte Nadel aus der hinteren Kammer nach oben zur Mitte der Linse geschoben, die Spitze und der untere Schnittrand der Nadel der Linse zugewendet und zunächst die Kapsel in dieser Richtung durch Erhebung des Heftes und dass man die Nadel zugleich ein wenig aus dem Auge zieht. durchschnitten. Darauf führt man die Nadel (die convexe Seite der *Iris* zugekehrt) nach innen und unten, wendet ihren oberen Rand der Linse zu und durchschneidet die Kapsel nach aussen und oben, indem man das Heft der Nadel nach abwärts bewegt und wiederum die Nadel ein wenig aus dem Auge zieht. Jetzt führt man die Nadel (convexe Seite der *Iris* zugekehrt) nach innen und oben, kehrt den unteren Schnittrand der Linse zu und führt den zweiten Diagonalschnitt nach aussen nnd abwärts, wobei man wieder die Nadel ein wenig aus dem Auge zieht und das Heft etwas nach auf- und einwärts bewegt. Endlich führt man die Nadel (convexe Seite der *Iris* zu) nach der Mitte und nach innen, kehrt den oberen Schnittrand der Linse zu und vollführt den Transversalschnitt, wobei das Heft horizontal und nach innen bewegt wird.

Ist auf diese Weise die Kapsel zerschnitten, so wiederholt man die vier Schnitte noch einmal durch die Substanz der Linse, lässt also die Nadel etwas tiefer wirken.

Bleibt nach dieser Zerstückelung ein grösseres Stück (Kern der Linse), welches den Schnitten ausweicht, so soll man dasselbe nach Jüngken u. A. recliniren. Liegen ferner die einzelnen Stücke zu gehäuft in der hinteren Kammer, so soll man einige mit der concaven Seite der Nadel fassen und durch leichte zuckende Bewegungen in die vordere Kammer zu werfen suchen, weil dieselben hier schneller resorbirt werden, als in der hinteren Kammer. Dies wird indess von Einigen, die davon Insultirung der *Iris* fürchten, wiederrathen.

Endlich führt man im dritten Akt die Nadel wie oben aus dem Auge.

Varianten:

1. Statt der convex-concaven bedienen sich Einige der geraden Nadel.

2. Desmarres empfiehlt eine nur an einer Seite schneidende Nadel, damit bei den Schnitten die *Iris* noch mehr gegen Verletzung geschützt ist.

3. Statt der Discision wird von Desmarres die Dilaceration der Kapsel empfohlen, die mittelst Beer's Häkchen so ausgeführt wird, dass, wie oben bei der Depression angegeben wurde, mit einer Lanze das Auge eröffnet, dann das Häkchen eingeführt und die Kapsel in verschiedenen Richtungen zerrissen wird. Es soll dies Verfahren bei mehrfachen Adhärenzen zwischen Kapsel und *Iris*, sowie bei wiederholt vorhanden gewesenen Entzündungen im Innern des Auges als schonender (?) ausgeführt werden. Ausserdem soll man durch die Oeffnung in der *Sclerotica* bei nachfolgender heftiger Entzündung *Humor aqueus* auslassen und so schnell die drohenden Erscheinungen besänftigen können.

4. v. Gräfe hält die Discision überhaupt für gefährlich, weil durch die nachfolgende Aufblähung der Linsenstücke vor ihrer Resorption die bedenklichsten Reizungen entstehen. Bei sehr vulnerablen Augen empfiehlt er nur die von den Engländern geübte Discision *per Corneam* (siehe unten).

b. *Keratonyxis.*

Von der Hornhaut oder vorderen Kammer aus verrichten die meisten Augenärzte nur die Reclination und Discision. Die Depression wird wohl mit Recht theils für schwer ausführbar gehalten, hauptsächlich aber ist sie nur zu leicht mit bedeutenden Insultationen der *Iris* verbunden.

Im Uebrigen sind die Urtheile über die grössere oder geringere Verletzung, über die leichtere oder erschwertere Ausführung der *Keratonyxis* und *Scleroticonyxis* verschieden.

Auch hier ist die convex-concave Nadel beliebt, obgleich man auch die gerade Beer'sche oder die Sichelnadel, letztere besonders zur Discision, und Bowman's Stop-needle gebrauchen kann.

1. *Reclinatio per Keratonyxin.*

Vorbereitung und Assistenz wie bei der *Scleroticonyxis.*

Erster Akt: Einführung der convex-concaven Nadel. Der Operateur operirt auf beiden Augen mit der rechten Hand, mit der er die Nadel ½ Zoll vom Hefte so ergreift, dass sie auf der Spitze des Daumen ruht und von den beiden ersten Fingern gestützt wird; den Goldfinger schlägt er ein, der kleine Finger wird beim linken Auge auf die Wange gestützt, beim rechten ruht er linkerseits neben der Nase; Hand und Vorderarm werden horizontal nach aussen oder rechts gehalten. Die angegebene Haltung der Nadel ist auch hier der schreibfederförmigen vorzuziehen, weil bei dieser Haltung die Bewegungen freier und den Stichpunkt weniger insultirend ausgeführt werden können. Die assistirende Hand nimmt das Lid mit dem Mittelfinger, der Zeigefinger wird zur Stütze der Nadel frei und beweglich gehalten, der Gold- und kleine Finger ruhen beim linken Auge rechterseits neben der Nase, beim rechten Auge in der Schläfe, der Daumen unter dem Kinn. — Die Nadel wird nun in der angegebenen Haltung, mit ihrer convexen Fläche nach abwärts, auf die Spitze des linken Zeigefingers gelegt — man wartet ab, bis das Auge ruhig steht — und sticht sie bei erhobenem Heft, so dass die Spitze senkrecht auf der gewölbten Augenfläche steht, ½ Linie unter dem Querdurchmesser des Auges (damit die Stichstelle nicht gerade in die Mitte der

Pupille fällt) ein. Ist die Spitze der Nadel bis über ihre Mitte eingedrungen, so schlägt man den linken (stützenden) Zeigefinger nach abwärts und senkt das Heft, damit man die Linse nicht anspiesst.

Zweiter Akt: Reclination. Man schiebt die Nadel sofort durch die vordere in die hintere Kammer und mit ihrer Spitze und convexen Seite auf die Mitte des oberen Linsenrandes, und übt durch Erhebung des Heftes einen Druck nach hinten und abwärts auf die Linse, um dieselbe wie bei der *Scleroticonyxis* zu lagern. Auch hier muss dieser Druck anfänglich milde zur Lösung der Linse geübt und dann allmälig nach einigen Reclinationsbestrebungen gesteigert werden, bis man endlich langsam mit der Linse in die Tiefe des Glaskörpers geht. Zu letzterem Zweck muss man das Heft erheben und kann die Nadel mit dem aufgerichteten linken Zeigefinger wieder stützen, damit die Hornhautwunde bei diesem letzten Manöver nicht insultirt werde. Darauf hält man die Nadel in dieser Stellung einige Augenblicke ruhig, zieht sie dann in derselben Stellung zuerst von der Linse ab und führt sie endlich wieder in die Position zurück, die sie gleich nach dem Einstich einnahm, wobei der linke Zeigefinger wieder eingeschlagen wird.

Jetzt erwartet man den Erfolg, um entweder die Operation noch einmal zu wiederholen oder man führt die Nadel im dritten Akt wieder in derselben Stellung und Haltung aus, wie man sie einstach, wobei der linke Zeigefinger sie wieder stützt.

Varianten:

1. Einige wählen den Einstichspunkt höher, was wegen der centralen Narbe nicht räthlich.

2. Ruete empfiehlt die kreuzweise Incision der Kapsel vor der Reclination, damit kein Nachstaar entsteht, was bei Trübung der vorderen Kapselwand empfehlenswerth.

2. *Discisio per Keratonyxin.*

Vorbereitung und erster Akt wie vorhin.

Zweiter Akt: Discision. Man gleitet mit der convexen Seite der Nadel nach der Mitte des oberen Linsenrandes, wendet dann einen Schnittrand der Nadel der Linse zu und durchschneidet die Kapsel von oben nach unten, wobei man das Heft hebt und die Nadel hier wie bei den folgenden Schnitten jedesmal etwas aus dem Auge zieht. Darauf führt man die Nadel (die convexe Seite der Linse zu, um das Anspiessen zu verhüten) nach innen und oben, um den Diagonalschnitt nach aussen und abwärts auszuführen, wobei das Heft der Nadel etwas der Nasenwurzel zu erhoben wird. Dann schiebt man die Nadel wie vorhin nach aussen und oben, um den zweiten Diagonalschnitt nach innen und unten auszuführen. Jetzt führt man die Nadel nach innen oder aussen zur Mitte der Linse und vollführt den Transversalschnitt. Diese vier Schnitte kann man dann noch einmal tiefer durch die Substanz der Linse wiederholen, und bleibt dann noch ein grösseres Stück (Kern der Linse), so reclinirt man dasselbe. Die Vertheilung der Stücke aus der hinteren in die vordere Kammer ist hier schwieriger, als bei der *Scleroticonyxis.* Will es nach einigen zuckenden Bewegungen nicht gelingen, so spiesst man das eine oder andere Stück auf und streift es beim Ausführen der Nadel in die vordere Kammer ab.

Im dritten Akt führt man die Nadel wieder wie oben aus.

Varianten:

1. Einige (Rosas etc.) bedienen sich zur Discision einer feinen Sichelnadel.

2. Auch hier ist die Dilaceration der Kapsel nach Jäger entweder in Form der einfachen Discision mit der Nadel, oder nach vorhergegangener hinlänglicher

Eröffnung der Hornhaut mittelst Beer's Häkchen ausgeführt worden.

3. Wenn gleichzeitig eine ausgedehnte oder totale *Synechia posterior* besteht, so soll man eine sogenannte centrale Perforation vornehmen, d. h. man soll die Linse im Centrum durchstechen und dann durch anfänglich kleine, nach und nach immer grösser werdende Kreisbewegungen der Nadel ein Loch von einem der Pupille entsprechenden Umfange hineinbohren. Es tritt dann ein Theil Linsensubstanz aus, welcher ohne erhebliche Reizung seiner Umgebung (*Iris*) resorbirt wird; ist dies geschehen, so wiederholt man dasselbe Verfahren. Die Engländer wollen in dieser Weise überhaupt jeden, wenn auch noch so harten Staar operiren. Freilich muss man zugeben, dass dies das schonendste Verfahren von allen ist, weil es kaum irgend welche Nachbehandlung verlangt. Indess man bedarf 1 bis 2 Jahre, bevor man zum Ziele kommt, wozu offenbar eine englische Geduld von Seiten des Arztes und des Kranken gehört.

Ueble Ereignisse bei den Nadeloperationen.

1. Verfehlen des richtigen Einstichspunktes, am häufigsten durch zufällige Bewegungen von Seiten des Kranken herbeigeführt. Wir sollen hierauf gefasst sein und deshalb die Spitze der Nadel dem gewählten Einstichspunkt so nahe als möglich bringen, um sie dann im Momente völliger Ruhe des *Bulbus* schnell einzustechen. Ist der Fehler dennoch geschehen, so zieht man die Nadel nur zurück, wenn die Ausführung der Operation unmöglich ist, und verschiebt dieselbe dann bis nach Ablauf der folgenden Entzündung.

2. Die Nadel gleitet gleich nach dem Einstich wieder aus dem Auge. Eine zuckende Bewegung des Kranken, dessen Kopf nicht gehörig vom Assistenten fixirt ist, oder eine unpassende Handbewegung von Seiten des

Operateurs ist die Ursache. Wir müssen mit Sorgfalt durch denselben Stichpunkt die Nadel wieder einstechen, oder wenn sonstige Ereignisse hinzukommen, die Operation verschieben.

3. Innere Blutungen sind störend und sollen uns zur Beschleunigung der Operation veranlassen; äussere zwischen Bindehaut und *Sclera* bilden gewöhnlich später eine Geschwulst, die bei bedeutender Ausdehnung eine Eröffnung und Entleerung verlangen kann.

4. Anspiessen der Linse. Man versucht durch vorsichtiges Zurückziehen, wobei man die Nadel um ihre Axe rotirt, dieselbe wieder frei zu machen.

5. Man hat die *Iris* verletzt oder wohl gar die Nadel in sie eingestochen. Ersteres erkennt man an einigen sich ergiessenden Blutstropfen, letzteres an den Bewegungen der *Iris* oder am durchgetretenen Instrument, so wie an der gewöhnlich eintretenden Pupillenverengerung. Im letzteren Fall muss man die Nadel wieder zurückziehen und die in beiden Fällen folgende *Iritis* später entsprechend bekämpfen. Auch bei der Dislocation der Linse kann die *Iris* insultirt werden, besonders durch Zerrung von Adhärenzen zwischen ihr und der Kapsel, die man deshalb vorher trennen muss. Man erkennt diese Adhärenzen im Beginn der Dislocation, die, wie angegeben, immer schonend und milde begonnen werden muss, dass nämlich die *Iris* den Bewegungen der Linse folgt.

6. Vorfall der Linse in die vordere Kammer. Man muss sie vorsichtig anzuspiessen und wieder zurückzuführen suchen. Schlägt dies fehl, so wird sie auch hier resorbirt; dies ist indess gewöhnlich mit gefährlichen Entzündungen verbunden, weshalb man besser sie sofort mittelst Hornhautschnitt extrahirt, zumal wenn sie umfänglich ist und somit zur Resorption längere Zeit erforderlich wäre.

7. Der Staar steigt bei den Dislocationen immer wieder auf. Es ist eine feine Adhärenz die Ursache, die man trennt, oder man discidirt ihn, oder man extrahirt ihn später.

8. Die Nadel bricht ab. Ein feines Stückchen der Spitze soll durch Oxydation verschwinden, ein grösseres verlangt sofortige Extraction durch den Hornhautschnitt.

Schliesslich sei bemerkt, dass die Nadeloperationen unter den neueren Operateuren weit weniger Anhänger zählen. Die Statistik nach Jäger (Ueber Staar und Staaroperationen, Wien 1854) und v. Gräfe zeigt ein entschieden günstigeres Verhältniss für die Extraction. Wohl ist bei dieser die augenblickliche Verletzung eine entschieden grössere und der Operateur hat dem Kranken gegenüber das Risico auszuhalten, dass ihm das Auge unmittelbar durch die Operation vernichtet wird, was bei den Nadeloperationen nicht der Fall. Im Allgemeinen aber erträgt das Auge eine einmalige Verletzung weit leichter und besser, als wenn die Linse als fremder Körper im Auge bleibt, sich aufbläht und durch fortgehende Reizung eine Entzündung der *Iris*, Aderhaut etc. unterhält, welche so häufig die bereits gewonnene Sehfähigkeit, selbst oft noch nach 1/4 bis 1/2 Jahre, wieder vollständig vernichtet. Dies sind dann die Entzündungen, welche als chronisch-rheumatische oder gichtische angeklagt werden (conf. Linear-Extraction).

## 2. Die Extraction des Staars.

Sie geschieht durch eine obere, untere und seitliche Hornhautwunde.

Die Vorbereitungen sind wie bei den Nadeloperationen. Bemerken wir nur, dass die liegende Stellung des Kranken hier wesentliche Vorzüge hat (cf. oben).

und dass man sich bei Durchführung des Messers durch die vordere Kammer den *Bulbus* stets fixirt.

Zum Operations-Bedarf gehört: Beer's Staarmesser, dessen Schärfe man vorher ähnlich wie die der Nadel prüft; ein gerades spitzes Lanzenmesser; Daviel's Löffel, an dessen Stielseite sich eine Nadel, oder besser das von v. Gräfe zur Eröffnung der Kapsel angegebene, wie eine kleine Aderlassfliete construirte Cystotom befindet; ein kleines geknöpftes Messer von Desmarres; englisches Pflaster.

1. Oberer Bogenschnitt (Fig. 48) (*Kerotomia superior*). Es soll von der kreisrunden Hornhaut ein Segment abgetrennt werden, dessen Sehne im Querdurchmesser derselben liegt. Fällt dieselbe unterhalb des Querdurchmessers, so tritt leicht eins der übelsten Ereignisse ein, nämlich das Umklappen des Lappens.

Fig. 48.

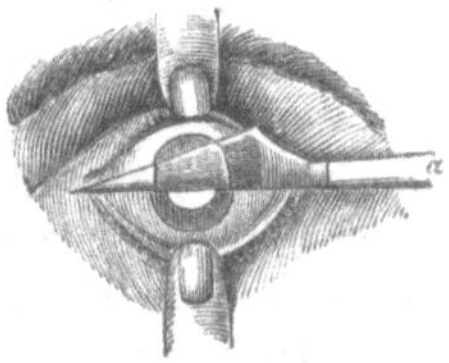


Erster Akt: Führung des Messers. Bildung des Lappens nach v. Gräfe. Man ergreift das Messer ½ Zoll vom Heft so zwischen Daumen und den zwei ersten Fingern, dass es mit seinem Stiel im zweiten Phalangengelenk auf der ersten Phalanx des Zeigefingers ruht. Sein Vor- und Zurückschieben geschieht lediglich durch Flexions- und Extensionsbewegung der Finger, wobei der stützende Daumen sich nur in seiner Verbindung mit dem Mittelhandknochen bewegen darf. Will man während des Operirens etwas weiter vom Hefte rücken, so zieht man zuerst den Zeigefinger zurück, darauf den Daumen so weit, dass er dem Zeigefinger gegenüber steht, und jetzt zieht man den Mittelfinger nach. Umgekehrt, will man dem Hefte näher rücken, so schiebt man erst den Mittelfinger vor, dann den Daumen diesem gegenüber und zieht nun den Zeigefinger nach.

Bildung des Lappens. Der Kranke liegt mit etwas erhobenem Kopf. Der Operateur sitzt für's linke Auge auf dem Rande des Bettes oder Sopha's, für's rechte am Kopfende des Kranken; ihm gegenüber der Assistent. Das nicht zu operirende Auge wird verhängt. Man lässt den Kranken geradeaus sehen, fixirt in dieser Stellung den *Bulbus*, das obere Lid wird genommen. Der Operateur ergreift das Hornhautmesser wie angegeben, stützt den kleinen Finger auf die Wange in solcher Entfernung vom Auge, dass man beim Vorschieben des Messers den Lappen abtrennen kann. Diese Stellung misst man sich erst dadurch ab, dass man das Messer mit seiner Schneide nach oben, mit seinem Rücken genau im Querdurchmesser des Auges, mit seinen Flächen parallel der *Iris* vor der Hornhaut hin und her schiebt. Genau in dieser Stellung und Haltung senkt man dann die Spitze desselben hart am Rande der *Sclerotica* durch die Hornhaut in die vordere Kammer und schiebt das Messer darauf mit seiner Spitze bis in die Mitte der Pupille. Hier angekommen, verlässt das Auge die Messerspitze und fixirt dagegen den Ausstichspunkt, der mit dem Einstich in gleicher Höhe und Entfernung von Scleroticalrande genommen wird. Gleichzeitig führt man dann das Messer durch die vordere Kammer dem Ausstichspunkt zu und vollendet schnell die Contrapunction. — Statt in dieser Weise das Messer einzustechen und durch die vordere Kammer zu führen, empfehlen Einige, es erst senkrecht auf die Hornhaut zu setzen und dann nach gemachtem Einstich ihm die Stellung, horizontal mit dem Rücken und mit den Flächen parallel zur *Iris,* zu geben. Diese Technik soll zwei Vorzüge haben: einmal bleibe man nicht mit der Messerspitze zu lange zwischen den Lamellen der Hornhaut, was bei der angegebenen Technik leicht geschehe, ja sogar zwingen könne, von der Operation abzustehen. Indess es gehört wohl eine grosse Unaufmerksamkeit dazu, um diesen Fehler zu begehen, und man wird ihn wohl immer dadurch vermeiden, dass man den angegebenen Parallelismus beachtet. Andererseits zeigt das Hervordringen eines Tropfen *Humor aqueus,* sowie das glänzende Erscheinen der Messerspitze immer das Eingedrungensein in die vordere Kammer an. Zweitens gebe der oben genannte Einstich immer eine schräge Wunde und dadurch falle denn die innere Cornealwunde kleiner aus als die äussere. Allein bei der weiteren Abtrennung des Lappens kann diese geringe Schrägheit der Wunde nicht vermieden werden, und es ist deshalb gleichgültig, sie am Einstich nicht zu haben. Der Hauptvorzug der obigen Technik besteht aber darin, dass man nicht so leicht die *Iris* ansticht und keine Veränderung der Messerstellung nöthig hat, wobei man sehr leicht das Messer wieder aus der Wunde zieht oder Irisverletzungen macht.

Nach gemachtem Ausstich hat man das Auge auf dem Messer, es kann nicht mehr nach innen entfliehen, obgleich beim weiteren Vorschieben des Messers diese Neigung sich fortgehend bemerkbar macht. Man kann deshalb den Ophthalmostaten entfernen und so den Reiz zu krampfhafter Muskelcontraction mildern. Darauf schiebt man das Messer, und zwar nie auf seine Schneide, sondern immer auf seinen Rücken wirkend, behufs endlicher Abtrennung des Lappens langsam weiter vor, bis nur noch eine kleine, etwa liniengrosse Brücke zu durchschneiden ist, welche man dann beim Zurückziehen des

Messers abtrennt und in demselben Moment dem Assistenten aufgiebt, das obere Lid über das Auge herabsenkend auf den Lappen zu legen, während der Operateur das untere Lid ebenfalls mild auf den Lappen legt. Bemerken wir, dass man diese Brücke auch durch Vorschieben des Messers abtrennen kann, wenn anders die vorspringende Nase dies gestattet, und dass man bei der Abtrennung des Lappens sich ja nicht übereile, besonders wenn der Erethismus des Auges gross ist, weil sonst leicht Glaskörpervorfall eintritt. Nach der Pause von einigen Augenblicken werden die Lider mit Vorsicht wieder genommen und man schreitet zum

Zweiten Akt: der Eröffnung der Kapsel und Ausleitung der Linse. Behufs der Eröffnung der Kapsel geht man mit der Nadel oder dem flietenartigen Cystotom so durch die Hornhautwunde ein, dass man den hinteren Theil dieser Instrumente zuerst unter den Lappen streift und denselben dabei möglichst wenig insultirt oder abhebt; dann führt man sie in die hintere Kammer zur Linse, um deren Kapsel entweder quer oder der Länge nach zu spalten, oder dieselbe auch wohl, wie bei der Discision, kreuzweis einzuschneiden. Hierauf wird das Instrument wieder mit Vorsicht aus dem Auge geführt, damit es keine Verletzung der *Iris* oder des Lappens macht. v. Gräfe's Cystotom führt man mit der Schneide nach aufwärts ein, wendet es dann quer gegen die Mitte der Linse, zieht es bei horizontaler Haltung etwas ruckweise quer über die Mitte der Kapsel und führt es darauf mit der Schneide nach abwärts wieder vorsichtig aus dem Auge. Dann wird die Linse, wenn sie nicht von selbst austritt, durch einen milden Druck mittelst Daviel's Löffel auf den unteren Sclerotico-Cornealrand herausgeleitet. Gewöhnlich erhebt sich nämlich die Linse mit ihrem oberen Rande

16*

zuerst in die Pupille, seltener tritt der untere Rand zuerst ein. Man fördert dies Stellen derselben durch gelinden Druck horizontal gegen den *Bulbus*. Hat sie sich eingestellt, so übt man den Druck nach hinten und oben, und tritt sie bis unter den Lappen, so fasst man sie mit Daviel's Löffel am unteren Rande und hebt sie heraus.

Nach dem Austritt der Linse hat man noch drei Momente zu beachten:

1. Die Kapselreste, besonders wenn dieselben getrübt sind. Sie rollen sich entweder auf und lagern sich zur Seite, oder bleiben als Trübung in der Pupille. Im letzteren Fall soll man sie mittelst einer feinen Pincette oder des Instruments von Lüer, oder mit Beer's Häkchen extrahiren, indem man diese Instrumente ähnlich wie vorhin die Nadel einführt, die Kapselreste erfasst und durch seitliche Bewegungen vorsichtig extrahirt.

2. Abgestreifte Linsentheilchen. Man entfernt sie entweder dadurch, dass man mit der Convexität des Daviel'schen Löffels mild von oben her über den Lappen streicht, oder den Löffel wie vorhin die Pincette einführt und dieselben so herausleitet, oder man macht einige milde Reibungen des Auges mittelst des Lides, worauf sich die Reste sammeln und dann mittelst Daviel's Löffel herausgeleitet werden. v. Gräfe entfernt diese Linsenreste jedesmal sorgfältig, weil sie sich blähen und so unangenehme Reizung unterhalten.

3. Luftbläschen, welche ebenfalls durch Herüberstreichen mit dem genannten Löffel entfernt werden.

Hierauf verschliesst man das Auge wie bei den Nadeloperationen.

2. Unterer Bogenschnitt (Fig. 49) (*Keratomia inferior*). Es soll ein Segment nach unten abgetrennt werden, dessen Sehne etwas oberhalb des Querdurch-

Fig. 49.

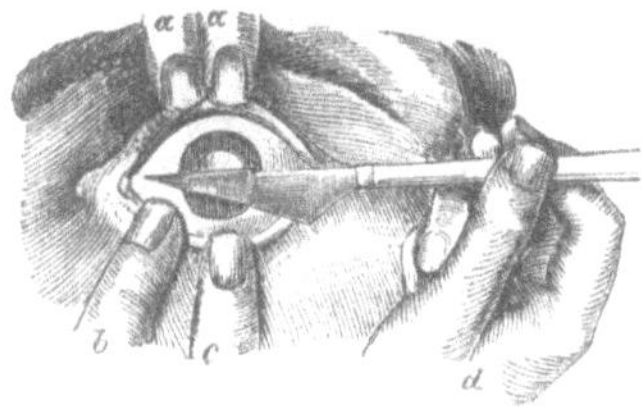


messers, oder besser in demselben liegt. — Die Operation ist in ihren wesentlichen Momenten der vorigen gleich. Das Messer wird mit nach unten gerichteter Schneide ganz wie oben eingestochen und bei der Durchführung durch die vordere Kammer wie dort gehalten (Rücken horizontal, Flächen parallel der *Iris*). Im Momente der endlichen Abtrennung des Lappens, was auch hier durch Zurückziehung des Messers geschehen kann, lässt der Assistent das obere Lid über den Lappen herab, das untere wird so auf den Lappen gelegt, dass es denselben nicht verschiebt oder wohl gar unter denselben geräth. Alles Uebrige ähnlich wie bei der vorigen Methode. Wir bemerken nur, dass Daviel's Löffel auf den oberen Sclerotico-Cornealrand angewendet wird.

3. Bildung eines Seitenlappens *(Keratomia obliqua)*. Hier soll das Segment so abgetrennt werden, dass seine Sehne schräg von aussen und oben nach innen und unten verläuft. Die Methode wird ebenfalls nach den für die *Keratomia inferior* angegebenen Regeln und Cautelen ausgeführt.

4. Linear-Extraction. Auslöffelung nach v. Gräfe (Fig. 50). Man ergreift das gerade Lanzenmesser wie das Staarmesser, senkt es hart am Rande der erweiterten Pupille im Querdurchmesser des Auges so ein, dass es mit seiner Spitze nach dem Centrum der

Fig. 50.

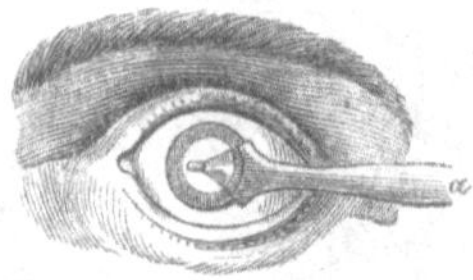

Linse gerichtet ist, und lässt es mit derselben sogleich in die Linse eindringen, um die Kapsel zu eröffnen. Darauf zieht man es zurück und erweitert dabei die innere Hornhautwunde nach oben. Diese lineäre Wunde soll aussen 2½, innen 2 Linien gross werden. Dann ergreift man Daviel's Löffel, setzt ihn mit der Convexität nach aussen in die Mitte der Wunde und eröffnet dieselbe durch einen milden Druck auf den äusseren Wundrand, worauf die Linse sofort austritt. Bleiben Reste zurück, so wartet man einige Augenblicke, bis sich der *Humor aqueus* wieder angesammelt, macht einige milde Reibungen mit dem oberen Lide und wiederholt nun zu ihrer Herausbeförderung das Manöver mit Daviel's Löffel. Ist die Linse nicht gebläht, sondern durch Aufsaugung von vorn nach hinten abgeflacht, so muss man mit dem Lanzenmesser nicht in die Linse eingehen, um die Kapsel zu eröffnen, weil man dann leicht die tellerförmige Grube verletzen könnte, sondern die Dilaceration der Kapsel machen, so nämlich, dass man Beer's Häkchen in die Wunde einführt und in horizontaler Haltung, mit seiner Spitze der Kapsel zugekehrt, es anzieht. — Für die Uebung muss man am Schweinsauge erst die Discision durch die *Sclerotica* machen.

Anmerkung. Durch eine ähnliche Wunde extrahirt v. Gräfe auch die Kapselstaare mittelst Lüer's *Pince capsulaire*, nur dass dieselbe etwas kleiner (1½ Linie äussere, 1 Linie innere Grösse) und an der Stelle angelegt wird, wo man die stärksten Verwachsungen vermuthet. Letzterer Umstand ist deshalb wichtig, weil man bei der angegebenen Lage des Schnittes den gegenüber liegenden freien Rand dann mit der Pincette ergreifen und extrahiren kann, wobei gewöhnlich die nahe der Wunde befindlichen Adhärenzen zerreissen. Geschieht dies indess nicht, so schneidet man mit einer Cooperschen Scheere den protrahirten Theil hinweg und hat immer eine genügende Pupille gewonnen, während, wenn man den Schnitt den Adhärenzen gegenüber anlegt, man bei der versuchten Abreissung derselben leicht eine Dialyse der *Iris* machen kann. — Die genannte Pincette ist deshalb der gewöhnlichen Coremorphosen-Pincette vorzuziehen, weil man 1) für sie eine kleinere Hornhautwunde braucht, 2) nicht die *Iris* mittfasst, 3) sie bei starker Contraction der Pupille, welche recht oft vorkommt, dennoch ohne Irisverletzung einführen kann.

Was nun den Werth dieser einzelnen Methoden betrifft, so ist der untere Hornhautschnitt am leichtesten auszuführen; indess es erfolgt der Prolapsus des Glaskörpers und der *Iris* leichter, als bei der ersten und dritten Methode, und ausserdem stört die Thränenfeuchtigkeit eher die Anheilung des Lappens, was endlich auch leicht durch das untere Lid geschieht, welches sich in die Wunde drängen kann. Diese Nachtheile werden bei dem Schnitt nach oben vermieden, bei dem das obere Lid den Lappen fixirt, und aus diesen Gründen wird von mehreren neueren Augenärzten, besonders von v. Gräfe, dieser Schnitt vorzugsweise geübt. Wenig Anhänger dagegen hat die dritte Methode, hauptsächlich wegen ihrer schwierigeren und mit grösserer Gefahr für das Auge verbundenen Ausführung.

Die Auslöffelung endlich ist eine der elegantesten Operationen und muss als eine Augenoperation ersten

Ranges angesehen werden. Sie hat durchaus keine Gefahren im Gefolge. Leider verlangt sie als Bedingung. dass der Staar weich ist, bei harten oder mittelharten Staaren darf sie nicht unternommen werden. Bei weichem Staar dagegen wird man wohl niemals eine Nadeloperation wählen. Bemerken wir noch, dass hier unter weicher Cataract nicht jene seltene Form totaler Verflüssigung, sondern die gewöhnliche breiige, corticale Erweichung, wie sie bei jüngeren Individuen häufig vorkommt, zu verstehen ist. Ist dagegen der Kern verhärtet oder cohärent, wie es bei Altersstaaren gewöhnlich ist, so ist, sollen diese Staare ohne Quetschung austreten, eine klaffende Wunde, also der Bogenschnitt erforderlich.

Schliesslich ist noch zu bemerken, dass man durch Erfindung der Nadelmesser die Extraction leichter und weniger gefährlich hat machen wollen. An diesen Messern nämlich, welche von Richter, Blasius, Cunier und Andern construirt sind, ist Nadel und Messer in der Weise vereinigt, dass zuerst die Nadel an den genannten Punkten der Hornhaut ein- und ausgestochen wird und dann dem Messer als sichere Leitung dient, welches nun rasch und ohne Gefahr einer Nebenverletzung durchgeführt werden kann, weil es in einer an der Nadel befindlichen Rinne entlang gleitet. — Diese Combination indess ist der geübten und geschickten Hand wohl kein Bedürfniss, sonst würde dieselbe sicher eine grössere Verbreitung gefunden haben.

Bemerken wir schliesslich noch eine Reihe übler Ereignisse, welche bei keiner anderen Methode so zahlreich und andererseits auch bei keiner von so gefährlichen Folgen begleitet sind.

1. Fehler des Einstichs. Ein unruhiges Auge kann denselben nicht blos erschweren, sondern auch

fehlerhaft ausfallen lassen. Man muss sich deshalb lieber den *Bulbus* fixiren, und ist der Einstich zu hoch oder niedrig zum Querdurchmesser ausgefallen, so corrigirt man diesen Fehler beim Ausstich, so dass man diesen niedriger oder höher nimmt, damit der Lappen trotzdem die nöthige Grösse erhält. — Unangenehm ist auch der dem Scleroticalrande zu nahe oder zu ferne Einstich. Im ersteren Fall wird leicht die *Iris* verletzt und der Lappen zu gross; im letzteren wird derselbe leicht zu klein. Ist man durch einen zu schiefen Stich nicht bis in die vordere Kammer gedrungen, was man an der matt weissen Messerspitze, an dem Nichthervordringen eines Tropfens *Humor aq.*, so wie später beim Vorschieben des Messers an dem dauernden Widerstande erkennt, weil dasselbe zwischen den Lamellen der Hornhaut fortgeführt wird; so kann man durch Zurückziehen und bessern Einstich den Fehler noch verbessern, wenn die Verwundung der Hornhaut nicht schon zu gross ist, in welchem Fall man die Operation lieber verschiebt. — Ist man zu tief gedrungen und hat man dabei die *Iris* angestochen, so zieht man das Messer wieder vorsichtig zurück, bis die Spitze wieder glänzend in der vorderen Kammer erscheint. Gleitet endlich das Messer wieder aus dem schon vollführten Einstich heraus, so kommt es auf die Grösse der bereits gemachten Wunde an, weil, je grösser dieselbe ist, um so mehr *Humor aq.* ausfliesst, und dadurch wiederum eine Vorlagerung der *Iris* herbeigeführt wird. Ist dies der Fall und muss man eine zu ausgedehnte Verletzung der *Iris* fürchten, so verschiebt man die Operation. Ist die Oeffnung dagegen nur klein, so kann man das Auge einige Augenblicke verschliessen und dann die Operation durch denselben Einstich zu Ende führen.

2. Fehlerhafte Durchführung des Messers.

Sie ist bedingt dadurch, dass man die Flächen nicht genau parallel zur *Iris* gestellt hat. Indess bei einiger Aufmerksamkeit kann dieser Fehler nur gering sein, und seine Verbesserung würde mit grösserer Gefahr verbunden sein, als die Vollendung der Operation in der angenommenen Stellung. Oder man führt das Messer zu langsam durch die vordere Kammer, es entleert sich, hauptsächlich wenn man eine rückgängige Bewegung macht, zu viel *Humor aq.* und die sich in den Schnitt legende *Iris* kommt in Gefahr. Durch ein Zurückziehen des Messers, um dann beim Wiedervorschieben desselben der *Iris* auszuweichen, wird dieser Fehler nicht nur nicht wieder gut gemacht, sondern sogar vergrössert. Man verfährt nach v. Gräfe so, dass man abwechselnd an Stelle des Irisvorfalls einen milden Druck mit der Mittelfingerspitze auf die Hornhaut übt und gleichzeitig das Messer unter dem Fingerdruck ein wenig weiter schiebt. Wiederholt man dies Manöver einige Mal, so kommt man leicht wieder von der *Iris* ab.

3. Fehlerhafter Ausstich. Am besten schützt dagegen der Ophthalmostat. Derselbe kann aber dennoch erschwert werden a) durch das Abweichen des *Bulbus* nach innen. In diesem Falle warte man erst einige Augenblicke bei ruhiger Haltung des Messers, und stellt sich der *Bulbus* nicht wieder besser, so müssen wir das Messer genau parallel der *Iris* vorschieben und den Ausstich im Dunkeln des innern Augenwinkels vollenden, weil wir dann, wenn wir den *Bulbus* vollständig auf dem Messer haben, demselben leicht wieder eine richtige Stellung geben können. Die Verletzung der Carunkel etc. ist gewöhnlich unerheblich. Scheint uns dies aber zu gefährlich, so wird der Rath gegeben, das Messer zurückzuziehen und den Schnitt mittelst der Daviel'schen Scheere zu vollenden. Es ist indess jedenfalls besser,

die Operation unter Bekämpfung der Zufälle zu verschieben, wenn man nicht die Linear-Extraction versuchen will. b) Die Messerspitze ist fehlerhaft oder die Hornhaut sehr resistent. Hier soll man mittelst eines anderen Messers eine Gegenöffnung machen, aus der man dann das Messer herausführen könne. Allein man setzt auch hier lieber die Operation aus oder macht die Linear-Extraction. Wäre wohl gar die Spitze abgebrochen, so kann man dieselbe, wenn sie sich nicht leicht extrahiren lässt, zurücklassen; sie soll durch Oxydation verschwinden. Endlich c) der Ausstich fällt zu hoch oder zu tief, zu nah oder zu fern vom Scleroticalrande, wodurch der Lappen nicht die bestimmte Grösse erhalten würde, und ausserdem leicht die *Sclerotica* verletzt werden könnte, was indess nicht von erheblichem Nachtheil. Die Veranlassung kann wieder sein das Abweichen des *Bulbus*, dem man nicht mit dem Messer gefolgt ist, oder (wie es anfänglich bei der Uebung gewöhnlich geschieht) die Veränderung der Messer-Richtung und Stellung, weil man beim Durchführen desselben nicht den richtigen Ausstichspunkt zu treffen glaubte. Hier giebt v. Gräfe folgendes vorzügliches Verfahren an: Der Operateur muss zuerst die Grösse des Lappens nach der Grösse des Staars bestimmen und dann fortgehend Form und Grösse desselben überwachen. Will der Lappen zu gross ausfallen, so wendet man die Schneide des Messers aus der horizontalen Stellung mehr nach vorn, um den Schnitt früher, als man beabsichtigte, zu vollenden, weil, wenn derselbe einmal zu gross geworden, dieser Uebelstand nicht wieder zu beseitigen ist. Droht derselbe indess, zu klein zu werden, so vollendet man den Lappen nicht, sondern lässt beim oberen Schnitt seine obere, beim unteren seine untere Brücke stehen — zieht das Messer aus — ergreift ein schmales geknöpftes Messer von Desmarres — führt es in die Hornhautwunde und erweitert den einen oder anderen Wundwinkel beim oberen Schnitt nach abwärts, beim unteren nach aufwärts. Ist dies geschehen, so führt man das geknöpfte Messer aus, dann aber wieder ein und mit Vorsicht an der *Iris* vorbei, um nun die stehen gebliebene Brücke abzutrennen. Andere empfehlen nachträgliche Vergrösserung mittelst Daviel's Scheere. — Das ist gewiss eine schwer ausführbare und vor Allem für die Lappenwunde gefährliche Praxis. —

4. Vollendung des Lappens. Nach vollführtem Ausstich hat man sich mit der weiteren Vollendung nicht zu übereilen. Man gestattet demnach dem Auge erst einige Augenblicke Ruhe, damit sich die irritirten Augenmuskeln beruhigen, stellt es sich nöthigenfalls erst etwas gerade, und schiebt das Messer darauf langsam weiter, so dass der Schnitt überall gleich weit vom Scleroticalrande fällt. Vollendet man den Schnitt zu rasch, so kann leicht die Linse plötzlich hervorstürzen, und mit ihr ein mehr oder weniger grosser Theil vom Glaskörper. Geht so die Hälfte desselben verloren, so atrophirt in der Regel der *Bulbus* und die Sehfähigkeit wird eingebüsst. Bei diesem Ereigniss muss der Assistent schnell das obere Lid herablassen; der Kranke wird vorsichtig auf sein Lager gebracht und muss die Lider mässig fest geschlossen halten. Die meisten Autoren rathen, den Vorfall sich selbst zu überlassen, weil jeder Repositionsversuch, so wie auch das Abschneiden denselben nur vergrössert. Ferner kann beim Abschneiden des Lappens ein Stück der *Sclerotica* oder auch gleichzeitig ein Stück Bindehaut mit abgetrennt werden. Ersteres ist nicht von Bedeutung; letzteres vermeidet man, dass man nach der Durchschneidung des Scleroti-

caltheils des Lappens die Bindehautbrücke lieber mit der Scheere trennt.

5. Eröffnung der Kapsel und Austritt des Staars. a) Man verletzt bei Eröffnung der Kapsel die *Iris:* dann muss die nachfolgende *Iritis* sorgfältig behandelt werden. b) Man findet *Iris* und Kapsel durch fadenförmige Adhäsionen verbunden: dann muss man dieselben vor Eröffnung der Kapsel vorsichtig mittelst der Nadel trennen. c) Die Linse tritt nach Eröffnung der Kapsel und trotz des milden Druckes nicht hervor: dann hat man entweder die Kapsel nicht hinreichend eröffnet, und wird dies vorsichtig wiederholen, oder die Linse ist der hinteren Kapselwand adhärent, und man müsste mittelst eines Häkchens oder des Daviel'schen Löffels sie heraus befördern; oder die Pupille verengt sich plötzlich, dann wartet man unter Beschattung des Auges, mildem Reiben auf dem oberen Lide des anderen Auges die Erweiterung ab.

6. Ereignisse nach dem Austritt der Linse. a) Eintritt von Luftbläschen unter den Lappen, oder Erguss von Blut in die vordere Augenkammer werden mittelst Daviel's Löffel schonend entfernt. b) Die Anheilung des Lappens wird gehindert durch Vorfall der *Iris*, des Glaskörpers, oder durch Zwischendrängen des unteren Lides, oder die Wundränder werden dick, wulstig. Anfänglich muss hier durch Antiphlogose, sowie bei Irisvorfall durch Erweiterung der Pupille gewirkt werden; das untere Lid muss man in passender Lage erhalten, die wulstigen Ränder mit Opium-Tinctur ätzen. Auch den Irisvorfall ätzt man nach v. Gräfe mit einem feinen Höllensteinstift, wobei man die Hornhautränder vermeidet und hinterher durch Salzwasser neutralisirt. c) Man findet nach dem Austritt der Linse die hintere Kapselwand verdunkelt; man muss dieselbe zu extra-

hiren suchen mittelst der *Pince capsulaire;* oder man schneidet dieselbe kreuzweis ein, oder bildet später eine künstliche Pupille.

---

## B. Die Pupillenbildung.

*Coremorphosis.*

Aufgabe der Operation ist, den Lichtstrahlen einen neuen Weg durch die *Iris* zu schaffen, wenn der normale entweder verschlossen oder durch Hornhauttrübungen verdeckt ist. Zur Realisirung dieses Zweckes sind folgende Methoden erfunden, die wir auf die demselben zu Grunde liegenden Bedingungen oder Indicationen zurückführen können. Diese sind:

1. Verschluss oder starke Verengung der Pupille. Der Verschluss resultirt entweder aus dem Fötalzustand *(Membrana pupillaris — Atresia iridis)*, oder ist in Folge von Entzündung entstanden *(Synicesis)*. Dieser Indication soll die Iridotomie entsprechen, welche in der queren oder kreuzweisen Incision des Verschlusses oder der *Iris* besteht und mittelst der Staarnadel von der *Cornea* aus, analog der *Discisio per Keratonyxin* ausgeführt werden soll. Diese Methode hat indess selten Erfolg, ist hauptsächlich für die unmittelbar dahinter liegende Linse zu gefährlich, weil man dieselbe gewiss in 10 Fällen 9 Mal cataractös macht, und man wählt deshalb statt ihrer lieber die Iridectomie.

2. Trübungen der Hornhaut, welche die Pupille verdecken, oder der tellerförmigen Grube nach Staaroperationen. Bei den Trübungen kommen drei Momente in Betracht: ihr Sitz, ihre Ausdehnung, sowie ob gleichzeitig Adhärenzen der *Iris*

(Synechien) vorhanden sind. Diese drei Momente nämlich sollen im gegebenen Fall die Methode bestimmen.

a. Der Sitz. Bei centralen Trübungen bildet man die neue Pupille durch Ausschneidung eines Stückes aus dem Pupillarrande der *Iris* (Iridectomie). Sie giebt die günstigsten Resultate und wird von v. Gräfe als die alleinige und zugleich allen Indicationen am besten und vollständigsten entsprechende Methode angesehen. Nach den schönen Resultaten, die ich v. Gräfe mittelst der von ihm angegebenen Modificationen habe erzielen sehen, muss ich ihm vollständig beistimmen, und glaube nicht, dass man je in die Nothwendigkeit kommen kann, eine der anderen Methoden zu wählen. v. Gräfe's Verfahren ist folgendes:

Der Kranke wird wie bei der Extraction gelagert — Operateur und Assistent sitzen wie dort — der *Bulbus* wird fixirt. Der Operateur ergreift ein Lanzenmesser (er muss sich deren drei halten: ein gerades, eins im Winkel von 40 Grad, eines im Winkel von 60 Grad auf der Fläche gekrümmt), wie das Staarmesser und setzt es mit der Spitze zum Centrum der Linse gerichtet, mit den Flächen genau parallel zur *Iris* $^1/_4$—$^1/_2$ Linie vom Cornealrande entfernt in der *Sclerotica* an — sticht es ein — schiebt es in die vordere Kammer bis etwas über den betheiligten Pupillarrand hinaus — zieht es langsam und die Wunde auf 2—3 Linien erweiternd zurück, wobei die Spitze immer mehr der Hornhaut zugewendet werden muss. Bei dieser Weise des Einstichs durch die *Sclerotica* verletzt man die *Iris* nicht, wenn man genau die Messerflächen derselben parallel hält; denn die *Iris* inserirt sich ja $^1/_2$ Linie über den Cornealrand hinaus. Diesen Parallelismus der Flächen muss man vorher genau festgestellt haben und zu dem Zweck entweder ein gerades (gewöhnlich für den seitlichen) oder ein gekrümmtes (für den oberen und unteren Einstich) Messer wählen. Nach gemachtem Einstich ergreift man eine feine gekrümmte Pincette — führt sie geschlossen und mit der Concavität der Hornhaut zugekehrt ein und bis zum Pupillarrand, öffnet die Pincette, so weit es die Wunde gestattet, und schliesst sie darauf wieder, und zwar beides in unverrückter Haltung, denn es legt sich die *Iris* von selbst hinein. Darauf führt man die Pincette mit der sicher erfassten *Iris* wieder aus der Wunde, vor welcher ein zuverlässiger Assistent den Iristheil mittelst einer Scheere abschneidet. — Bei dieser Weise der Ausführung fällt jede Nebenverletzung, hauptsächlich die des Linsensystems aus, die nur zu leicht stattfindet, wenn man statt der Pincette, Beer's Häkchen einführt, mit demselben um den Pupillarrand herumgeht und ihn dann angehakt herauszieht. Ferner entsteht nie eine Hornhautnarbe, was leicht geschieht, wenn man nach älterer Weise deren Eröffnung am Rande der *Sclerotica* macht. Endlich kann man die *Iris* bis zum Ciliarbande fortschneiden, und so ihre gefährliche Dialyse vermeiden (s. unten). Bemerken wir noch, dass v. Gräfe seine Schüler diese Methode auf ganz vorzügliche Weise an Kaninchen einüben lässt. Dieselben können so die ganze Technik, so wie den Erfolg der Operation so gut, wie am lebenden Menschenauge studiren und sich die zuverlässigste Sicherheit aneignen.

Bei der Iridectomie kommt noch die Frage in Betracht, welche Stelle sich für die Pupille am vortheilhaftesten erweist. Die vortheilhafteste Stelle ist nach innen oder nach innen und unten. Je mehr man genöthigt ist, nach oben oder nach aussen, oder nach aussen und unten, aussen und oben die Pupille anzulegen, um so geringer wird das Sehvermögen ausfallen.

b. Die Ausdehnung. Erstreckt sich die Trübung

bis über $^2/_3$ der Hornhaut, so dass nur noch der *Sclero-ticalrand* frei ist, so soll man nach den älteren Autoren die *Iris* vom Ciliarbande ablösen (*Iridodialysis s. Coredialysis*). Diese Methode ist vielfach variirt worden. Man hat sie anfänglich von der *Sclerotica*, also von der hinteren Kammer aus, später von der *Cornea* oder von der vorderen Kammer aus mittelst Staarnadelpincetten, Häkchen und anderer künstlicher Werkzeuge (*Coreoncien*) ausgeführt. Indess die auf diese Weise vom Ciliarbande gelöste *Iris* zog sich wieder zurück, oder die so erhaltene Pupille verengte oder verschloss sich wieder vollständig. Deshalb versuchte man den abgelösten Iristheil quer zu durchschneiden (*Iridotomedialysis*), erwartend, die so erhaltenen Wundränder der *Iris* würden sich nach unten und oben zurückziehen. Allein auch diese Erwartung wurde nicht erfüllt, weshalb man eine entsprechende Hornhautwunde anlegte und den losgelösten Theil der *Iris* in dieselbe hineinzog, um ihn hier entweder einzuklemmen (*Iridenkleisis*) oder abzuschneiden — aus der ganzen Breite der *Iris* ein Stück herauszuschneiden (*Iridectomedialysis*). Die Ausführung der letzten beiden Methoden, die noch allgemeine Empfehlung haben, soll so geschehen, dass man die Hornhaut in der Mitte auf 2 Linien Grösse eröffnet (Fig. 51), in

Fig. 51.

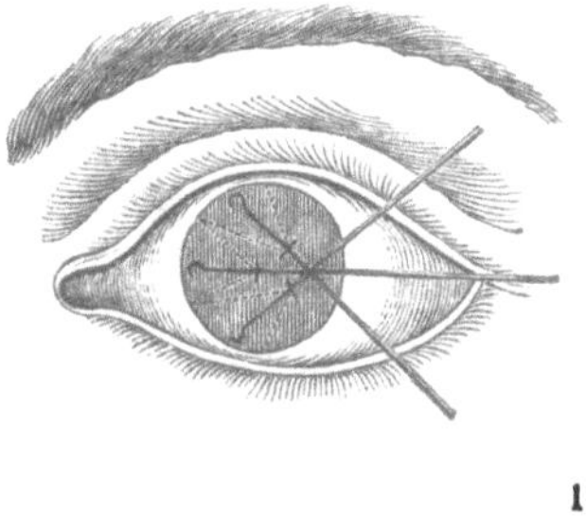

die erhaltene Wunde Beer's Häkchen einführt, mit demselben den Ciliarrand der *Iris* erfasst und denselben losgelöst aus der Hornhautwunde herauszieht, um ihn hier einzuklemmen oder abzuschneiden (Fig. 52). Diese

Fig. 52.

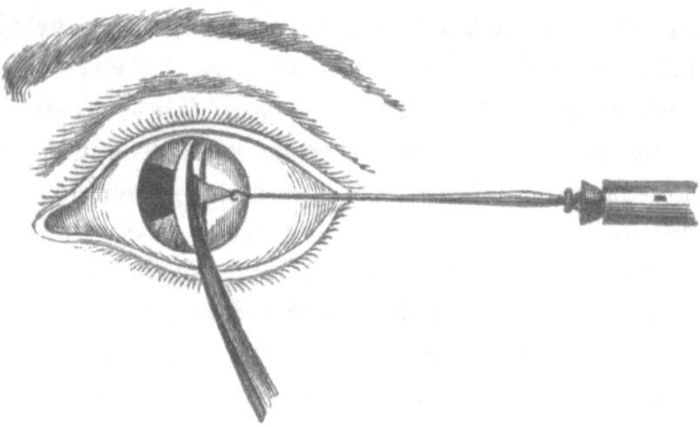

Manöver sind ersichtlich mit grossen Gefahren für das Linsensystem verknüpft, und andererseits muss dem Abreissen eine so bedenkliche Entzündung folgen, dass unter 6 Augen wenigstens eins zu Grunde geht. Bei der *Enkleisis* muss ausserdem noch der eingeklemmte Iristheil fortgehend wie ein fremder Körper wirken! — Vergleicht man hiermit das durchaus gefahrlose Verfahren v. Gräfe's, dem kaum irgend welche reactive Entzündung folgt (die Kranken werden nach 2—6 Tagen entlassen) und durch das vollständig derselbe Erfolg erzielt wird (auch der scheinbare Vortheil, dass man durch *Dialysis* eine grössere peripherische Pupille erhalte, fällt fort, da man diese durchaus ungefährliche Operation wiederholen kann, wenn man beim ersten Mal keine hinlänglich grosse Pupille erhalten hat), so kann man keinen Augenblick anstehen, die genannten Methoden für historisch zu erklären.

c. Es ist *Synechia anterior* vorhanden. Man hat versucht, den Pupillarrand der *Iris* in eine Hornhautwunde hineinzuziehen, um so den Verzug der Pupille (das fenstergardinenartige Vorgespanntsein derselben), durch ihre Adhärenz bedingt, wieder aufzuheben (*Iridoparhelkysis*). Dies Verfahren nutzt nichts und ausserdem gilt darüber die über die *Enkleisis* gemachte Bemerkung. — Oder man hat bei gleichzeitiger Extraction der verdunkelten Linse eine modificirte Iridectomie ausgeführt, so nämlich, dass man bei der Lappenbildung gleich mit dem Messer durch die *Iris* geht, es dann in der hinteren Kammer weiter führt und darauf es erst durch die *Iris* und dann durch die Hornhaut wieder aussticht. Auf diese Weise bildet man gleichzeitig einen Irislappen, den man nach der Extraction der Linse vorziehen und abschneiden soll. Jüngken will so günstige Resultate erzielt haben.

---

## C. Operation des schielenden Auges.

*Operatio strabismi.*

Die Myo-Tenotomie hatte bereits glänzende Siege über die verschiedensten Contracturen gefeiert, als Dieffenbach mittelst ihrer auch die contrahirten Augenmuskel angriff, und so einem schon von Stromeyer ausgesprochenen Gedanken Wirklichkeit gab. Nicht leicht hat eine chirurgische Operation grössere Sensation erregt. Die grosse Verbreitung des Uebels und seine ausserordentliche Entstellung des menschlichen Antlitzes lieferten sofort jedem operationslustigen Chirurgen Fälle in Menge. Die Eitelkeit führte Alt und Jung herbei und hielt selbst die Zaghaftesten nicht zurück, um so weniger, da die Gefahrlosigkeit der Operation hinlänglich ermuthigte. Leider sollte bald eine Täuschung eintreten. Die nach innen Schielenden, und ihre Zahl ist bekanntlich die grössere, schielten nach der Operation oft entstellender nach aussen, und nur Wenige von ihnen hatten den Muth, sich noch einmal operiren zu lassen, zumal, da die hiergegen unternommene Durchschneidung des *Rectus externus* so wohl in kosmetischer Beziehung als auch in Bezug auf die freie Beweglichkeit des Auges einen geringen, ja nicht selten noch ungünstigeren Erfolg hatte. So sank allmälig die Begeisterung für diese neue Operation. Sie verlor nach und nach ihren Credit bei den Kranken und ihre Anhänger unter den Chirurgen. Letztere sahen zum Theil von ihrem kosmetischen Nutzen ab, und wollten sie nur als therapeutisches Mittel gegen verschiedene, namentlich accommodative Krankheitszustände angewendet wissen. Und doch ist es eine der schönsten plastischen Operationen, weil sie, mit Erfolg ausgeführt, auf so leichte gefahrlose Weise eine Entstellung hebt, die mit zu den widerwärtigsten gehört. Andererseits ist ihr therapeutischer Nutzen bei vielen wichtigen Gesichtsstörungen durch kein anderes Mittel zu ersetzen. Deshalb bleibt es ein unsterbliches Verdienst unseres v. Gräfe, hier mit grossem, von ächter Genialität geleitetem Blick die früher begangenen Fehler und Irrthümer erkannt zu haben. Immer muss dem nach Fortschritt ringenden Geist hauptsächlich der Weg und die Weise der Forschung interessiren, wie grosse und schöne Resultate gewonnen sind. Denn es ist eben so ermuthigend, als erfrischend, wenn nicht der Zufall, sondern der von allgemeinen Principien ausgegangene Forschergeist die Wahrheit entdeckte. Wir erinnern hieran, weil die heutige Naturforschung nur zu sehr als dies zufällige Finden eines zufälligen Suchens angesehen und zum Theil gehandhabt wird, und deshalb auch so mancherlei gefunden wird, was, näher angesehen, als durchaus werthlos erscheint, obgleich es anfänglich als grosse wichtige Entdeckung proclamirt worden ist. — v. Gräfe nahm die Resultate der Tenotomie, die an anderen Muskeln gewonnen waren, verglich sie mit denjenigen, welche die in Rede stehende Operation geliefert hatte, prüfte die anatomischen und physiologischen Bedingungen dieser Resultate, und kam so zu den nothwendigen und erfolgreichen Veränderungen, die einer neuen Erfindung gleichkommen. Man hatte nämlich ursprünglich erwartet, dass der durchschnittene Augenmuskel sich wie jeder andere theils dynamisch, theils durch eine intermediäre Substanz verlängern würde, und dass so die normale Stellung des *Bulbus* erzielt werden könnte. Allein der hintere Muskelstumpf verliert sich gewöhnlich in das lockere Bindegewebe, in welchem er im hinteren Theil der *Orbita* eingebettet liegt (Fig. 53), und gewinnt entweder gar keinen Ansatz wieder an die *Sclerotica*, oder doch einen viel zu weit nach hinten liegenden. Er kommt so mit dem vorderen scleroticalen Stumpfe ganz ausser Beziehung und muss seine Wirkung fast total einbüssen. Das entstellende Schielen nach aussen (*Strabismus arteficialis)* war die Folge, dessen Wiederbeseitigung verschiedene Operationsweisen hervorgerufen hat. Von diesen ist Jules Guerin's Methode die werthvollste, welcher den weit nach hinten gerathenen oder hier an die *Sclerotica* wieder inserirten *Rectus internus* aufsuchte, wieder nach vorne brachte, und hier seine Verlöthung mit der *Sclerotica* dadurch zu bewirken suchte, dass er am äusseren Augenmuskel einen Faden durch die *Sclerotica* zog und mittelst desselben das Auge stark nach innen stellte. Diese Verletzung der *Sclerotica* hat sicher Bedenken,

Fig. 53.

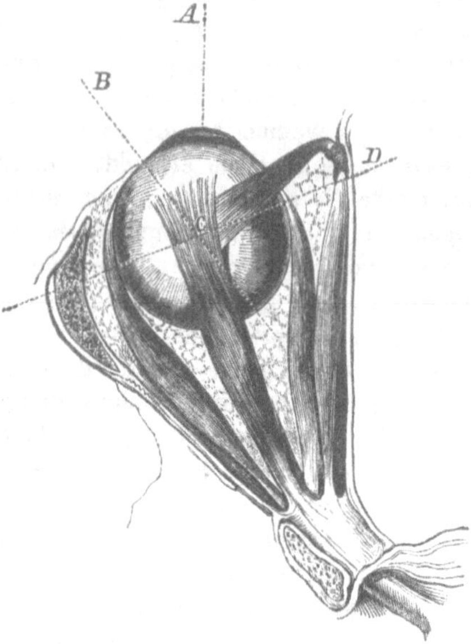


weshalb das Verfahren v. Gräfe's vorzuziehen ist, der unter solchen Umständen den *Rectus extern.* eine Linie vom Ansatz durchschneidet und durch dessen Sehne den Faden zieht, welcher natürlich nicht mit der Hornhaut in Berührung kommen darf.

Wie ist nun diese Abweichung des Muskels nach hinten zu verhindern? v. Gräfe durchforschte das anatomische Verhalten der Augenmuskelinsertionen und fand, dass die Muskeln nach vorn jenes feste Bindegewebe durchbohren, welches den Namen der Tenonschen Kapsel führt und durch dasselbe zugleich mit der *Sclerotica* und zum Theil an ihrer äusseren Fläche mit der *Conjunctiva* zusammenhängen. Dadurch erhält jeder

Muskel gewissermassen eine „Einscheidung" durch die Tenon'sche Kapsel, welche besonders stark seitlich an der Insertionsstelle der Muskeln entwickelt ist; ja diese seitlichen Verbindungen gehen bis an den Rand des Muskels, haften hier an den Elementen desselben selbst und schicken dann schwache fasrige Ausläufer zu den lockeren Bindegewebsmassen, welche an der innern und hauptsächlich an der äusseren Fläche des Muskels zwischen dieser und der *Conjunctiva* liegen. „Hierdurch erklärt es sich, dass, wenn wir die Insertion der Muskelsehne hart von der *Sclerotica* abtrennen, ohne irgend einen anderen Stumpf zu lassen, dann die beinahe volle Beweglichkeit nach Seite des durchschnittenen Muskels zurückbleibt, weil die Muskelsehne zum Theil durch die oben erwähnten Bindegewebsschichten mit der *Conjunctiva* und mit der *Sclerotica*, besonders durch die seitlichen Verbindungen der Tenon'schen Kapsel in Verbindung bleibt. Ferner folgt, dass ein Hinüberweichen des *Bulbus* nach der entgegengesetzten Seite nie eintreten kann, wenn man die seitlichen Einscheidungen sowohl mit der Scheere, als mit dem Schielhaken (dessen Grösse dabei besonders in Betracht kommt) möglichst schont." Demnach ist in Bezug auf die Operation die Verbindung der *Conjunctiva* mit der äusseren Fläche des Muskels von untergeordneter Bedeutung; wichtiger schon ist die Verbindung der innern Fläche des Muskels mit der *Sclerotica*, deren Durchtrennung immer einen nachweisbaren Einfluss auf die Beweglichkeit hat; am wichtigsten dagegen sind, wie bemerkt, die seitlichen Verbindungen mit der Tenon-schen Kapsel, die „seitlichen Einscheidungen." Denn wenn bei Trennung der übrigen Verbindungen, die man mehr oder weniger ausgedehnt, je nach der Grösse des beabsichtigten Erfolgs, vornehmen kann, diese erhalten werden, so wird allemal die Beweglichkeit höchstens um 1½—2 Linien verringert.

Die Ausführung der Operation angehend, so braucht man im Allgemeinen 3 Schielkaken von verschiedener Grösse, eine kleine Cooper'sche Scheere, eine Hakenpincette und eine desgleichen mit Verschluss zum Fixiren des *Bulbus*, 2 solide Augenlidhalter, eine verschliessbare Pincette mit einem Stückchen Waschschwamm eingeklemmt zum Auftupfen.

Der Kranke wird horizontal gelagert und chloroformirt, der Operateur sitzt zur Seite des abzulösenden Muskels oder am Kopfende des Kranken. Es handele sich um Abtrennung des *Rectus internus*.

Erster Akt: Anlegung der Lidhaken. Fixirung des *Bulbus*. Der Operateur zieht die Lider vom *Bulbus* ab und bringt die Lidhaken unter dieselben, welche darauf von Assistenten schonend fixirt werden. Dann ergreift er mit der verschliessbaren Hakenpincette eine Falte der *Conjunctiva* auf der dem abzutrennenden Muskel entgegengesetzten Seite am Rande der Hornhaut, schliesst die Pincette und übergiebt dieselbe einem Assistenten, der mittelst derselben den *Bulbus* nach aussen abgewendet fixirt.

Zweiter Akt: Blosslegung und Abtrennung des Muskels. Der Operateur ergreift mit der nicht verschliessbaren Hakenpincette eine 1½—2 Linien grosse Falte der *Conjunctiva* hart am Rande der Hornhaut, in der Mitte derselben und quer zum horizontalen Durchmesser des Auges, und trennt sie mit kleinen Scheerenschnitten bis etwas über den Muskelansatz hinaus ab, so dass also eine zum Muskel quere Wunde entsteht. Darauf ergreift er den bestimmten Schielhaken, führt ihn in die Wunde ein, so, dass er mit seiner Spitze quer zur Muskelsehne entweder deren oberen oder unteren Rand etwas überragt, dreht ihn nun so mit der Spitze dem *Bulbus* zugewendet an diesem herum, dass der Haken unter den Muskel gelangt, wobei dieser sicher auf den Haken gefasst wird. Jetzt entfernt die linke Hand die Pincette und ergreift fixirend den Muskelhaken, und der Operateur trennt mit der Scheere den Ansatz des Muskels ab, wobei natürlich die *Sclerotica* nicht verletzt und andererseits doch auch kein Sehnenstumpf stehen bleiben darf. Ist dies geschehen, so legt er die Scheere fort, ergreift einen andern kleinen Muskelhaken, führt ihn erst an dem oberen, dann an dem unteren Rande des abgetrennten und noch mit dem ersten Haken fixirten Muskels ein, um sich zu überzeugen, ob noch einzelne Sehnenfilamente desselben stehen geblieben sind. Sind noch solche vorhanden, so sieht man sie sich vom Haken angezogen zur *Sclerotica* hinüberspannen, und kann sie so nicht mit Conjunctivafalten verwechseln, die sich bis an den Rand der Hornhaut hinüberspannen. Auch diese Filamente werden darauf mit der Scheere abgetrennt. Während der Operation muss ein Assistent wiederholt mit dem in die Pincette geklemmten Schwamm den geringen Bluterguss auftupfen, besonders wenn die letztgenannten Filamente aufgesucht und durchschnitten werden. Darauf werden Lidhaken und Hakenpincette entfernt und mittelst Schwamm und Wasser die Blutung gestillt.

Dritter Akt: Nachbehandlung. Man wendet innerhalb der ersten 12—24 Stunden kalten Umschlag bei ruhiger Rückenlage an und lagert ausserdem den Kranken so, dass er mit dem operirten Auge permanent nach einer Richtung sehen muss. Höchst selten sind ausser geeigneter Diät andere Mittel nöthig. Bei allen anderen Muskeln verfährt man auf dieselbe Weise.

Es kommt nun hauptsächlich darauf an, die Grösse

des Erfolgs zu bestimmen. Diese hängt ab von der Grösse der Rücklagerung des Muskels, welcher sich mit seinen seitlichen Einscheidungen zurückzieht *in maximo* bis auf $2\frac{1}{2}$ Linien, *in minimo* auf 0, d. h. er kann seinen Ansatzpunkt behalten trotz der Operation. Für geringe Grade kann man dieselbe auf $\frac{1}{2}$—1 Linie beschränken und ausserdem die Vorsicht üben, die Operation nach einiger Zeit zu wiederholen, im Fall der Erfolg kein ausreichender ist. Um nun das Quantum des Zurückweichens zu bestimmen, hat man auf folgende Punkte zu achten.

Will man einen kleinen Grad von Rücklagerung, so macht man 1) einen sehr kleinen Schnitt in die *Conjunctiva;* 2) man entblösst mit der Cooper'schen Scheere die äussere Fläche der Muskelsehne möglichst wenig; 3) man wählt einen kleinen Muskelhaken und führt ihn recht vorsichtig in die seitliche Einscheidung hart an seiner Insertion ein; denn durch ihn wird wenigstens die eine Seite der seitlichen Einscheidungen gewaltsam durchbohrt und die Verbindung zwischen Muskel und *Sclerotica* gelockert, und dies wird um so ausgiebiger geschehen, je grösser der Haken ist, mit dem man überhaupt niemals zu ungestüm die seitlichen Einscheidungen durchbohren darf; 4) muss man nach der Ablösung die Muskelsehne gar nicht von der *Sclerotica* abheben, noch weniger die Zellgewebsbündel an der innern Fläche mit der Scheere lösen; 5) nach der Operation kann man eine Sutur durch die *Conjunctiva* legen, was den Erfolg ausserordentlich beschränkt und deshalb nur bei etwas grosser Conjunctivawunde angewendet werden darf; 6) nach der Operation wendet man das Auge nach Seite des abgelösten Muskels.

Offenbar wird man durch das Gegentheil der einen oder anderen dieser 6 Regeln ein grösseres Quantum von Rücklagerung erzielen, und es ergiebt sich oft erst im Verlauf der Operation, von welcher dieser Regeln man das Gegentheil ausführt; ja man hat es sogar in der Gewalt, die eine oder andere Abweichung durch strictere Befolgung einer anderen wieder zu compensiren, also einen etwa begangenen Fehler wieder gut zu machen. Hierbei verdient noch Beachtung, dass zuweilen unter der fibrösen Muskelsehne verdichtete Bindegewebsmassen sich befinden, welche das Zurückweichen des Muskels verhindern, so dass man dann gut thut, den Muskel auf einige Linien von der *Sclerotica* abzuheben, respective mit der Scheere abzulösen. Noch ist zu bemerken, dass nach einer etwas grossen Rücklagerung mitunter eine etwas unangenehme Vertiefung an der Carunkel zurückbleibt. Dies kann man durch einen mit dem Muskel parallelen Schnitt in der *Conjunctiva* verhindern, dessen Wundränder sich später nähern.

---

Druck von G. Bernstein in Berlin, Mauerstr. 53.

FSC
www.fsc.org
MIX
Papier | Fördert
gute Waldnutzung
FSC® C083411

Zeitfracht Medien GmbH
Ferdinand-Jühlke-Straße 7
99095 Erfurt, Deutschland
produktsicherheit@kolibri360.de